Doris
Burger

FITNESS
für Gestresste

blv

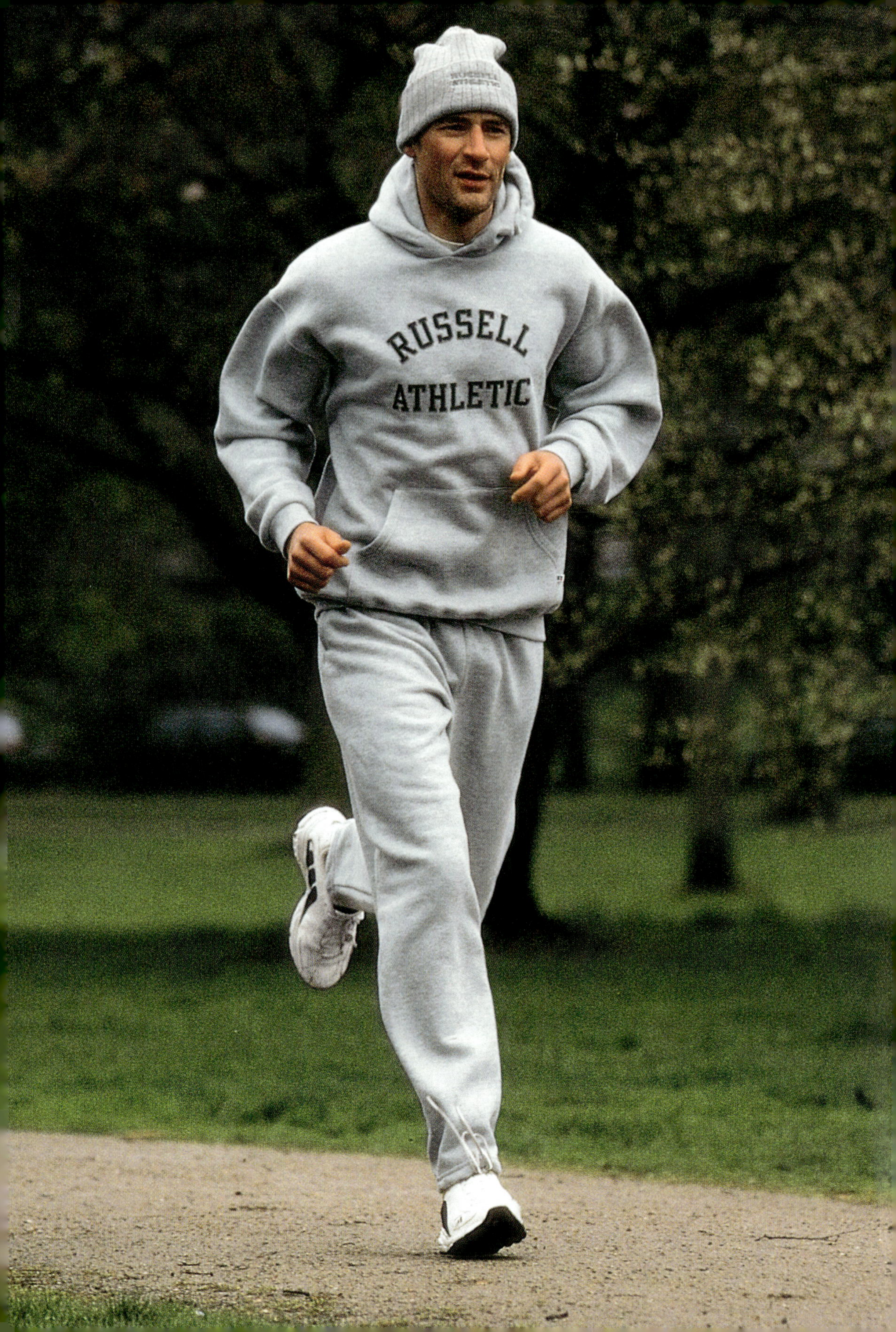
RUSSELL
ATHLETIC

Doris Burger

FITNESS für Gestresste

Gesund powern, effektiv abschalten

Ihr Personal Trainer für
Sport, Ernährung und Entspannung

blv

Fitness für Gestresste

Inhalt

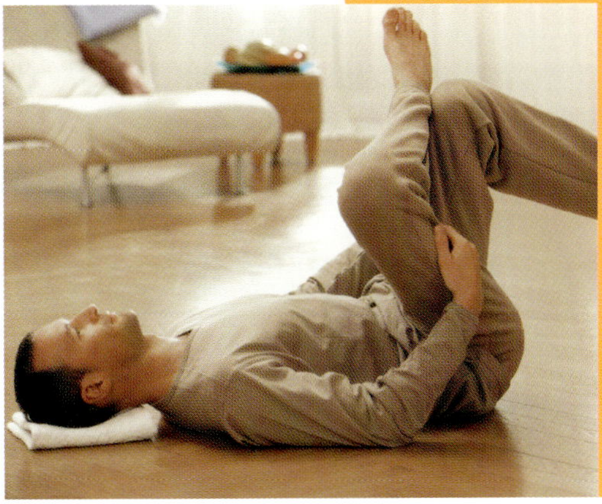

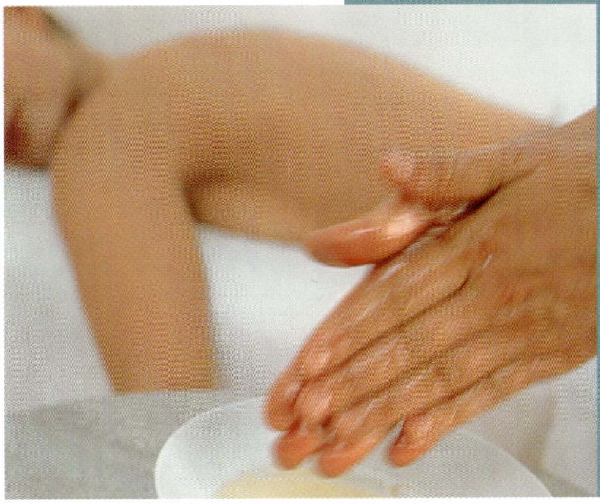

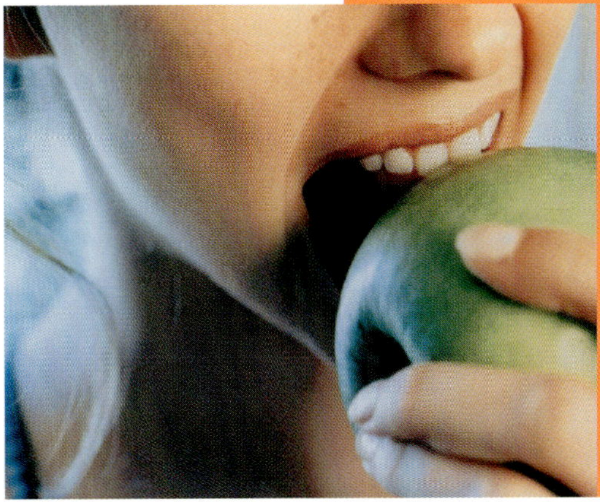

Was mir fehlt, ist...

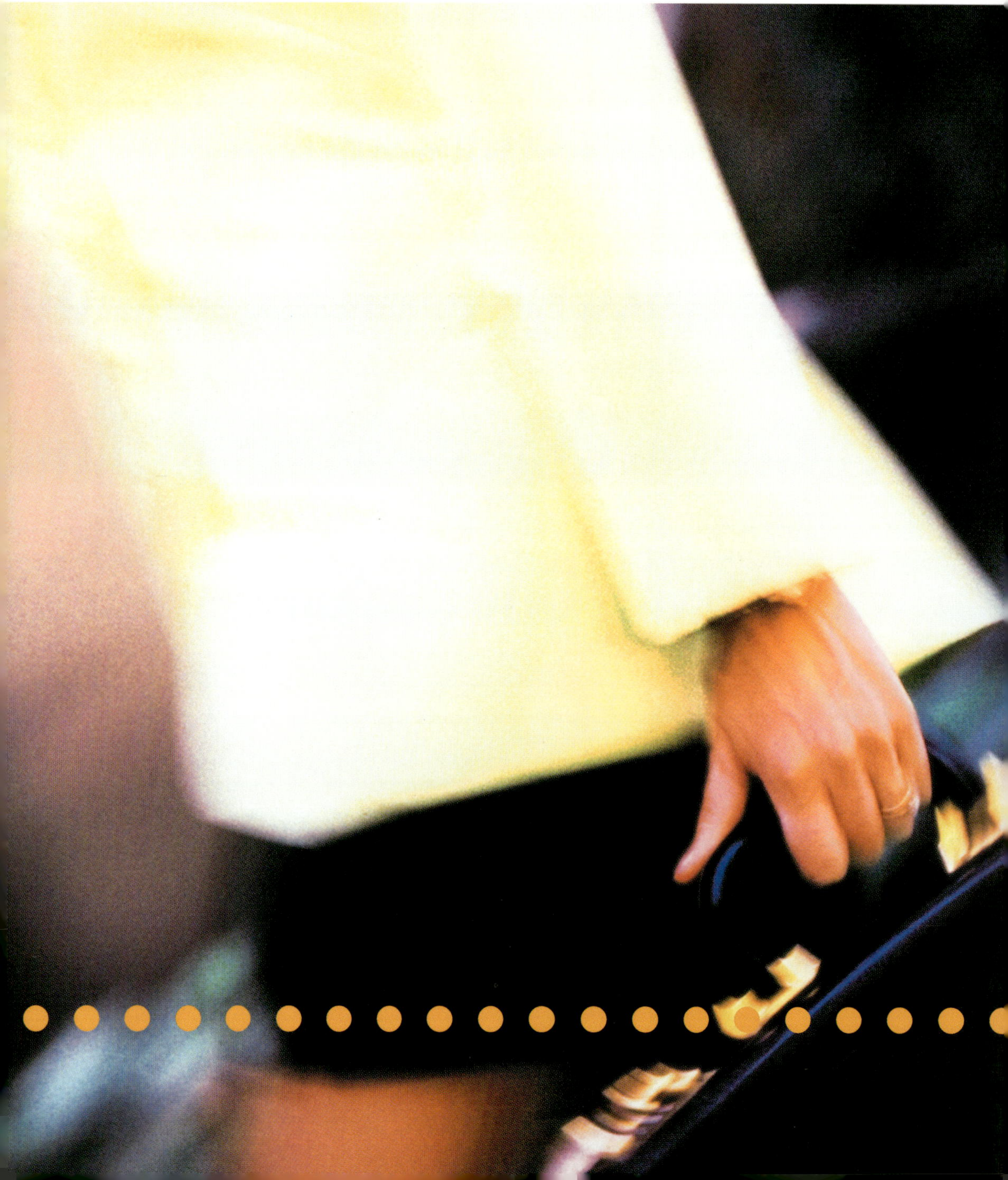

...Zeit

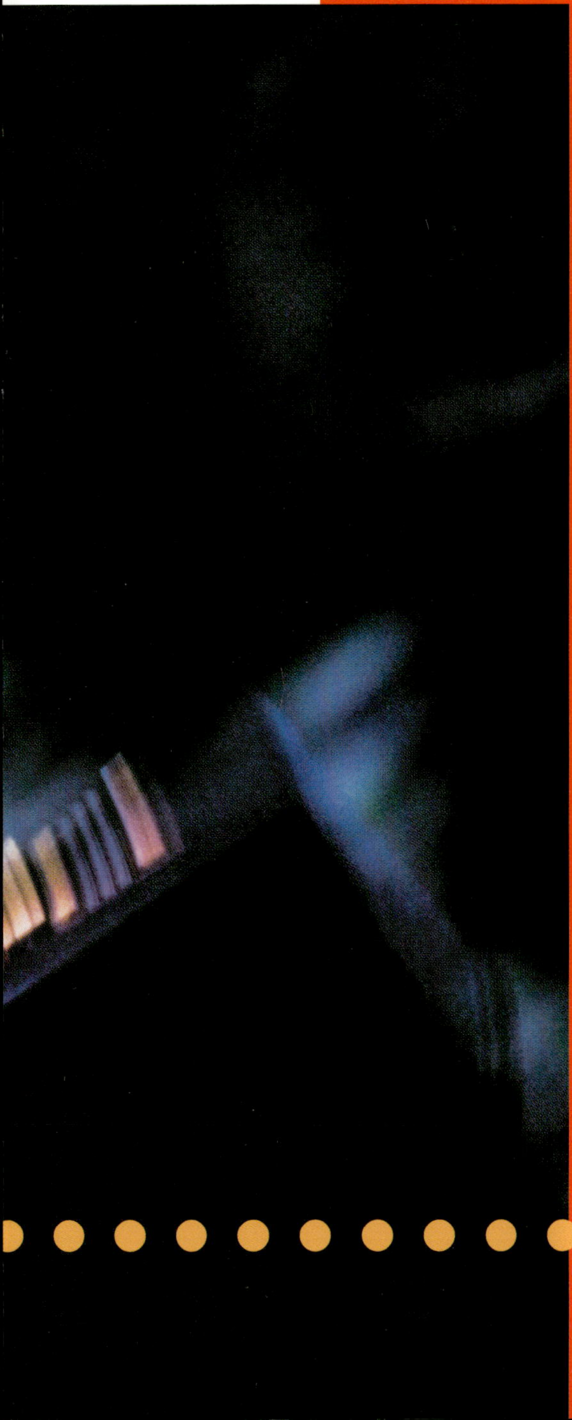

Ihr Terminkalender ist übervoll...

...und Sie wissen schon jetzt nicht mehr, wie Sie wichtige Geschäftstermine unterbringen sollen. Ihr Partner/ Ihre Partnerin nörgelt seit Wochen, dass Sie sich nie Zeit nehmen, und Ihre besten Kumpel haben Sie schon eine Ewigkeit nicht mehr gesehen. Wie sollen Sie da im Tagesablauf noch eine Lücke für den Sport finden?

Andererseits spüren Sie deutlich, dass Ihnen die Bewegung fehlt. Der Rücken schmerzt, und die Figur ist auch nicht mehr das, was sie mal war. Vielleicht sind die Oberarme ein wenig schlaff geworden, und der Hosenbund beginnt zu kneifen. Oder die Proportionen fangen merkwürdig zu verrutschen an, der optische Schwerpunkt sinkt Richtung Hüfte.

Jeder entdeckt andere Maläsen und Schönheitsfehler. Und die Konkurrenz schläft nicht. Eine straffe Figur und körperliche Fitness werden heute gerade von Topmanagern und Entscheidungsträgern erwartet. Wenn zwei mit gleicher Qualifikation zur Wahl stehen, bekommt der Fittere den Job. Schließlich möchte keiner für Mitarbeiter zahlen, die ihre Zeit in der Reha-Klinik verbringen.

Doch genug der Problemanalyse: Sie wissen selbst am besten, dass Sie aktiv werden sollten. Nicht nur, um Ihrem Arbeitgeber einen Gefallen zu tun, sondern in erster Linie, damit Sie sich selbst besser fühlen. Denn Sport kostet nicht nur Energie, er bringt auch welche ein. Langfristig gesehen sogar mehr, als Sie einsetzen müssen. Sport ist eine prima Zeitanlage: Mit einer satten Rendite dürfen Sie rechnen.

Hier erfahren Sie, wie es geht. Sie erhalten ein maßgeschneidertes Programm speziell für Ihre Bedürfnisse. Als Basis der Fitness verbessern Sie Ihre Ausdauerleistung, damit Sie auch in belastenden Zeiten den längeren Atem haben. Mit gezielten Stretching-Übungen bleiben Sie beweglich. Denn nur wer fle-

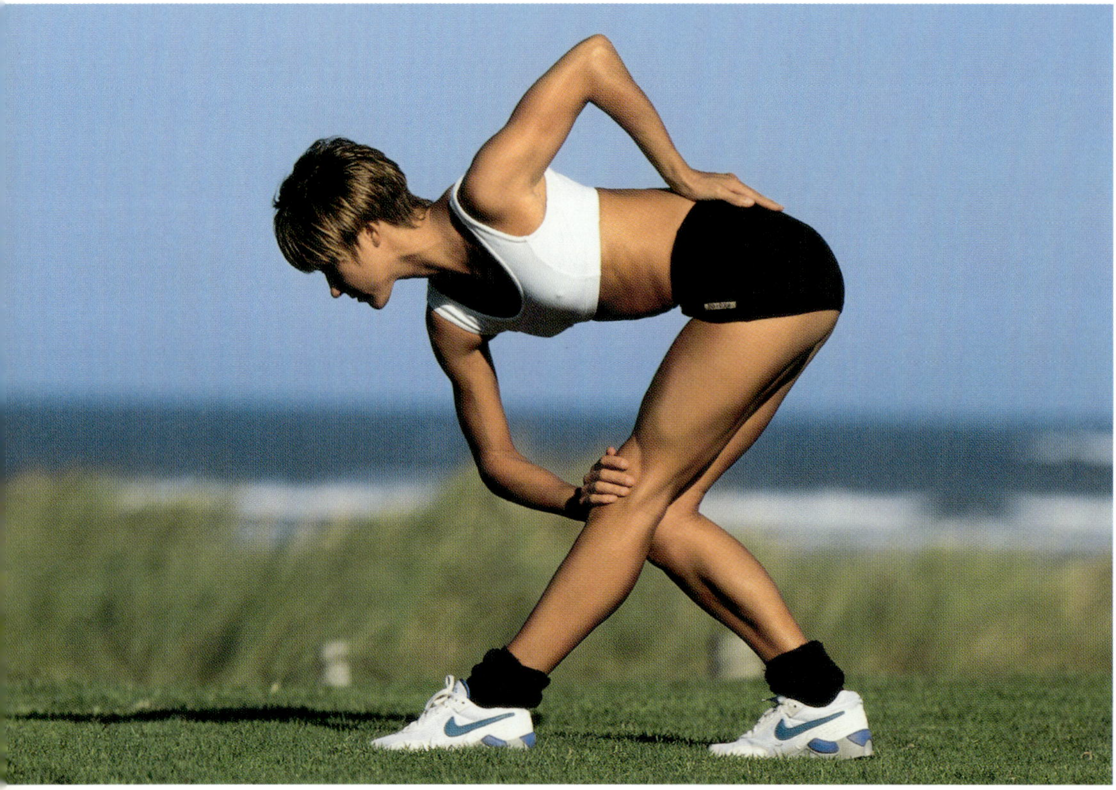

Die Ausdauer allein ist es nicht: Mit gezielten Stretching-Übungen bleiben Sie beweglich.

xibel ist, kann auch rauen Winden trotzen. Mit einem Entspannungsprogramm lernen Sie abzuschalten, und zwar immer dann, wann Sie es wollen. Last, but not least gibt es reichlich Tipps für die Pausen zwischendurch. Für erholsames Fliegen und den guten Feierabend, für Wartezeiten und Lücken im stressigen Büroalltag.

Empfehlungen zum Zeitmanagement und Ernährungstipps runden Ihr Programm ab. Denn Fitness ist heute weit mehr, als schnell laufen oder große Gewichte stemmen zu können. Fit sein heißt, auch entspannen und gut schlafen zu können, sich klug zu ernähren und richtig zu trinken. Fitness ist kurz gesagt der Weg, sich rundum wohl zu fühlen. Join the team. Oder auf deutsch: Machen Sie mit!

Die Bausteine der Fitness

Der Begriff »fit« kommt aus dem Englischen und heißt schlicht und einfach »geeignet« oder »passend«. Aber passend wofür? Der Kletterer ist fit für den Berg, der Marathonläufer fit für gut 42 Kilometer Dauerlauf. Der Manager fühlt sich fit für einen Sitzungsmarathon und der Discobesucher »fit for fun«. Doch Fitness ist mehr, denn sie bedeutet eine umfassende Leistungsfähigkeit. Körperlich und geistig. Wir wollen fit fürs Leben werden und das möglichst lange bleiben.

Körperlich fit ist man, wenn die fünf motorischen Grundfertigkeiten ausgewogen entwickelt sind: Ausdauer, Kraft, Schnelligkeit, Beweglichkeit und Koordination. Körperlich *und* mental fit ist man, wenn man sich darüber hinaus gut konzentrieren, aber auch gut entspannen kann, wenn man sich ausgewogen ernährt und tief schläft. Das Schöne daran: Beides bedingt sich gegenseitig. Ein Ausdauertraining lässt den Sportler insgesamt ruhiger werden, er kann mit Stress besser umgehen und wird kreativer. Wer regelmäßig trainiert, hat einen tieferen Schlaf und ist dadurch am Tag ausgeruhter. Wer sich gut ernährt, bringt sowohl geistig als auch körperlich mehr Leistung.

Das Fitnessmodell: mentale und körperliche Komponenten in ausgewogenem Verhältnis.

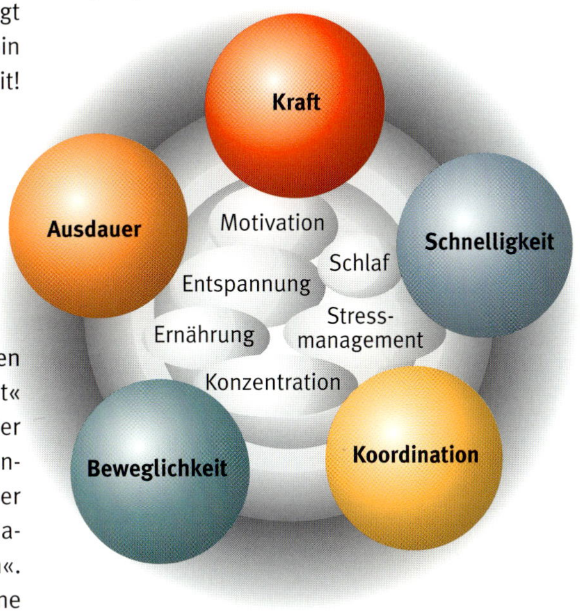

Viele Sportler betonen eine der Komponenten im Training: Der Gewichtheber stemmt Hunderte von Kilos, trainiert also die Kraft, kommt mit den Fingern aber nicht mehr zu den Fußspitzen. Die Gymnastin ist beweglich wie eine chinesische Zirkusartistin, kann aber keinen 1000-Meter-Lauf durchstehen. Der Marathoni läuft zweimal 40 Kilometer, kann jedoch keine Sprudelkiste mehr heben.

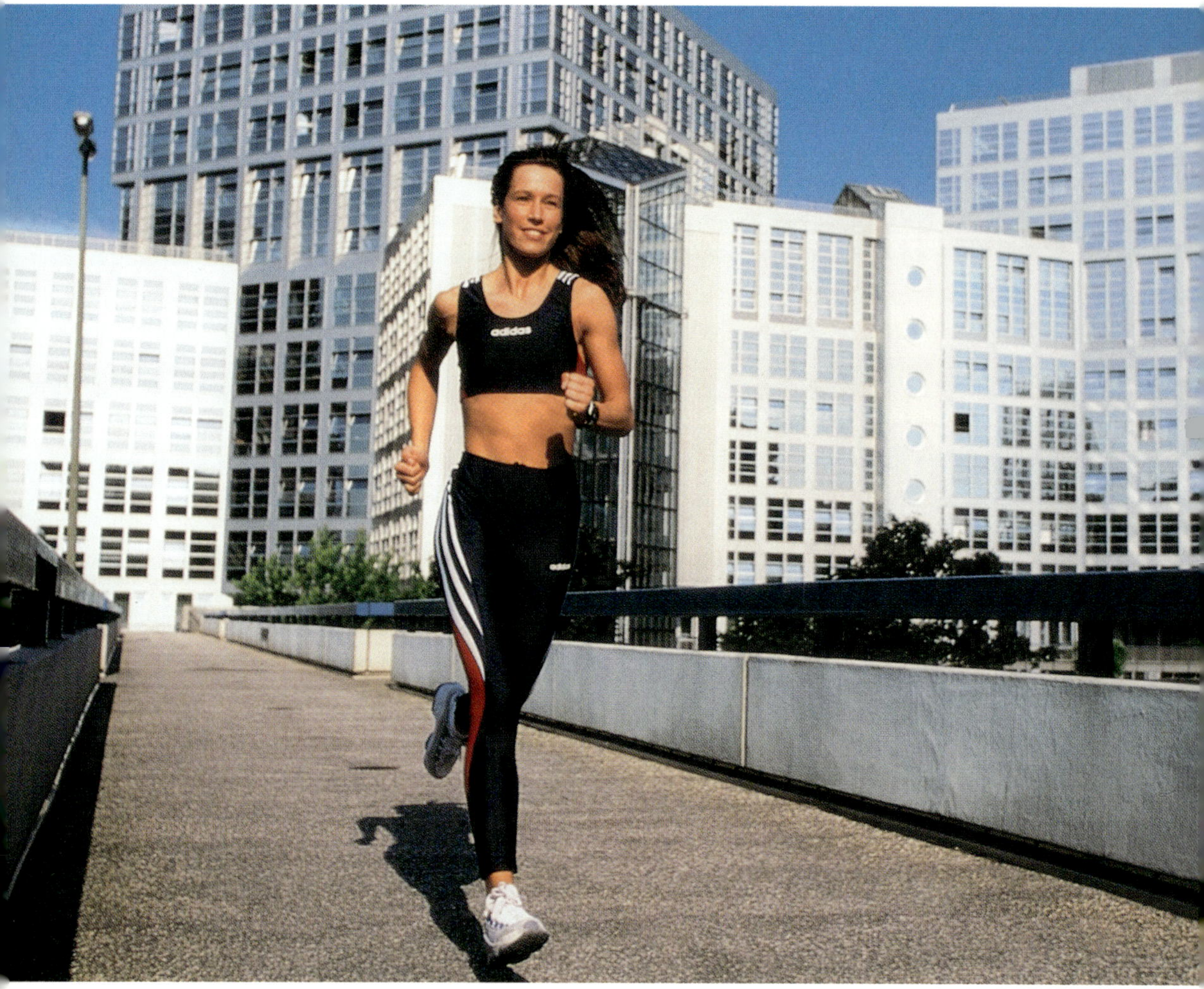

Laufen kann man immer und überall – selbst in der Mittagspause im Bankenviertel.

Profis gehen das Risiko des körperlichen Ungleichgewichts bewusst ein, sie wollen auf einem Gebiet Spitzenleistungen bringen und konzentrieren sich auf diese Fähigkeit. Freizeitsportler, die mit dem Sport kein Geld verdienen müssen, sondern aus freien Stücken aktiv werden, können und sollten ihr Training so planen, dass alle Komponenten möglichst gleichmäßig berücksichtigt werden.

Sie können zum Beispiel laufen und danach alle Muskelgruppen gut dehnen, sie können schwimmen und am nächsten Tag im Fitnessstudio an die Geräte gehen, sie können Rad fahren, tanzen und zur Entspannung Yoga üben. In diesem Band »Fitness für Gestresste« werden alle Bausteine der Fitness berücksichtigt. Besondere Schwerpunkte sind dabei die Ausdauer und die Entspannung. Denn gerade an diesen beiden mangelt es den Menschen, die engagiert im Berufsleben stehen. Starten Sie mit der Basis der Fitness, der Ausdauer. Es geht weit leichter, als Sie denken.

Die Atemlosen: »Was mir fehlt, ist Zeit«

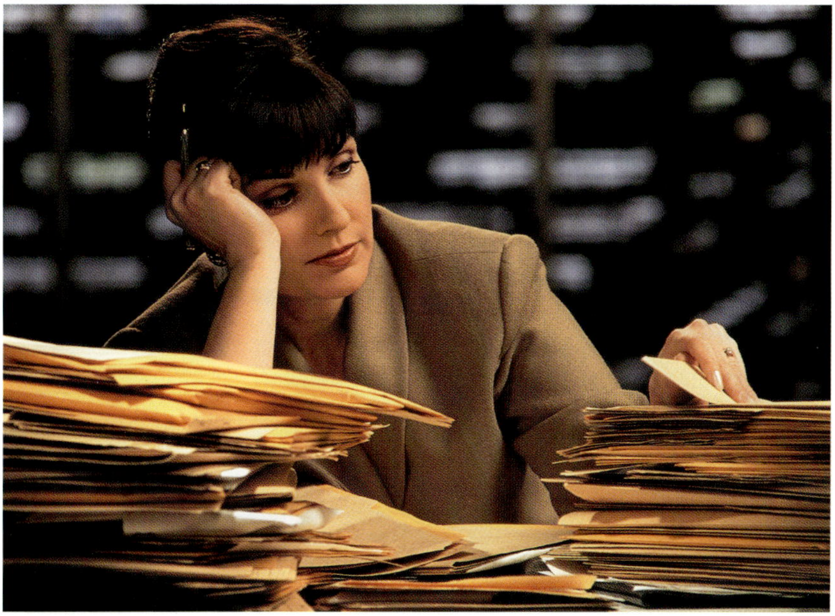

Zu wenig Bewegung macht schlapp und müde – eine echte Zeitverschwendung.

Einfach zu erreichen waren sie nicht. Selbst die Bitte um einen Interviewtermin war oft schwierig anzubringen. Zum Beispiel meine Kollegin, die Fernsehjournalistin Heike Reuther, Sonntagmorgen um 11.30 Uhr: »Entschuldige, ich kann jetzt nicht reden, ich muss sofort aus dem Haus, zum Workout bei Adam, ich war schon ewig nicht mehr beim Sport – seit 8.00 Uhr morgens sitze ich schon am Computer –, also ich ruf dich nachher an, bis später.«

Nach diversen E-Mails und Telefonaten zwischen den Anrufbeantwortern und Handys klappte es dann doch noch mit dem Termin (siehe Protokoll auf Seite 76). Oder der Flugzeugprüfer Wolfang Zernis, der nach mehreren Geschäftsreisen letztlich einen Sonntagmorgen-Brunch mit dem Gespräch verbinden konnte. Zwei Fliegen mit einer Klappe zu schlagen ist eines der Steckenpferde der Atemlosen. Ein Unternehmensberater hätte in Singapur ein Stündchen Zeit aufgebracht statt seiner Trainingseinheit im Hotelpool. Aber das konnte die Autorin nicht verantworten, denn der Sport geht vor.

Eines zeigten alle Interviews klar und deutlich: Wer die Bewegung einmal als wesentlichen Bestandteil seines Lebens verstanden hat, möchte sie nicht mehr missen. Er findet Möglichkeiten und Wege, um trotz knappsten Zeitbudjets Sport treiben zu können. Topmanager steigen auf Berge, kicken oder spielen Golf, kraulen in den Hotelpools der Welt, trainieren im Fitnessstudio oder, wer es sich leisten kann, mit einem persönlichen Trainer. Sie stehen extra früh auf, um einmal um die Alster zu joggen, reisen stets mit den Sportklamotten im Gepäck und kennen die besten Laufstrecken in Chicago. Die Freizeitsportler haben erkannt, dass Sport mehr einbringt, als er kostet, und dass es unverzichtbar ist, sich ausreichend zu bewegen.

Dass sich der Sport rechnet, erkennen auch immer mehr Firmen und investieren in Sport-

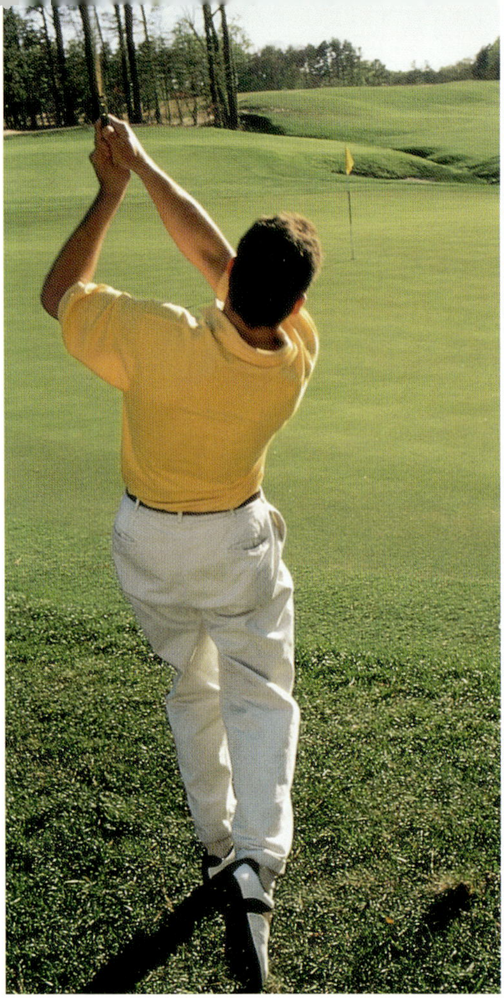

Eine Runde Golf – Entspannung für Körper und Geist.

in Deutschland noch weitgehend unterschätzt. Untersuchungen in den USA zeigen, dass sich jeder Dollar, den Firmen in Sportprogramme stecken, amortisiert. Berechnungen ergaben einen Kosten-Nutzen-Faktor von 1:3 bis zu 1:30.«
Doch neben der Lust zum Sport, die all meine viel beschäftigten Interviewpartner mitbrachten, fiel bei meinen Gesprächen ein Zweites auf: Die meisten von ihnen machen auch beim Sport genau das, was sie immer tun. Sie rennen mit dem Blick auf die Uhr, rasen atemlos bergauf und bergab und hasten mit dem Auto durch den dicksten Berufsverkehr, um noch einmal volle Power beim Langhanteltraining zu bringen.

programme für ihre Mitarbeiter. Sie organisieren hauseigene Kurse, vom Tanzabend bis zum Joggingtreff, mieten Tennisplätze oder chartern Segelboote und veranstalten im Winter Wochenenden zum Skifahren. Viele Firmen bieten ihren Angestellten verbilligte Mitgliedschaften in benachbarten Sportstudios an. Die Liste der Firmenmitgliedschaften von Hamburgs größtem Fitnessclub MERIDIAN liest sich beispielsweise wie das »Who is who« der hanseatischen Wirtschaft.
Dennoch sagt Professor Klaus Michael Braumann, Sportmediziner und Leiter des Sportinstituts der Hamburger Uni: »Der Einfluss der körperlichen Fitness der Mitarbeiter auf die Leistungsfähigkeit der Unternehmen wird

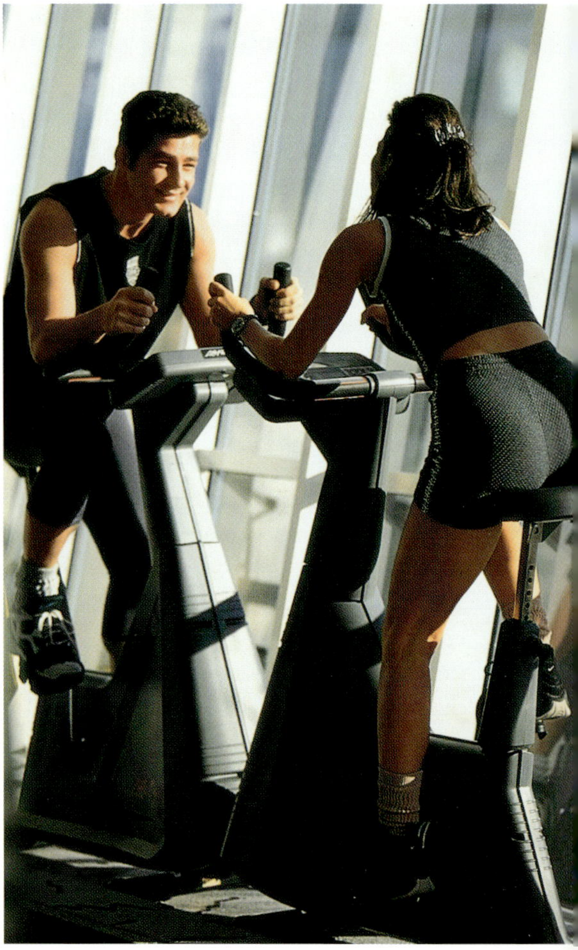

Auch im Fitnessstudio kann Ausdauertraining Spaß machen.

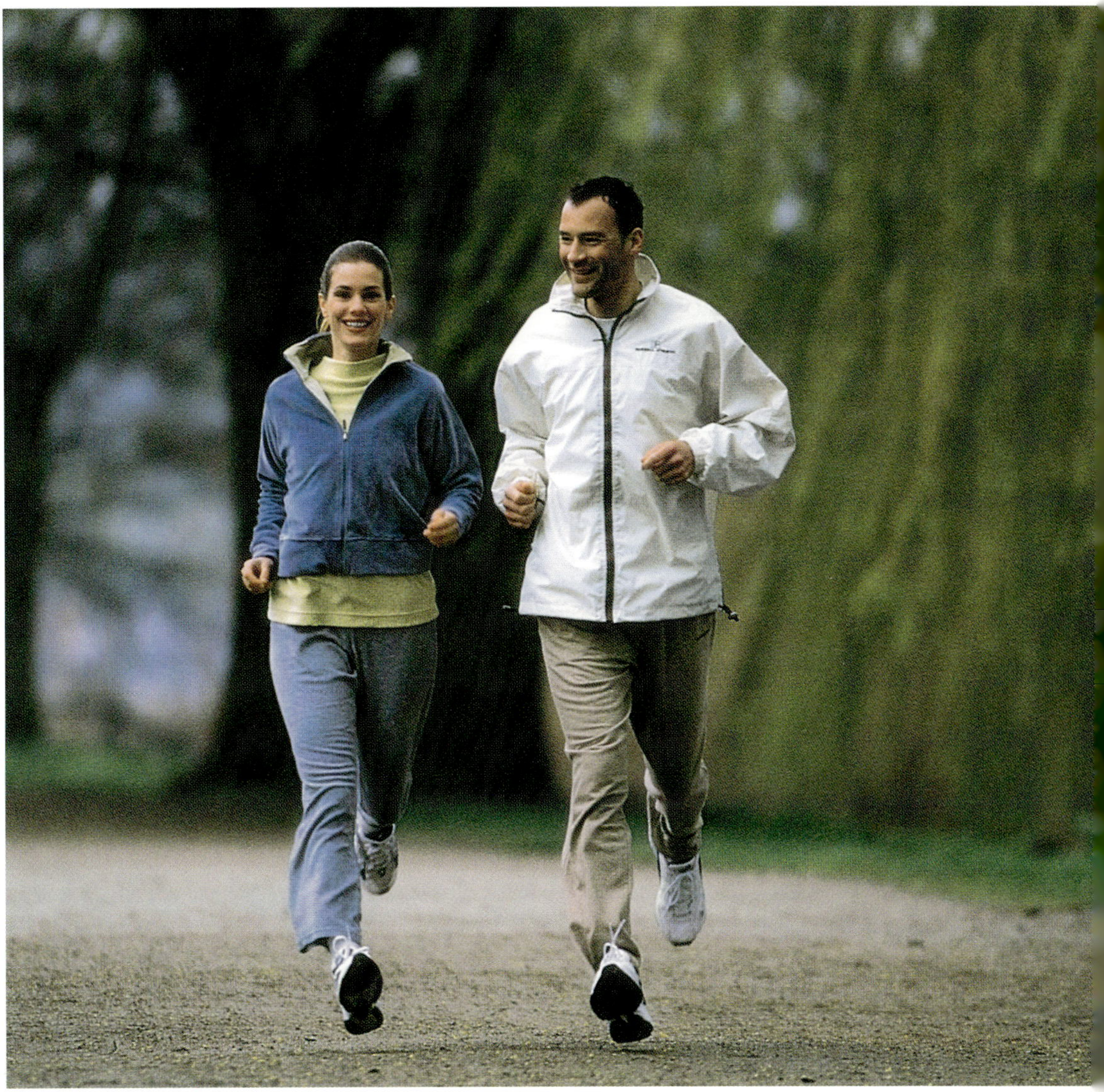

Laufen macht den Kopf frei und fördert das kreative Denken.

Leistung, Leistung und noch mal Leistung. Manche geben denn auch zu, Schwierigkeiten mit dem Abschalten zu haben. Viele leiden unter verspannten Schultern, die sich trotz häufiger Massagen kaum mehr erweichen lassen. Andere schlafen schlecht ein oder wachen nachts schweißgebadet wieder auf und beginnen, im Stockdunkeln den nächsten Tag zu strukturieren, um ja nichts zu vergessen. Wo bleibt da die Entspannung? Wo die echte Erholung?

Ihre Ziele: Ausdauer und Entspannung

●●● *Abschalten ist wichtig, es bringt frische Energie.*

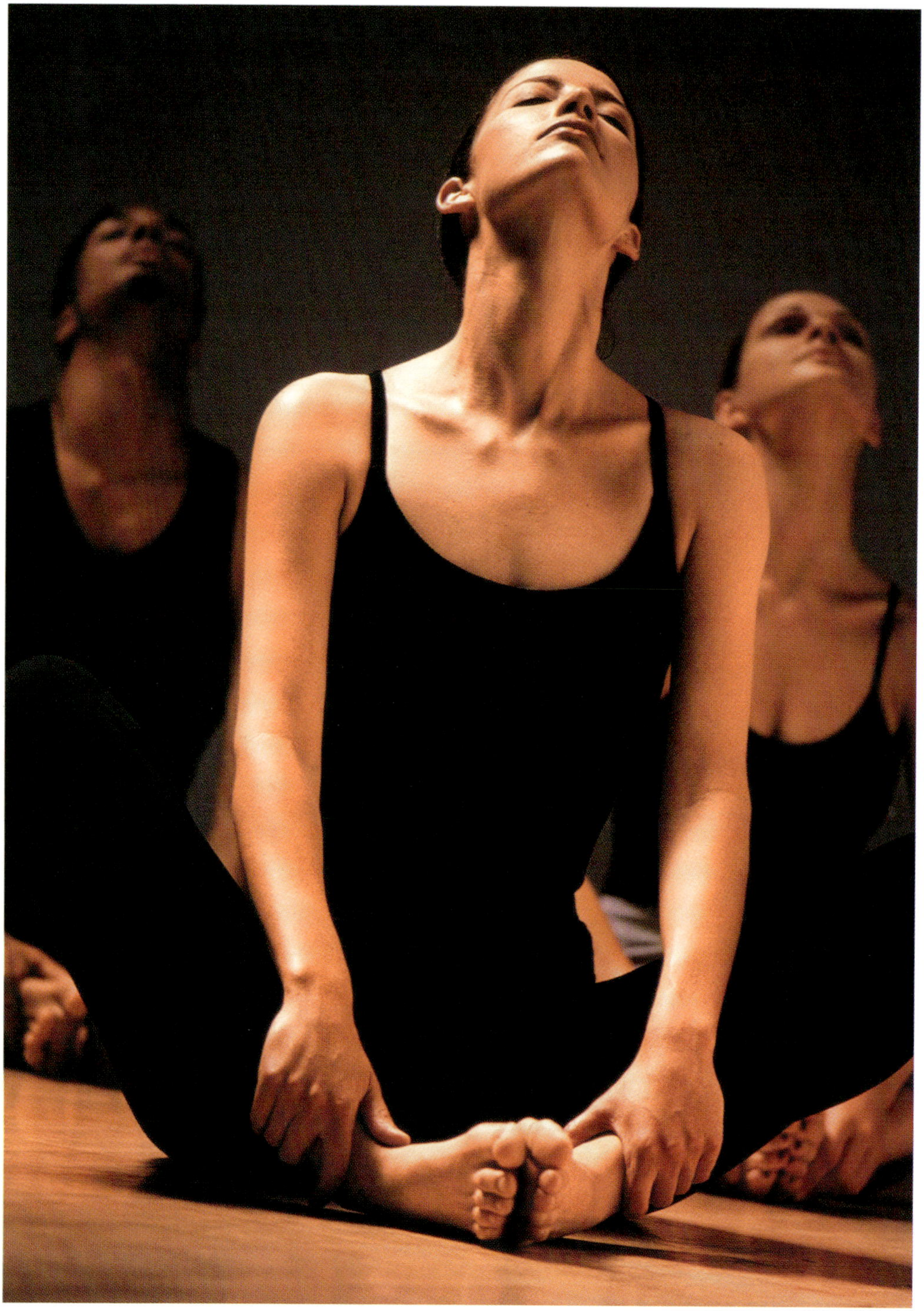

Extra-Info...

Personal Training

Wer mehr über das individuelle Training mit einem Sportprofi wissen möchte, kann ins Internet sehen. Die Adresse: www.sports-network.de

Fitnesstrainer berichten, dass es für ihre Kunden oft schon ein ungeheures Erlebnis sei, mal in Ruhe ein Buch zu lesen (das nichts mit dem Job zu tun hat). Oder dass sie für ihre Schützlinge ab und zu einfach eine ruhige Meditationsstunde einschalten, statt das vorgesehene Programm durchzuziehen.

Denn manchmal mangelt es den Atemlosen, den Managern, den doppelbelasteten Hausfrauen und den Selbstständigen an der Fähigkeit zu spüren, was für sie selbst wichtig wäre. Gerade wenn man sehr eingespannt ist, ist es oft schwierig, innezuhalten und auf die Bedürfnisse des Körpers zu hören. Wer sich hundertprozentig darauf konzentriert, sein Arbeitspensum zu schaffen, wird es als

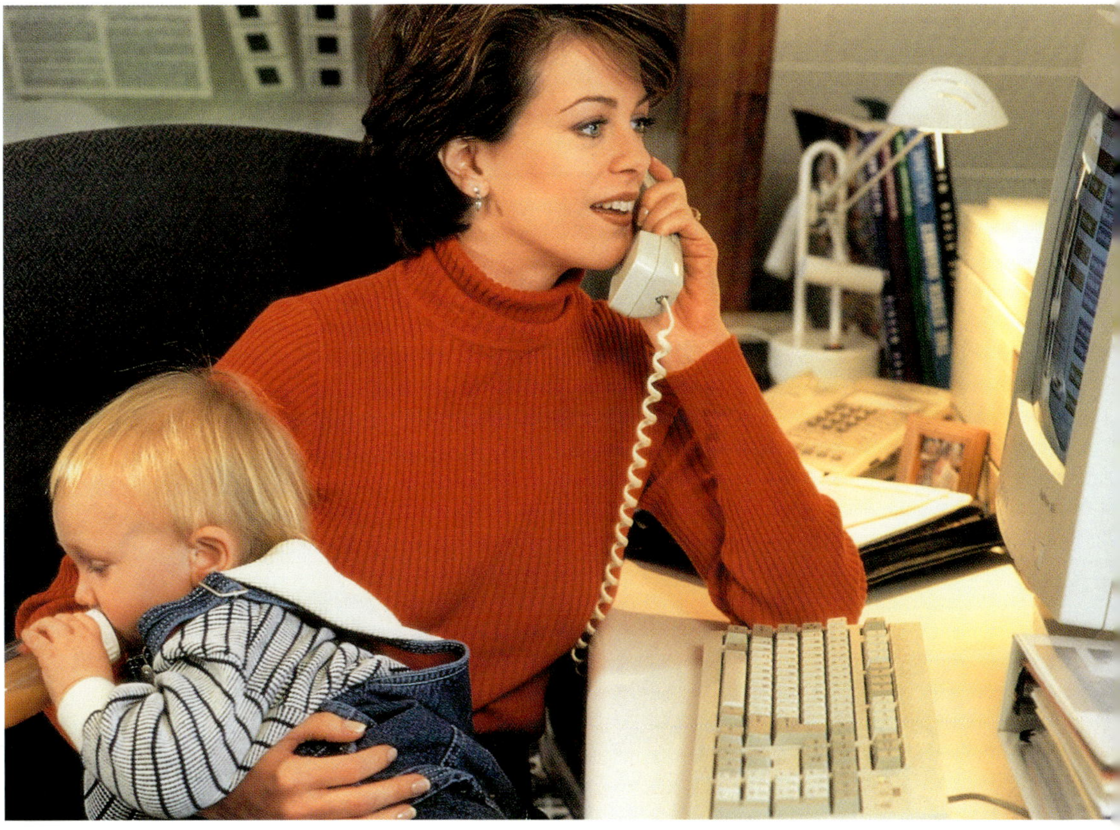

Manchmal geht es nicht anders – doch die Konzentration auf nur eine Sache vermindert den Stress.

kontraproduktiv erleben, zwischendurch abzuschalten. »Dann muss ich mich wieder neu einarbeiten«, wird er vielleicht sagen. Oder mit den Worten von Heike Reuther: »Wenn ich sowieso auf hundert bin, ist es einfacher, auf diesem Level zu bleiben.«

Langfristig geht diese Einstellung an die Substanz. Der positive Eustress, der uns belebt und beflügelt, wird zu belastendem Disstress: Nervosität, Gereiztheit, Angst, Erschöpfung, Depression, Schlaflosigkeit und Gedächtnisstörungen können die Folge sein. Nicht nur unsere Lebensqualität leidet, sondern auch unsere Fähigkeit zum Lachen. Wir werden humorlos. Und das wollen wir ganz sicherlich nicht.

Also gilt es, die Wertigkeiten zu verschieben. Eine beliebte Übung zum Zeitmanagement ist die Einteilung der Aufgaben in Quadranten. »Dringend« *und* »wichtig« sind die Bewältigung von Krisen und drängenden Problemen sowie die Besprechung und Bearbeitung von zeitgebundenen Projekten. Sie lassen sich nicht verschieben oder vermeiden. Minimieren oder ganz ausblenden lassen sich allerdings alle Tätigkeiten, die in Quadrant III und IV aufgeführt sind. Selbst wenn sie noch so dringend scheinen, es sind oft reine Zeitfresser, die nicht weiter bringen. In der beruflichen Organisation sollten Sie darauf besonderes Augenmerk legen: Vielleicht können Sie unnötige Konferenzen ganz absagen oder zumindest straffen. Auch bei der Bewältigung von Post lässt sich viel Zeit sparen, die berühmte »Ablage P« (der Papierkorb) für Wurf- und Werbesendungen und unnütze Angebote schafft schnell Platz.

Zudem schafft sie Zeit, die Sie dann für die Tätigkeiten in Quadrant II zur Verfügung haben. Er wird auch als Quadrant der Qualität bezeichnet, denn darin findet sich alles, was »nicht dringend«, aber »wichtig« ist. Das sind beispielsweise die Klärung von Werten, die Arbeit für die Partnerin/den Partner und die Familie sowie die echte Erholung. Und zur wahren Erholung gehört eindeutig der Sport.

Wann immer Sie Zweifel haben, ob Sie sich die Zeit für den Sport leisten dürfen, denken Sie einen Augenblick an die Zukunft: Wenn

	dringend	nicht dringend
wichtig	I • Krisen • drängende Probleme • Projekte, Besprechungen, Vorbereitungen mit Zeitlimit	II • Vorbereitung • Vorbeugung • Werteklärung • Planung • Beziehungsarbeit • echte Erholung • Förderung der Selbstverantwortung
nicht wichtig	III • Unterbrechungen, einige Anrufe • manche Post, einige Berichte • einige Konferenzen • viele anstehende, drängende Angelegenheiten • viele beliebte Tätigkeiten	IV • Triviales, Geschäftigkeit • Wurfsendungen • manche Anrufe • Zeit verschwendende Beschäftigungen • Fluchtaktivitäten

Quelle: »Der Weg zum Wesentlichen« von Stephan R. Covey.

Die Zeitmanagement-Matrix: Quadrant II ist der Quadrant der Qualität.

Sie mit 45 Jahren einen Herzinfarkt erleiden, werden Sie sich die Zeit für die Klinik nehmen müssen. Auch die Zeit für die Rehabilitation muss sein, sollten Sie das Glück haben, den Infarkt zu überleben. Dann wird der Sport plötzlich »wichtig *und* dringend«. Also warum nicht besser aktiv werden, solange Sie es noch aus freien Stücken tun? Sport als Vorbeugung ist die Aufgabe der Zeit, wie auch der Deutsche Kongress für Sportmedizin im Oktober 1999 in Freiburg festgestellt hat:

»Der Sport als Mittel der Prävention muss im Bewusstsein der Gesellschaft einen höheren Stellenwert finden«.[1]

••• *Professor Joseph Keul*

Doch eines ist klar: Aus rein rationalen Überlegungen wird keiner regelmäßig joggen oder ins Fitnessstudio gehen. Langfristig beim Sport bleibt nur, wer auch Spaß daran hat. Darum ist es ganz entscheidend, die richtige Sportart zu finden. Wer eine Allergie gegen das Laufen hat, wird vielleicht besser rudern oder Basketball spielen. Wer schon beim Gedanken an Chlorwasser Pickel bekommt, sollte sich nicht ins Hallenbad zwingen. Es gibt zu jeder Sportart ausgezeichnete Alternativen. Auch diese werden Sie in diesem Buch finden. Denn wirklich gesund ist nur, was Spaß macht.

Manager und Selbstständige haben übrigens für jede Sportart ausgezeichnete Voraussetzungen: Sie sind gewohnt, nicht gleich bei der ersten Schwierigkeit aufzugeben, sondern stehen auch unangenehme Phasen souverän durch. Sie übernehmen Verantwortung für sich und andere und sind geübt im Strukturieren. Das lässt sich gut auf den eigenen Trainingsplan übertragen. Also weit und breit kein Grund, nicht sofort anzufangen.

[1] zitiert nach BZ vom 1. Oktober 1999

»Ohne Sport komme ich nicht in die Gänge«

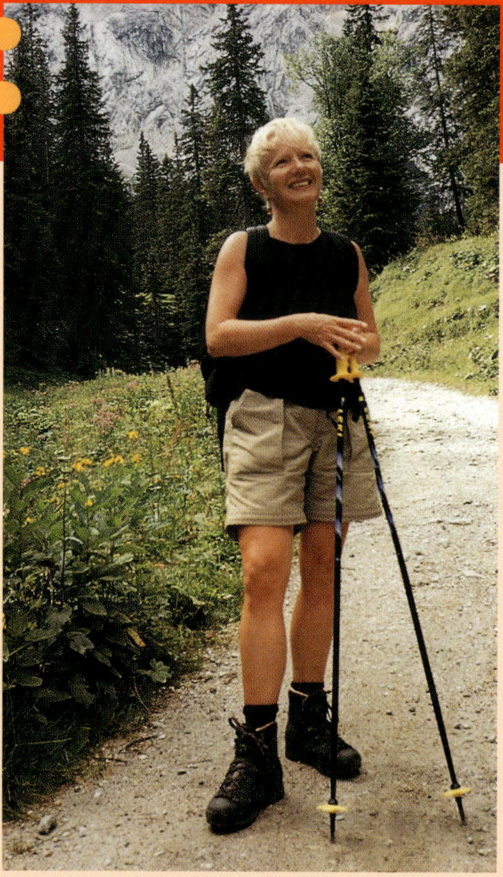

Ingrid Pohl,
42, Oberammergau
...schreibt Outlines
für die ARD-Daily
»Marienhof«

Es ist noch dämmrig, wenn ich um kurz nach sieben in meine Joggingschuhe steige. Entweder laufe ich dann eineinhalb Stunden über die Wiesen oder ich schnalle im verschneiten Winter die Felle unter die Tourenskier, um eine Stunde unsere örtlichen Pisten unsicher zu machen. Erst nachdem mir der Wind um die Nase geweht ist, habe ich das Gefühl, dass mein Kopf frei ist für die Arbeit. Nach dem Frühsport bringe ich die Ruhe und Konzentration auf, mich für viele Stunden an den Computer zu setzen und von der »Marienhof-Welt« absorbieren zu lassen. Seit ich für die ARD-Daily schreibe, arbeite ich im Intervall: drei Wochen am Stück, dann ist wieder vier bis fünf Wochen Pause. Während der Schreibphasen bleibt mir nichts anderes übrig, als rund um die Uhr in meine Arbeit einzutauchen. Ich hocke dann vierzehn bis sechzehn Stunden pro Tag vorm Computer, kurz: Mein Leben besteht aus Schreiben und Sport. Das bedeutet, dass die Oberammergauer mich genau einmal pro Tag zu Gesicht bekommen: während meiner allmorgendlichen Sportrunden. Einkaufstouren, Kneipen-, Kino- oder Freundesbesuche muss ich während dieser Zeit ganz streichen.
Ich bin ein typischer Sport-Junkie: Fällt, aus welchen Gründen auch immer, mein morgendliches Sportprogramm einmal weg, fühle ich mich prompt unausgeglichen, unmotiviert, gereizt und lustlos. Kurzum, ohne Sport komme ich nicht in die Gänge.
Schon morgens, während ich laufe, bin ich mit meinen Outlines, also mit den Handlungssträngen beschäftigt. Wie soll ich eine bestimmte Szene beginnen oder wie soll ich sie beenden, damit die Spannung erhalten bleibt? Wie umgehe ich dabei Klischees? Wie gestalte ich die zweihundertste Liebesszene zu einer vollkommen neuen, noch nie da gewesenen? Fragen über Fragen. Besonders Joggen hilft da enorm, ich habe das Gefühl, das Laufen legt mein kreatives Potenzial erst richtig frei. Während der immer wiederkehrenden Berührung mit dem Boden, dem sanften Aufprall der Füße wirbeln mir die Gedanken im Kopf herum – und plötzlich

ist sie da: die Lösung! Zwischen dem bewussten In-den-Bauch-Atmen und dem Genießen der frischen Luft hatte sie genügend Raum, sich zu entwickeln.
Später sitze ich dann stundenlang vor meinem Laptop. Klar, dass sich irgendwann Verspannungen einstellen, erfahrungsgemäß lassen sie sich während des dreiwöchigen Schreibmarathons gar nicht vermeiden. Und weil Spazierengehen, Kochen und Relaxen zeitlich einfach nicht drin sind, wähle ich in diesen Fällen die Minimal-Intervention: Ich lege mich zehn Minuten flach auf die Couch und schiebe ein Kissen unter den Hüftbereich – ein Tipp meiner Krankengymnastin. Danach geht's sofort weiter.
Zwischen den »Marienhof«-Aufträgen liegen lange Pausen, manchmal vier bis fünf Wochen. Das, was sich an überschüssiger Energie ansammelt, werde ich in dieser Zeit durch Lesen (ich bin eine Leseratte und »fresse« Bücher!) und zusätzlichen Sport los. Zunächst ergänze ich mein morgendliches Lauftraining. Im Winter kommen lange Tages-Skitouren hinzu, im Sommer spiele ich draußen Tennis oder schwinge mich auf mein Mountainbike – das übrigens immer häufiger statt Joggingschuhe aus dem Stall geholt wird, weil sich im Knie erste Verschleißerscheinungen zeigen.
Beim Schreiben gehören zu meiner Ernährung Vitaminbonbons (um mein gesteigertes orales Bedürfnis zu stillen), Müsli, kannenweise Tee und am Abend ein von meinem Freund zubereitetes Abendessen. Dazu trinke ich gern Wein. Der entschlackt das Hirn und läutet den Schreib-Endspurt ein.
Gegen Mitternacht, wenn ich dann endlich meine Schreibtischlampe ausknipse, bin ich in der Regel zufrieden mit meinem Arbeitspensum – aber auch ziemlich übermüdet. Und »überraucht«. Während des Schreibens vertilge ich rund zwei Schachteln Zigaretten pro Tag. Gäbe es meinen geliebten Frühsport nicht, würde sich meine Lunge wahrscheinlich irgendwann verweigern. Auch ein Grund, weshalb es für mich unvorstellbar ist, meine »Schweißperlen« im Fitnessstudio zu »verdienen«. Sport treiben heißt für mich: draußen sein und das Gesicht in Regen und Schnee halten. Natürlich weiß ich, dass Qi Gong oder Yoga körperschonendere Sportarten sind, aber mir fehlt einfach die Lust dazu.
Ich denke, ich bin ein eher hektischer, schnell gestresster Typ, und dynamische Ausdauersportarten helfen mir, mich zu »erden« – sie geben mir die nötige Ruhe und Gelassenheit. Seit fast neun Jahren ist Sport für mich ein Puzzlestein in meinem Leben, der nicht mehr wegzudenken ist. Ein ziemlich zeitraubender, ich weiß. Aber auch ein vorteilhafter. Sollte ich mich doch einmal vor lauter Verzweiflung in einen fetten Schokoriegel verbeißen, weiß ich genau: Am nächsten Morgen, beim Frühsport, fällt nicht nur der Stress von mir ab, sondern auch das überflüssige Pfund.

So gewinnen Sie...

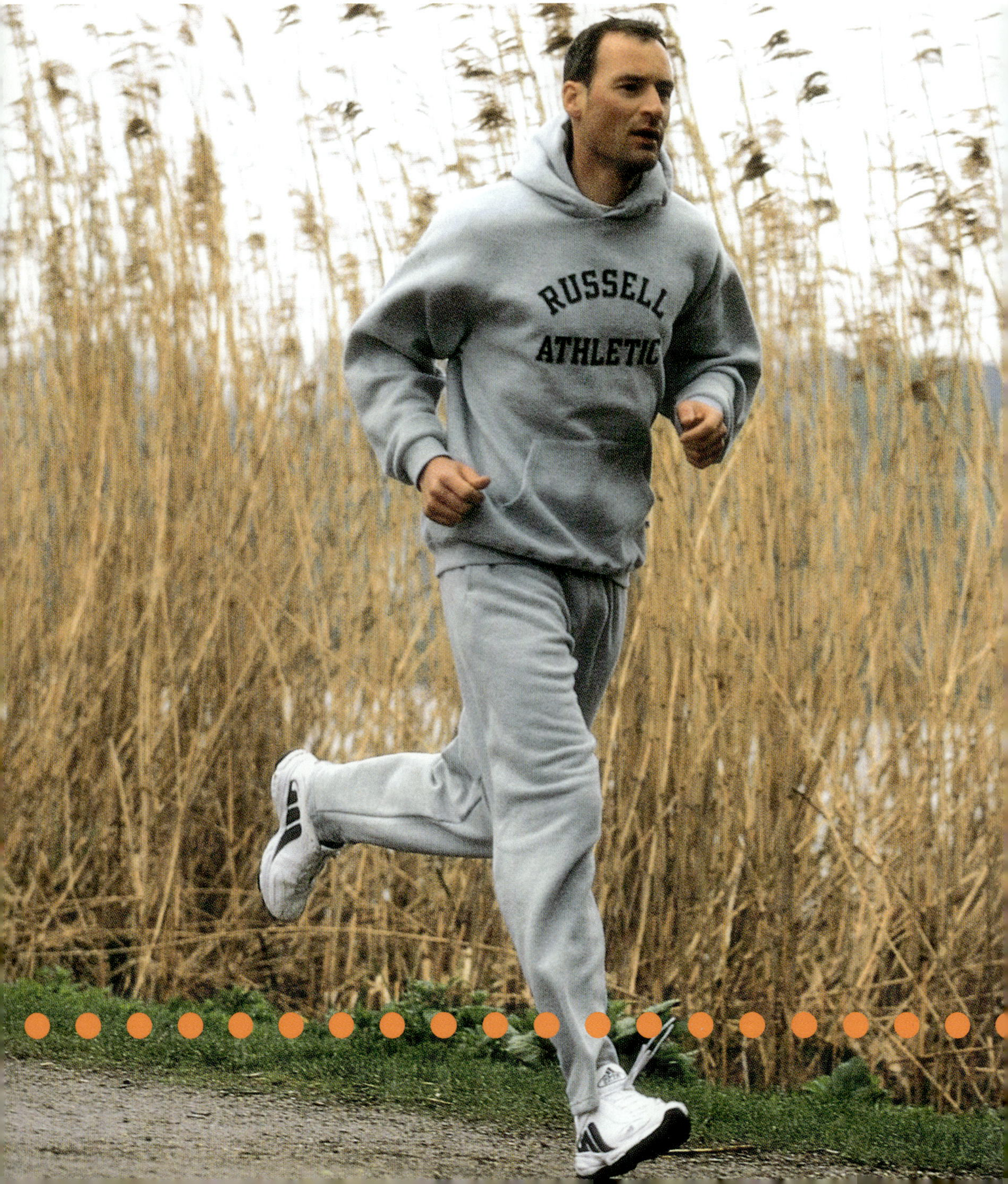

.Ausdauer

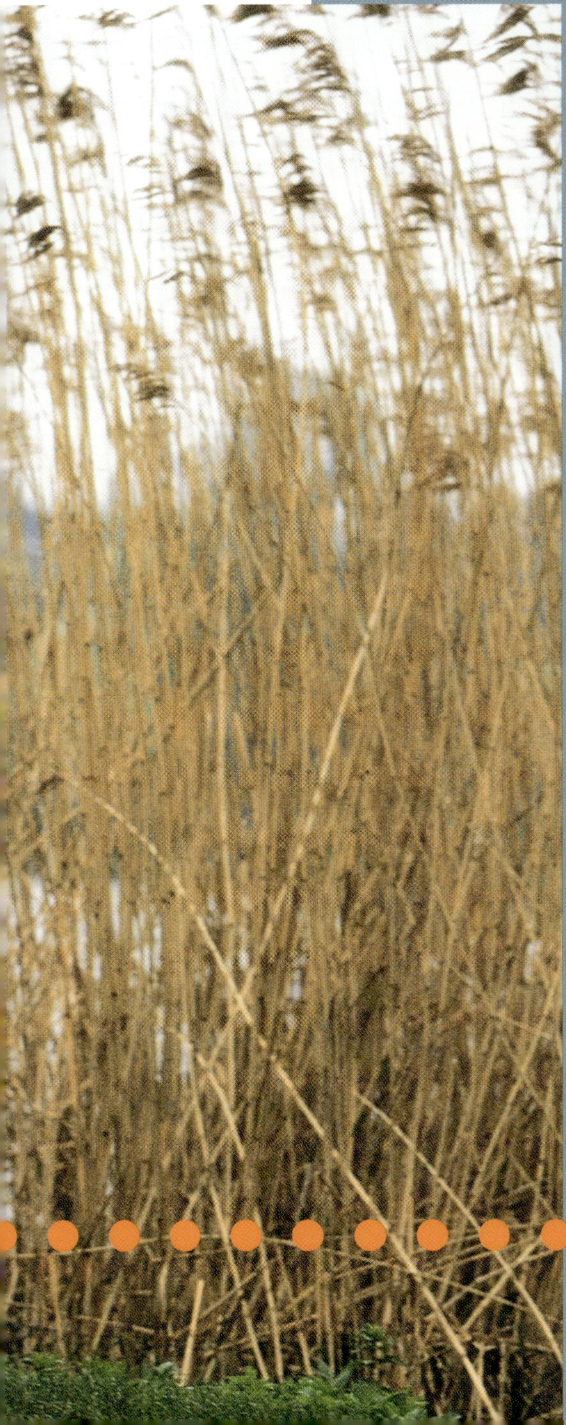

Besser über die Strecke kommen

Morgens früh um 6.00 Uhr beginnt das Leben bei amerikanischen Kongressen: Die Frühaufsteher schnüren ihre Sportschuhe. Vor dem Tagungsgebäude ist der Treffpunkt der Jogger zum Morgenlauf. Bei einem Kongress der amerikanischen Kardiologen stand der Event im Rahmenprogramm wie dereinst der Ball am Abend: Der Kongress läuft. Fünfhundert Kardiologen waren über die 3-Meilen-Distanz dabei.

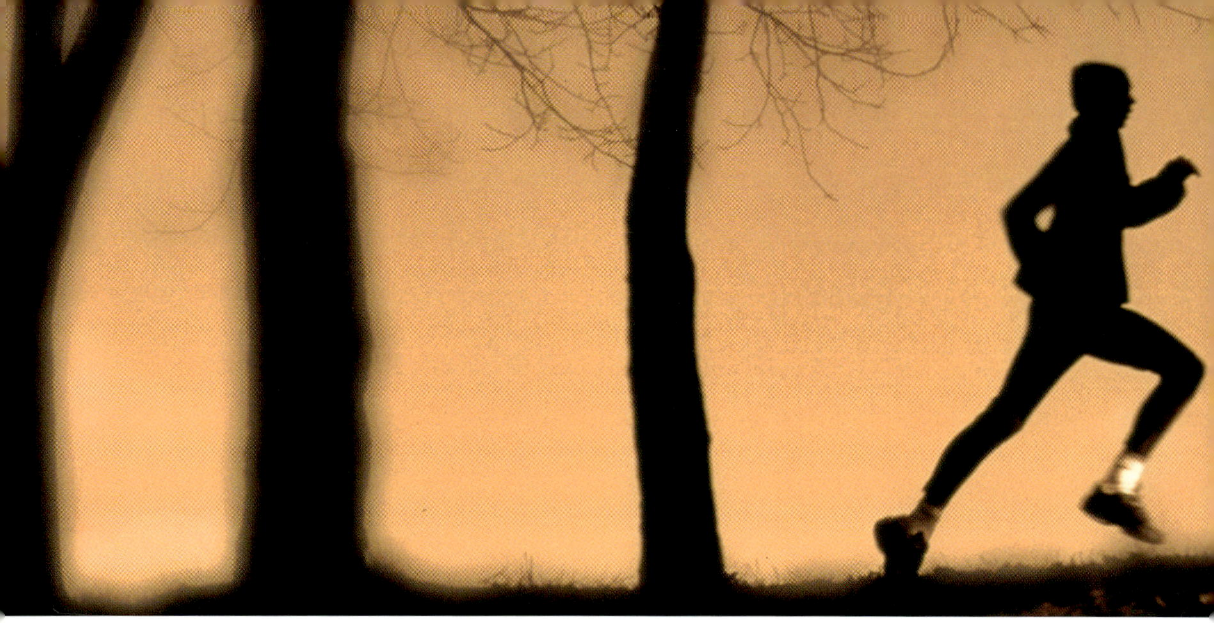

Die Deutsche Gesellschaft für Pneumologie tagte im März 2000 in Hamburg: Zum »Lungenlauf« rund um die Alster wurde um 7.00 Uhr früh eingeladen. Rund 7 Kilometer lang ist diese illustre Hausstrecke der hanseatischen Jogger.
Laufen ist *in*. Als sich die ersten Jogger Ende der siebziger Jahre auf den Weg machten, wurden sie noch belächelt und von Hunden verbellt. Doch selbst die Vierbeiner haben es heute kapiert: Es lohnt sich nicht, jedem Menschen, der läuft, nachzukläffen. Dazu sind es einfach zu viele.

Kräftige Argumente, warum Sie laufen sollten

Laufen ist zur Massenbewegung geworden. Und das aus gutem Grund. Hier nur die wichtigsten Argumente:

•••**Laufen ist gesund.** Es trainiert Herz und Kreislauf schonend und effektiv.

•••**Laufen ist einfach.** Um laufen zu können, muss man nicht langwierig eine Technik erlernen, sondern kann sofort starten.

•••**Laufen ist preiswert.** Außer einem Paar guter Sportschuhe braucht es kaum Ausrüstung.

•••**Laufen kann man bei nahezu jedem Wetter,** im Sommer wie im Winter. Durch das Laufen nimmt man die Jahreszeiten viel intensiver wahr.

•••**Laufen stärkt die Immunabwehr** und macht widerstandsfähiger.

•••**Laufen kann man fast überall.** Auch auf Geschäftsreisen: Selbst in den Infomappen von führenden Hotels der Welt finden sich heute getestete Laufstrecken.

•••**Laufen, das heißt regelmäßiges Ausdauertraining, verkürzt die Akklimatisierungszeit in den Bergen** und ermöglicht, Zeit- und Klimaunterschiede auf Reisen besser zu verarbeiten.

•••**Laufen erhöht den Energieumsatz,** also die Menge an Kalorien, die täglich verbraucht werden. Auch in Ruhe verbrennen Läufer mehr Kalorien, da sie prozentual einen höheren Muskelanteil besitzen.

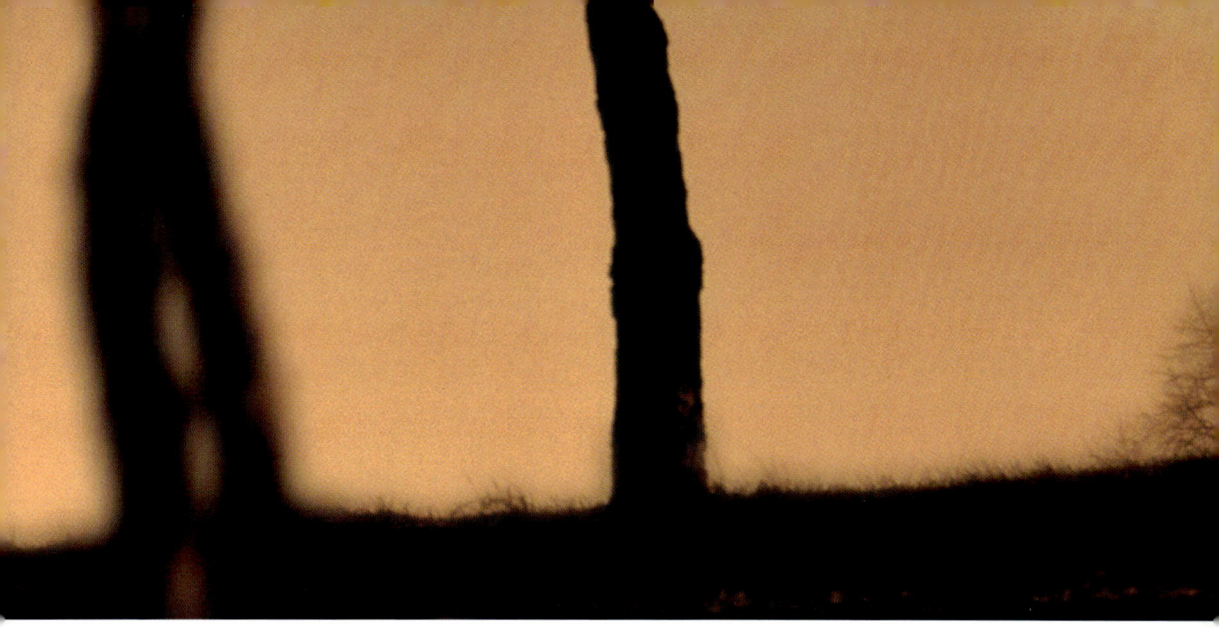

••• Laufen fördert die Durchblutung und die Sauerstoffaufnahme. Haut und Gewebe werden gut versorgt und bleiben länger straff und jugendlich.

••• Laufen macht den Kopf frei und lässt die Kreativität besser fließen.

••• Laufen kann in jedem Alter begonnen werden. Es hält frisch und dynamisch.

••• Laufen steigert die Lust auf leichte, vitaminreiche, also gesunde Kost. Parallel schwindet der Appetit auf Junkfood, Alkohol und Nikotin.

••• Laufen kräftigt neben der Bein- und Pomuskulatur auch die Bauch- und Rückenmuskulatur. Dadurch verbessert sich die Haltung, und Rückenschmerzen kann vorgebeugt werden.

••• Laufen ist ein guter Ausgleich für langes Sitzen, es bringt den Stoffwechsel wieder in Schwung.

••• Laufen macht gute Laune, da es die Produktion von Wohlfühlhormonen ankurbelt.

••• Laufen beruhigt durch die gleichmäßige Bewegung. Es ist eine effektive Methode, um Stress abzubauen.

••• Laufen sorgt für eine tieferen Schlaf.

••• Laufen stärkt das Selbstbewusstsein und das Körpergefühl. Regelmäßiges Laufen regt die Lust auf Liebe an.

Die Liste ließe sich beliebig fortsetzen. Denn jeder Läufer entdeckt im Lauf der Zeit seine persönlichen Pluspunkte, die ihn immer wieder von neuem motivieren, loszugehen.
Ein wichtiges Argument für Menschen mit knappem Zeitbudjet: Laufen kostet wenig Zeit und ist ungemein effektiv. Schon mit einer halben Stunde Trainingszeit kann viel erreicht werden, zumal lange Anfahrts- und Vorbereitungszeiten wegfallen. Denn das Training beginnt meist bereits an der Haustür.
Über die positiven Wirkungen eines regelmäßigen Ausdauertrainings, das nicht nur mit Laufen, sondern auch mit dem Radfahren, Schwimmen, Walken und Rudern durchgeführt werden kann (siehe Alternativen auf Seite 52), gibt es bereits umfangreiche Literatur.

Herz und Kreislauf werden schonend trainiert

Diese Feststellung lässt sich an einer Vielzahl von einzelnen Parametern nachweisen. Um nur die Wichtigsten zu nennen: Das Volumen des Herzens, immerhin unser wichtigster Muskel, vergrößert sich, Ruhepuls und Blutdruck sinken. So kann das Herz ökonomischer arbeiten, denn es muss, um die gleiche Leistung zu bringen, weniger oft schlagen. Die Zahl der roten Blutkörperchen, die für den Sauerstofftransport verantwortlich sind, nimmt zu. Dadurch wird die Durchblutung verbessert. Die Gefäße gewinnen höhere Elastizität.

Die Autoren und Laufspezialisten Herbert Steffny und Ulrich Pramann bringen dazu ein einleuchtendes Beispiel: Das durchtrainierte Sportlerherz könnten Sie als starken Motor mit großem Hubraum sehen. Das Herz eines Untrainierten wäre vergleichbar mit einem schwachen Motor und kleinem Hubraum. Logisch, dass der schwache Motor größere Leistung nur mit erhöhter Drehzahl bringen kann und dadurch schneller verschleißt. Regelmäßiges Ausdauertraining beugt damit auch Herzinfarkten wirkungsvoll vor.

»Wer tief atmen kann, hat die Kraft und den Mut eines Löwen.«

••• Professor Dr. Gerd Schnack, Spezialist für Präventionsmedizin

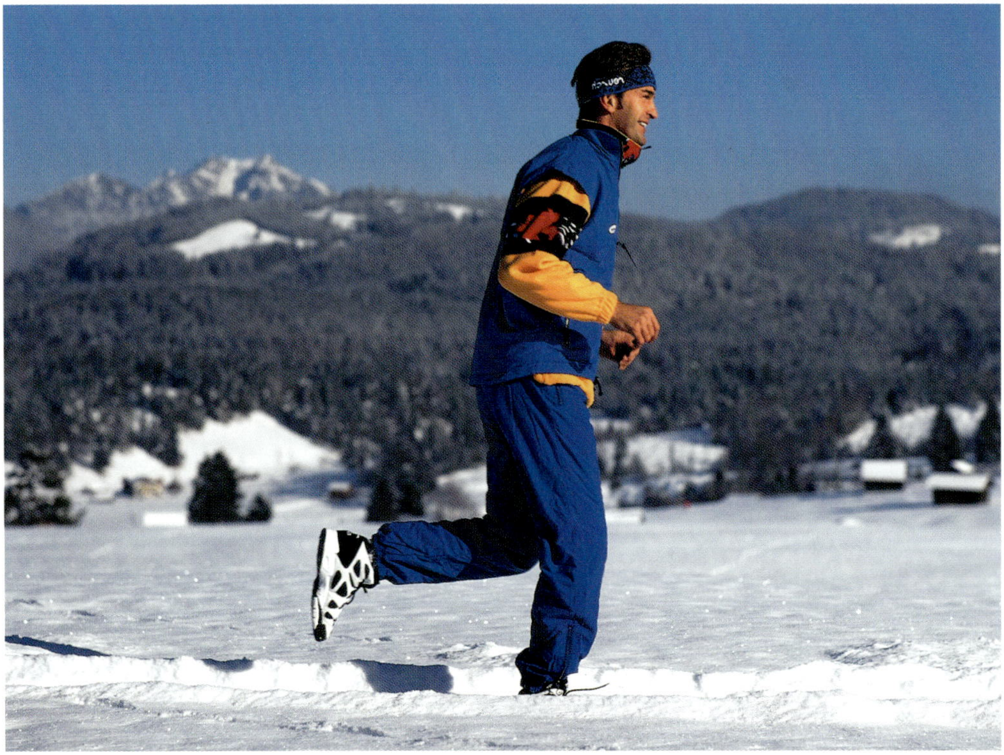

••• *Alles eine Frage der richtigen Kleidung – Joggen ist ein echter Ganzjahressport.*

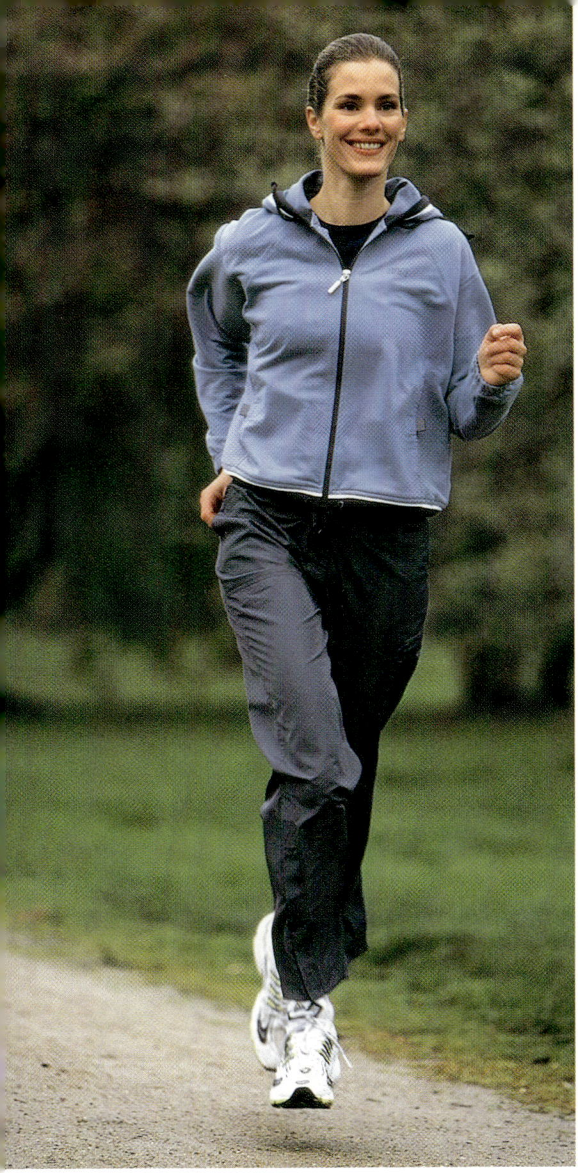

Regelmäßiges Laufen bringt auch die Immunabwehr auf Trab.

Laufen stärkt die Immunabwehr

Dieser Punkt ist sicherlich besonders interessant für eingespannte Berufstätige, die möglichst wenig Zeit mit lästigen Erkältungskrankheiten verlieren möchten. Entscheidend für den positiven Effekt auf das Immunsystem sind dabei die Trainingsumfänge: Als optimal stellten sich 20 bis 30 Wochenkilometer heraus. Sportler mit diesen Laufstrecken waren am seltensten erkältet. Wurde mehr gelaufen, nahm die Infekthäufigkeit geringfügig zu, ab 95 Kilometern pro Woche sprunghaft. Fazit: Mäßiges und ruhiges Ausdauertraining stimuliert die Immunabwehr, zu viel Training schwächt die Abwehrkräfte.[2] Ein ähnlicher Effekt wurde übrigens auch beim Schlaf beobachtet. Regelmäßiges, moderates Training führt zu tiefem, erholsamem Schlaf. Doch bei sehr hohen Trainingsumfängen kippt der positive Effekt: Schlafstörungen sind ein typisches Symptom von zu viel und zu intensivem Training, dem so genannten »Übertraining«.

Laufen fördert die Kreativität

Dieser Effekt entsteht zum einen durch die bessere Durchblutung des Gehirns und die damit verbundene erhöhte Sauerstoffzufuhr. Zum anderen scheint auch die regelmäßige, rhythmische Bewegung den Fluss der Gedanken anzuregen. Das fördert die Kreativität, doch kann es noch viel mehr: Es gibt inzwischen zahlreiche Studien, die Laufen als wirkungsvolle Therapie bei allerlei psychischen Störungen nachweisen. Beispielsweise konnten mit einer kontrollierten Lauftherapie Depressionen wirkungsvoller gelindert werden als mit Pillen. Mit Laufen lassen sich Angstzustände mildern und der Lebensmut fördern.[3] Auch dem Gedächtnis kann damit auf die Sprünge geholfen werden, wie eine Untersuchung der Kölner Sporthochschule feststellte. Durch Ausdauertraining konnte das Neuzeitgedächtnis um bis zu 60 Prozent verbessert werden, während es bei einer Kontrollgruppe, die reines Gehirnjogging machte, nur 40 Prozent waren.[4]

2 Runner's World, 12/99

3 »Dauerlauf ist gut für die Seele und fördert die geistige Fitness.« FAZ vom 24.04.97

4 Mündliche Information von Professor Gerd Schnack

Extra-Info...

Energie-X für neuen Schwung

Wer gerade nicht loslaufen kann, bringt die Kreativität durch eine einfache Atemübung wieder zum Fließen. Sperren Sie möglichst das Fenster auf. Während Sie tief einatmen, führen Sie die Arme über die Seiten nach oben über den Kopf. Mit dem Ausatmen schwingen Sie die Arme über die Seiten nach unten, sie kreuzen sich entspannt vor dem Bauch. Wieder einatmen, Arme dabei heben und den ganzen Körper strecken und dehnen. Dreimal wiederholen.

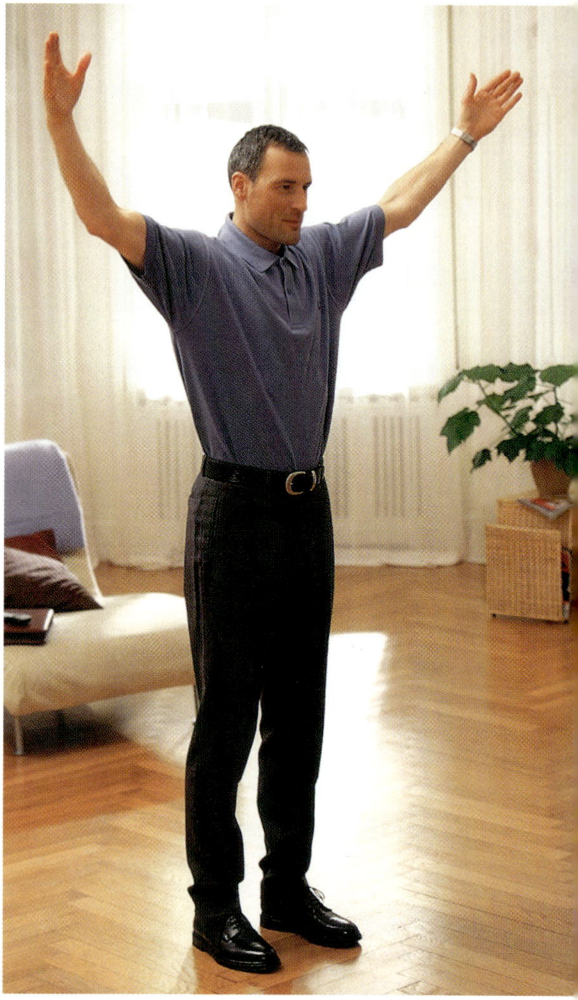

Die Energie-X ist eine ideale Übung für zwischendurch.

Laufen ist also geradezu die ideale Basissportart für Gestresste. Es verhilft zu einem längeren Atem, größerer Stresstoleranz, mehr innerer Ruhe, einem leistungsfähigen Herz- und Kreislaufsystem und einem topfitten, klaren Kopf. Es braucht weder Partner noch Hallen oder aufwendige Ausrüstung. Und es braucht wenig Zeit, die Sie sich zudem nehmen können, wann immer es Ihnen passt.

Die Wahl Ihrer Lieblingszeit ist ganz Ihnen überlassen, medizinische Gründe, die für das ein oder andere sprechen, gibt es nicht. Auch die Empfehlung, nicht mehr spätabends zu laufen, scheint überholt. Eine neue Untersuchung der California State University in San Diego machte gerade die Probe aufs Exempel: Sechzehn Radfahrer fuhren abends drei Stunden intensiv Rad und gingen bereits dreißig Minuten nach Trainingsende zu Bett. Sie schliefen ebenso gut wie nach den Abenden, die sie mit Fernsehen oder ähnlichem verbracht hatten.[5] Auch Außenminister Joschka Fischer schnürt sich manchmal noch um Mitternacht die Laufschuhe, um den Stress eines langen Sitzungstages abzuschütteln. Testen Sie also selbst, wann Sie sich mit dem Training am wohlsten fühlen.

Manche mögen es morgens als dynamischen Einstieg in den Tag, andere laufen in der Mit-

5 Runner's World, 2/2000

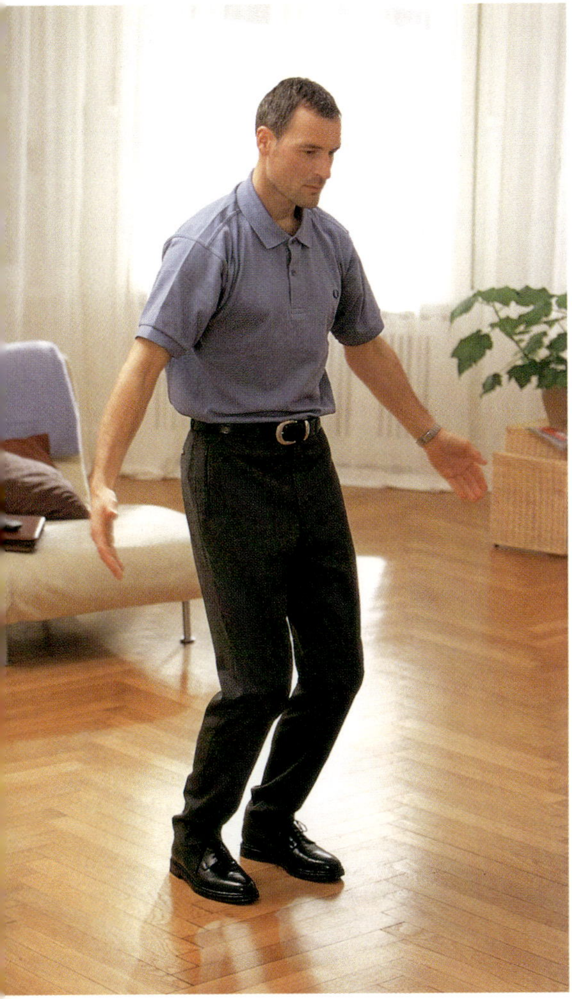

tagspause, und die dritte und wohl größte Gruppe zieht nach Büroschluss ihre Runden. Laufen ist ein wunderbarer Puffer, um den Stress des Tages zu verarbeiten und entspannt in den Feierabend zu gehen (siehe auch das Protokoll auf Seite 46.

Viele Firmen bieten inzwischen Duschräume für ihre Mitarbeiter an. Toll gerade im Winter, wo mittags einfach die beste, weil hellste und wärmste Zeit zum Laufen ist. Manche parken auch ihr Business-Outfit im Büro und joggen morgens in die Firma, duschen dort und ziehen sich um, um erfrischt und dynamisch am Arbeitsplatz zu erscheinen. Was vor Jahren noch völlig verpönt war, wird jetzt zunehmend populär: mit dem Rennrad, den Inline-Skates oder eben auf Sportschuhen in der Firma aufzukreuzen. Ernteten Radfahrer lange Zeit mitleidige Blicke – »der Arme, kann sich kein Auto leisten« –, wich der Spott nun der Bewunderung: »Der hat ja Energie!« Also gibt es keinen Grund mehr, den Weg zur Firma nicht für die erste Trainingseinheit des Tages zu nutzen. Stets nach dem Motto: so wenig Zeit verschwenden wie möglich.

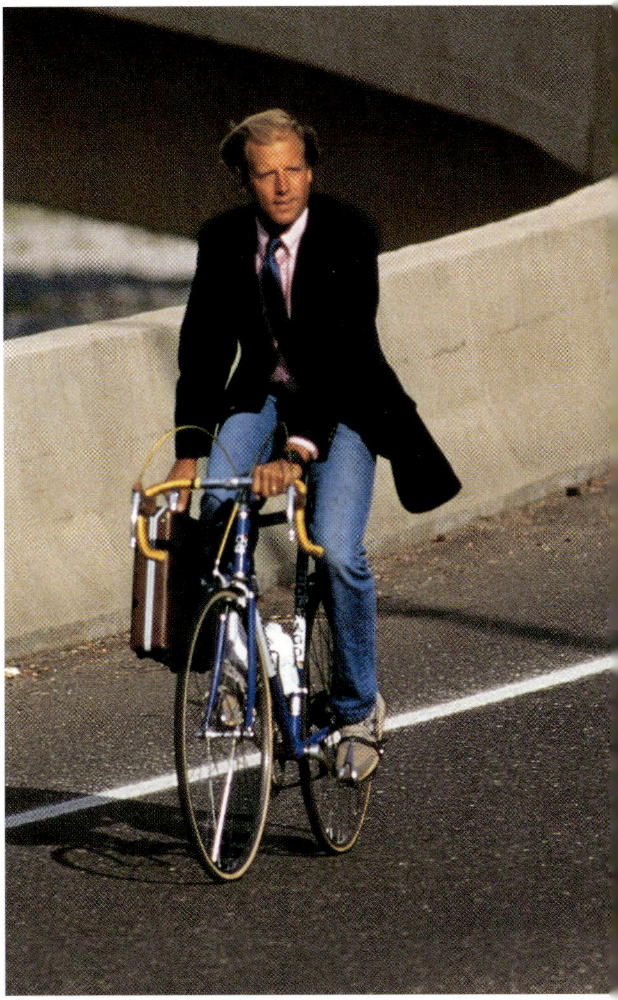

Der Weg in die Firma – eine gute Gelegenheit für die erste Trainingseinheit des Tages.

Der optimale Start

Ja, alles schön und gut, werden Sie jetzt vielleicht denken. Wenn ich denn laufen könnte... Aber Sie können nicht laufen...?

Seien Sie versichert: Jeder kann laufen. Dafür ist der Mensch gemacht und nicht etwa für stundenlanges Stillsitzen auf Büro- oder Restaurantstühlen, im Zug oder im Flugzeug. Laufen war über Jahrtausende *die* Fortbewegungsart der Menschheit, lange bevor das Reiten oder gar das Rad erfunden war. Die Laufstrecken, die von Naturvölkern via lockerem Traben oder schnellem Walken zurückgelegt wurden, waren stattlich: 5 bis 8 Kilometer bei Frauen, 15 bis 20 bei Männern.

Natürlich wird Ihnen das nicht auf Anhieb gelingen, wenn Sie lange nicht trainiert haben. Vielleicht werden Sie zu Beginn nur wenige Minuten oder einen halben Kilometer am Stück laufen können. Aber das wird sich sehr schnell verbessern, denn der Leistungszuwachs ist gerade bei Laufanfängern enorm. Also kein Grund zu verzagen, sondern ein Grund, weiterzumachen und sich über den ersten Schritt zu freuen.

*»Fisch schwimmt,
Vogel fliegt,
Mensch läuft.«*

••• *Emil Zatopek, tschechischer Langlauf-Olympiasieger der fünfziger Jahre*

Sollten Sie noch keine Joggingschuhe haben, werden die ersten Schritte Sie zunächst ins Sportgeschäft führen. Am besten bedient werden Sie in einem speziellen Laufladen, den es sicherlich auch in Ihrer Nähe gibt.

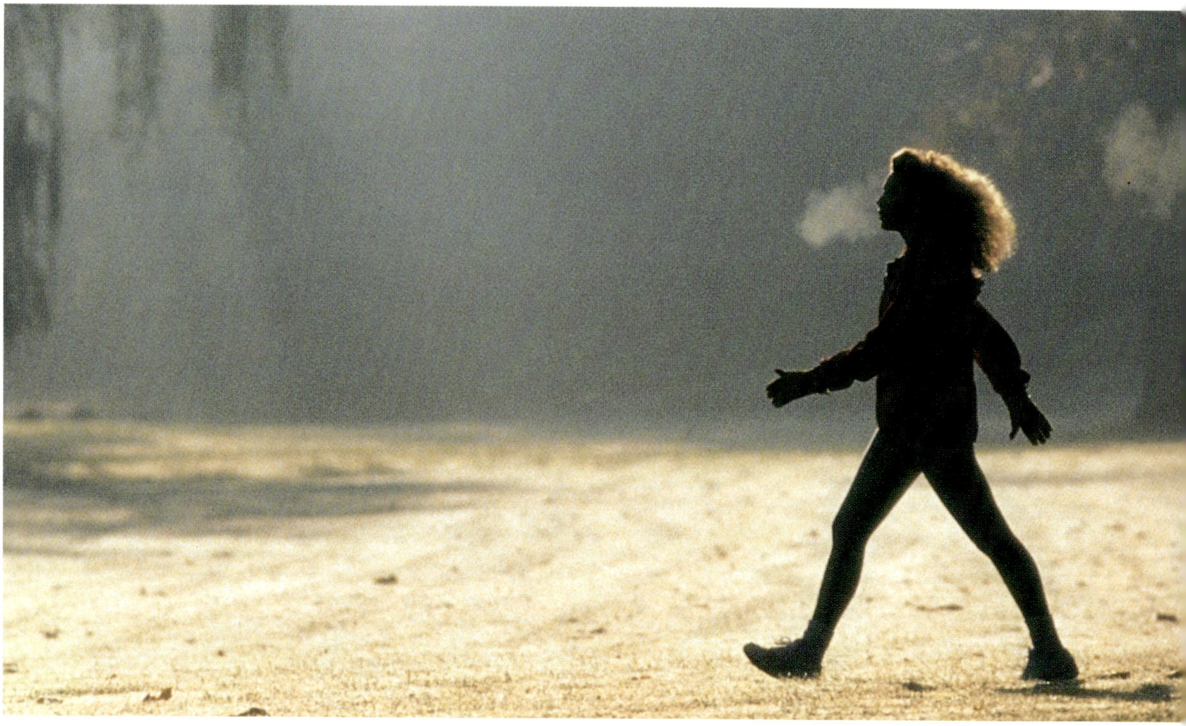

••• *Walking – die Wiederentdeckung des Gehens – macht einfach Spaß.*

Extra-Info...

Gut beraten

Gute Lauflåden erkennen Sie daran, dass die Verkäufer sich ausreichend Zeit für die Beratung nehmen und jedes Modell ihres Angebots kennen. Sie werden Sie auch auffordern, ein Stück zu laufen. Wenn es trocken ist, können Sie die neuen Schuhe meist sogar auf der Straße ausprobieren.

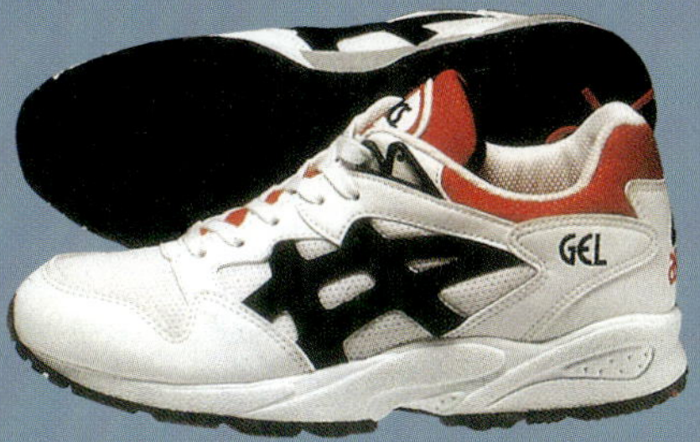

Die Verkäufer, häufig selbst passionierte Läufer, kennen sich mit Füßen, unterschiedlichen Laufstilen und -zielen und den dazu passenden Schuhen am besten aus. In den Läden gibt es ein Laufband oder eine kurze Laufstrecke, sodass – oft mit Hilfe einer Videoaufzeichnung – beurteilt werden kann, wie Sie auftreten und wo Ihre Füße besondere Unterstützung brauchen. Damit Ihre Gelenke optimal geschont werden, ist es wichtig, dass Sie den genau passenden Schuh finden. Kaufen Sie spezielle Laufsocken dazu – sie unterscheiden sich in rechte und linke Socke, haben extrem flache Nähte und polstern genau an den richtigen Stellen – und Sie sind für den Anfang gut ausgerüstet.

Beim Schuhkauf beachten

•••**Nehmen Sie sich für den Schuhkauf Zeit.** Kaufen Sie Laufschuhe niemals im Vorübergehen.

•••**Gehen sie in ein Spezialgeschäft.** Auswahl und Beratung sind dort am besten.

•••**Wählen Sie den Nachmittag oder den Abend zum Schuhkauf.** Die Füße sind dann so ausgedehnt, wie es auch beim Sport der Fall sein wird.

•••**Lassen Sie Ihren Laufstil und Ihre Füße begutachten.** Wenn Sie schon gelaufen sind: Nehmen Sie die alten Laufschuhe zur Beurteilung mit. An der Art, wie sie abgenutzt sind, erkennen erfahrene Verkäufer, wo Ihre Füße besonders unterstützt werden müssen.

•••**Wählen Sie den Schuh nicht nach dem Design oder dem Preis aus,** sondern danach, wie er sitzt. Vor den Zehen muss eine Daumenbreite Platz sein. Frauen fragen nach speziellen Ladymodellen, sie sind schmaler geschnitten und passen oft besser.

•••**Probieren Sie so lange verschiedene Modelle an,** bis Sie ein optimales Gefühl in den Schuhen haben. Entscheidend ist nicht die Marke sondern die Paßform.

•••**Tragen Sie die Schuhe einige Minuten im Geschäft.** Nutzen Sie zum Testen das Laufband oder die Straße.

•••**Kaufen Sie spezielle Laufsocken dazu.** Ihre Füße werden sich freuen.

Auch Jogger starten im Walking-Tempo – gut zum Aufwärmen.

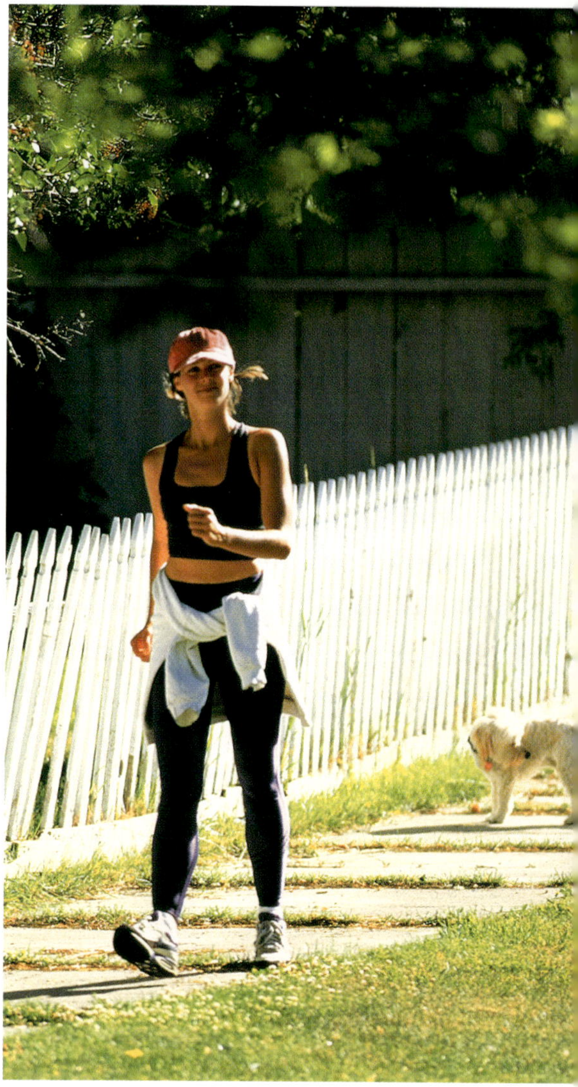

Immer wieder wird behauptet, dass Laufen die Gelenke zu sehr strapazieren und schädigen würde. Doch das Laufen an sich schadet nicht, denn auch Gelenke, Sehnen und Knochen sind genau wie Muskeln, Herz und Kreislauf trainierbar. Sie werden stärker und kräftiger – wenn sie die Zeit dazu bekommen. So der Laufexperte und Sportmediziner Professor Klaus Michael Braumann: »Knochen und Gelenke sind dynamische Gewebe und reagieren, das heißt, sie passen sich der Belastung an. Durch einfaches Joggen bekommt man keine Schäden, dazu gibt es zahlreiche Untersuchungen mit vielen Probanden.«

Möglichen Sportverletzungen oder -schäden beugen Sie also am besten vor, indem Sie langsam starten und Ihre Leistung vorsichtig steigern. Falscher Ehrgeiz ist der häufigste Anfängerfehler: Geben Sie Ihrem Körper Zeit, sich an das Training zu gewöhnen. Ihre Laufschuhe und, wo möglich, ein Laufen auf weichem Grund werden ebenfalls dazu beitragen, dass die Freude an der neuen oder wieder entdeckten Bewegung nicht getrübt wird.

Die Ausnahme von der Regel: Wer mehr als zehn Kilo Übergewicht hat, kann möglicherweise mit einem Walking-Programm besser bedient sein. Auch das bringt in Schwung, lässt sich auch von Ungeübten längere Zeit durchhalten und kurbelt damit den Fettabbau wirkungsvoller an. »Walking ist eine wunderbare Alternative zum Joggen«, sagt auch Professor Braumann. Routinierte Läufer blättern weiter auf Seite 42.

Extra-Info...

Walking

Ein Walking-Programm finden Sie im Band »Fitness statt Diät« in derselben Reihe. Oder in dem Buch: »Richtig Walking von Urs Gerig (BLV Sportpraxis Top).

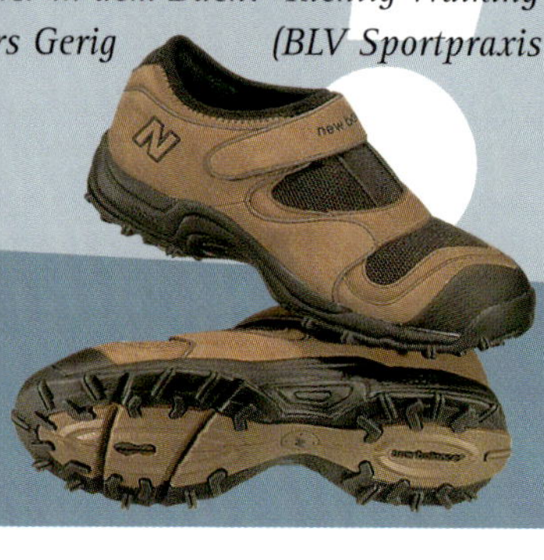

Das Programm für Laufanfänger

1. Woche: Also rein in die Schuhe und raus aus der Tür. Gehen Sie zunächst 5 Minuten in flottem Tempo, um den Kreislauf in Schwung zu bringen und die Muskulatur aufzuwärmen. Diese Aufwärmphase ist wichtig, um den Körper auf Betriebstemperatur zu bringen und Verletzungen vorzubeugen. An der übernächsten Ecke stretchen Sie die Beinmuskulatur sanft je 10 bis 15 Sekunden (Basis-Dreier, siehe Seite 71), dann fallen Sie mit einem Blick auf die Uhr in den Trab.

Laufen Sie so langsam Sie können! Wenn Sie ungeübt sind, laufen Sie so langsam wie eine Schnecke. Selbst wenn Sie von einer Maus überholt werden: Sie laufen *ganz langsam* weiter. Wenn Sie aus der Puste kommen, waren Sie zu schnell. Schalten Sie noch einen Gang zurück, aber bleiben Sie nicht stehen. Versuchen Sie, Ihren Rhythmus zu finden, und atmen Sie dabei immer gut aus. Das Einatmen passiert von ganz allein.

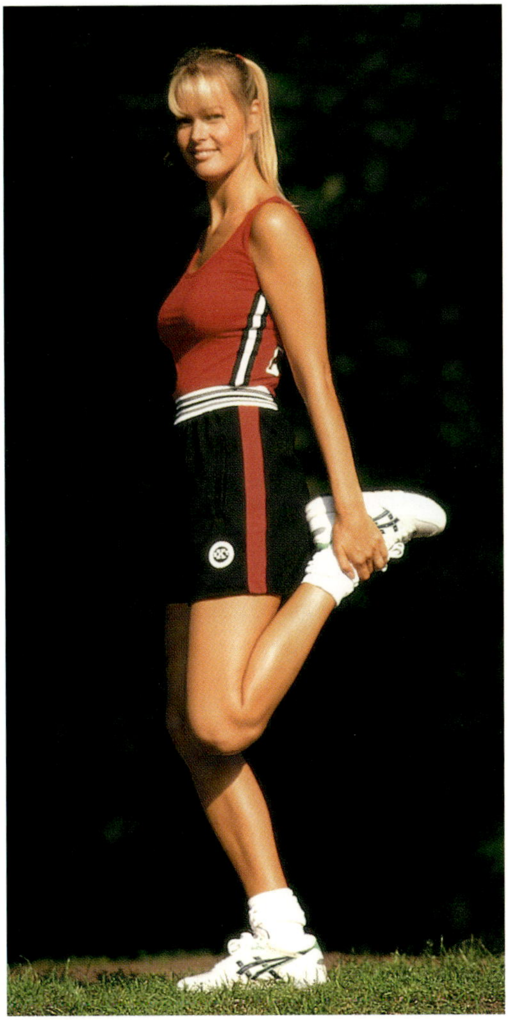

Nach rund 5 Minuten drehen Sie um und traben ganz langsam und locker zurück. Noch ein Stückchen gehen, die Beinmuskulatur sanft stretchen (diesmal jede Dehnung rund 20 Sekunden halten), und ab geht's unter die Dusche.

Nun, wie fühlen Sie sich? Erschöpft, aber großartig? Prima. Denn für einen Anfänger sind 10 Minuten am Stück schon eine wirkliche Leistung.

Setzen Sie sich Ziele, die Sie erreichen können. Das Training darf nicht läppisch sein, aber es darf Sie auch nicht völlig auslaugen. Richtig ist es, wenn Sie sich angestrengt fühlen, aber doch den Eindruck haben, noch ein Stück weiterlaufen zu können. Seien Sie freundlich zu sich, aber unerbittlich. Wenn Sie lange keinen Sport getrieben haben, scheint Ihnen der Anfang vielleicht mühsam. Doch je länger Sie damit warten, desto mühsamer wird er. Also beginnen Sie *jetzt* mit dem Training.

Laufen Sie in der ersten Woche drei- bis viermal je 10 Minuten. Suchen Sie sich die Tageszeit aus, die für Sie am angenehmsten ist. Achten Sie darauf, nicht direkt nach dem Essen zu laufen (die letzte größere Mahlzeit sollte etwa drei Stunden zurückliegen).

Vor und nach dem Laufen: Stretching nicht vergessen.

Tipp...

Power-Snack

Wenn Sie sehr hungrig sind, können Sie vor dem Lauf etwas Obst, zum Beispiel eine Banane, einen Müsliriegel oder auch ein paar Kekse essen. Auch ein Glas (stilles!) Wasser ist richtig, um die Flüssigkeitstanks zu füllen.

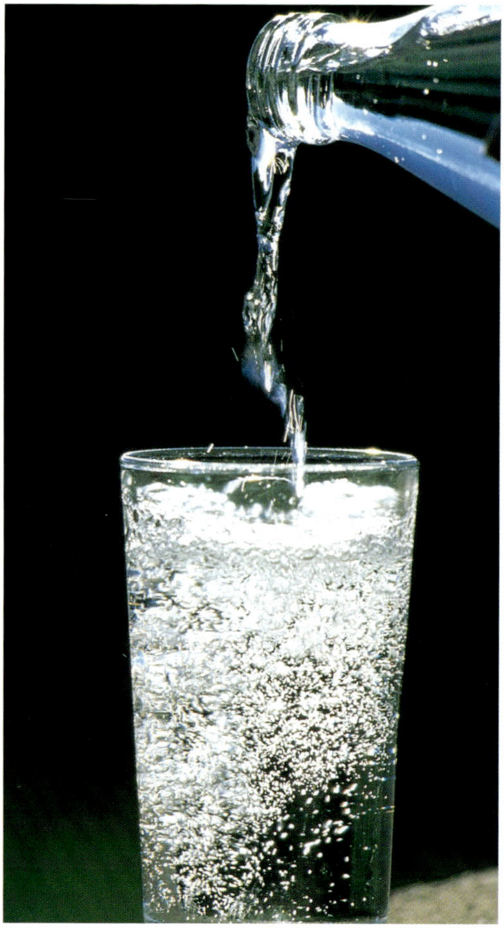

Wasser hat null Kalorien und löscht Sportlerdurst besonders gut.

Vielleicht finden Sie heraus, dass Laufen ein großartiger Start in den Tag ist. Ich mache das morgens so: ausgiebig rekeln und raus aus dem Bett, rein in die Joggingsachen, ein Glas Wasser trinken, etwas umhergehen und Schultern kreisen, um aufzuwachen. Die Treppe hinunter, ein Stück walken und zwei große Achten laufen im kleinen Park. Anschließend gemütlich stretchen, duschen und frühstücken. So kostet das Laufen besonders wenig Extrazeit, und ich starte mit Schwung in den Tag.

2. Woche: Wenn Ihnen die letzten 10 Laufminuten leicht gefallen sind, verlängern Sie in der 2. Woche um 5 Minuten. Jetzt also: drei- bis viermal 15 Minuten laufen! Wenn es noch zu mühsam war, trainieren Sie noch mal wie in der 1. Woche.

Das langsame Laufen ist wichtig, damit Sie immer ausreichend mit Sauerstoff versorgt sind. Nur mit reichlich Sauerstoff, also mit einem Training im aeroben Bereich, kann der gleichmäßige, ruhige und erholsame Lauf erreicht werden. Ein angenehmer Zustand, von Fachleuten »Steady State« genannt, der rasch als mühelos und wohltuend empfunden wird: Sauerstoffaufnahme und -verbrauch halten sich die Waage. Werden Sie einen Schritt schneller, beginnen die Muskeln zu übersäuern, und die Leistungsfähigkeit nimmt rapide ab. Also finden Sie Ihren Rhythmus und laufen Sie im Zweifel lieber langsamer als schneller.

3. und 4. Woche: Wie in der 2. Woche trainieren, also drei- bis viermal 15 Minuten. Steigern Sie Ihr Pensum nach Ihrem Können und Gefühl. Ab der 4. Woche: je 20 Minuten. Das Ziel ist, 40 Minuten locker zu laufen. Leicht und ohne dass Sie dabei aus der Puste kommen. Das kann drei Monate dauern, wenn Sie schon Lauferfahrung haben und regelmäßig trainieren, oder auch ein halbes Jahr. Nehmen Sie sich die Zeit, die Sie dafür brauchen.

Mit dem leichten Dauerlauf im Sauerstoffüberschuss haben Sie auch den optimalen Effekt für die Fettverbrennung. Das heißt, die Energie wird vor allem aus den Fettvorräten, den lange brennenden »Briketts« gewonnen und nicht aus dem schnell brennenden »Holz«, den wertvollen Kohlenhydratspeichern, mit denen das Gehirn lieber arbeitet. Der Ofen, um einmal in diesem Beispiel zu bleiben, zieht besser, je öfter er angeworfen wird. Ein trainierter Sportler kommt viel schneller und effektiver an die Fettverbrennung als ein untrainierter. Wenn Sie also nebenbei gerne einige Pölsterchen loswerden wollen, laufen Sie mit langsamem Joggen goldrichtig.
Ein Beispiel für den unmittelbaren Kalorienverbrauch: Wenn Sie 80 Kilo wiegen und mit einem Tempo von etwa 8,5 Kilometern pro Stunde laufen (1 km in 7 Minuten), verbrennen Sie in einer halben Stunde rund 320 Kalorien. Extra!
Nach dem Training sollten Sie immer reichlich trinken. Ideal ist Mineralwasser, das sie mit etwa ein Drittel Apfelsaft mischen können. Achten Sie darauf, dass das Wasser auch wirklich genügend Mineralien enthält: Vor allem Magnesium ist wichtig und bei vielen gestressten Menschen Mangelware. Die berühmte Apfelsaftschorle hilft Ihnen auch durch ihren Gehalt an Kohlenhydraten, sich schnell zu erholen.
Wenn Sie lange unterwegs waren und sehr viel geschwitzt haben, tut Ihnen auch eine leichte Hühner- oder Gemüsebrühe gut.
Mit dem Essen sollten Sie allerdings noch rund eine Stunde warten, zumindest wenn Sie auch etwas abnehmen möchten. Dann nützen Sie den »Nachbrenneffekt« voll aus, denn der Stoffwechsel läuft auch nach dem Sport noch eine Weile auf Hochtouren.

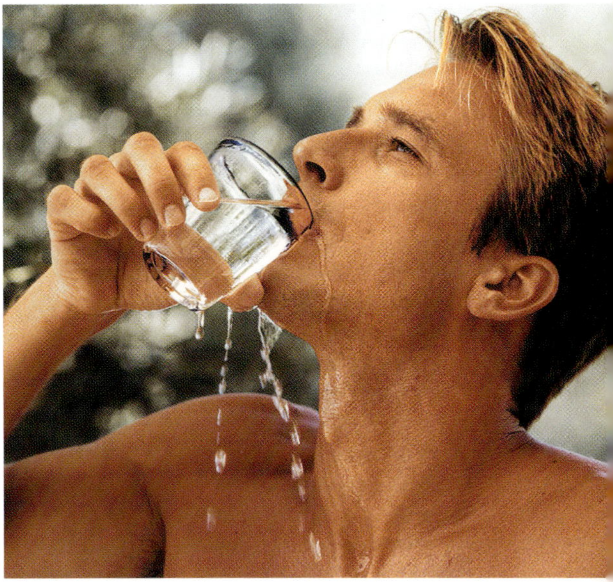

Ausreichend zu trinken ist für Gestresste besonders wichtig.

Extra-Info...

Magnesium

Fertig gemischte Elektrolytgetränke halten nicht immer das, was sie versprechen. Viele sind zu süß, andere nicht ausgewogen dosiert. Womit die meisten Läufer richtig liegen, ist mit einer Extraportion Magnesium. Dieser Mineralstoff ist besonders wichtig für Sportler und Menschen im Stress. Der Tagesbedarf von Erwachsenen liegt bei rund 400 Milligramm.

Das Lauftraining

•••**Vor dem Loslaufen 5 Minuten in flottem Tempo gehen.** Das bringt den Körper auf Betriebstemperatur und beugt Zerrungen vor.

•••**Den Basis-Dreier des Stretching:** Wade, Beinvorder- und -rückseite sanft dehnen (siehe Seite 71).

•••**10 Minuten locker traben.** Die Laufzeiten Woche für Woche sanft steigern bis auf rund 40 Minuten.

•••**Nach dem Training die Beinmuskulatur stretchen,** zu Hause – je nach Zeitbudjet – die Kraftübungen (siehe Seite 62) und die restlichen Stretching-Übungen (siehe Seite 72) anschließen.

•••**Drei- bis viermal die Woche trainieren.** So machen Sie stetig Fortschritte und haben mehr Spaß.

•••**Nach dem Training ausreichend trinken.** Optimal sind magnesiumreiches Mineralwasser und Fruchtsaftschorle.

Wer zweifelt, ob er das leichte Laufen denn erlernen könne, sei auf das Beispiel unseres Außenministers Joschka Fischer verwiesen. Mit seinem unerschütterlichen Optimismus und Ehrgeiz wird er es vielen Faulpelzen schwer machen, eine Ausrede zu finden. Nachdem sein Aktionsradius im Sommer 1996 aufgrund seines Leibesumfangs (stolze 112 Kilo!) und der damit verbundenen Kurzatmigkeit »auf die Größe eines Bierdeckels geschrumpft« war, kam er zu der Erkenntnis, dass er sein Leben umstellen müsse. Und er beschloss zu laufen.
Fischer besorgte sich Laufschuhe und ein Sweatshirt der Größe XL mit Kapuze, »denn ich wollte auf keinen Fall erkannt werden, wenn ich mich Richtung Rhein schleppen würde. Es wimmelt ja von Journalisten im Bonner Regierungsviertel, wenn auch nicht unbedingt bereits um 7.00 Uhr morgens.« Er ging die ganze Sache langsam an, »aber bereits nach hundert Metern begann der Atem zu pfeifen, und ächzend schleppte ich mich um den Bundestag herum.« Bereits der erste minimale Anstieg brachte ihn vom Traben zum Gehen, und so schritt er die letzten hundert Meter in Zeitlupe hinauf. Doch bereits am nächsten Morgen lief er wieder los, genau wie am übernächsten.
Wenige Monate später durchbrach er die 16-Kilometer-Distanz, und im April 1998 konnte man ihn in Hamburg bei seinem ersten Marathon bewundern. Im Herbst 1998 wurde er Außenminister und absolvierte einen Antrittsmarathon mit endlosen Flügen, den er aufgrund seines hervorragenden Trainingszustands in glänzender Verfassung überstand. Auch heute noch läuft er, wo immer es geht. Denn: »Zeit findet sich fast immer, wenn man es nur will«, so Joschka Fischer.

•••Von Null auf 42 Kilometer: Joschka Fischer bei seinem ersten Marathon in Hamburg.

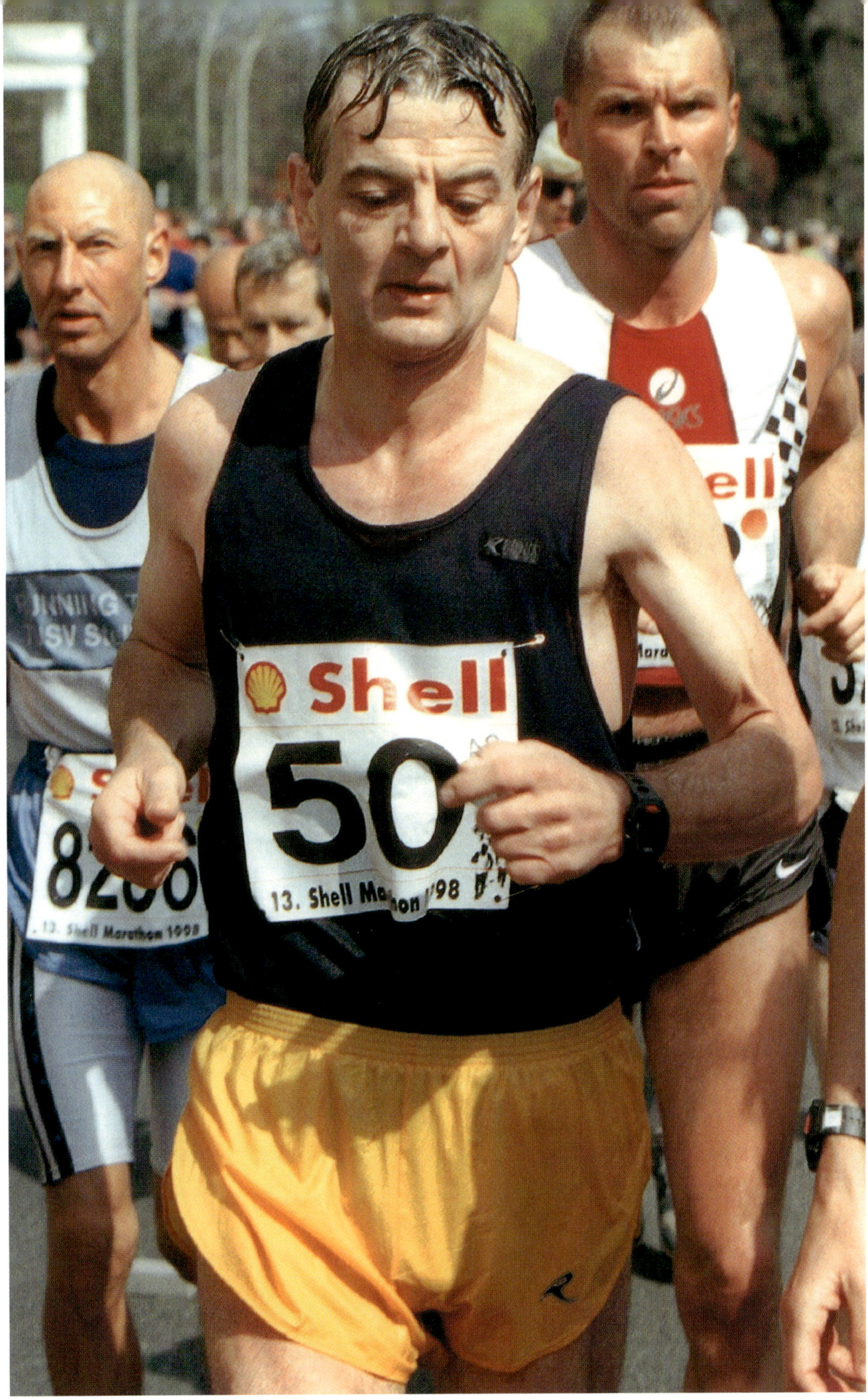
Shell
50
13. Shell Ma hon 98
8200
13. Shell Marathon 1998

Wann ein Check-up sinnvoll ist

Wer längere Zeit keinen Sport getrieben hat, sollte sich vor dem Start ärztlich untersuchen lassen. Auch wer starkes Übergewicht oder einen zu hohen Blutdruck oder überhöhte Cholesterinwerte aufweist oder unter orthopädischen Beschwerden leidet, ist gut beraten, sich noch einmal mit seinem Arzt in Verbindung zu setzen.

Leider sind nicht alle Mediziner Experten in Sachen Sport. Aus Unkenntnis neigen manche dazu, Schonung anzuraten, wo gerade dosierte Belastung angezeigt wäre. Viele Krankheiten – von Rückenschmerzen bis hin zu Herzerkrankungen – lassen sich nämlich mit Bewegung deutlich bessern, wenn nicht sogar heilen. Wenn Sie sich optimal beraten

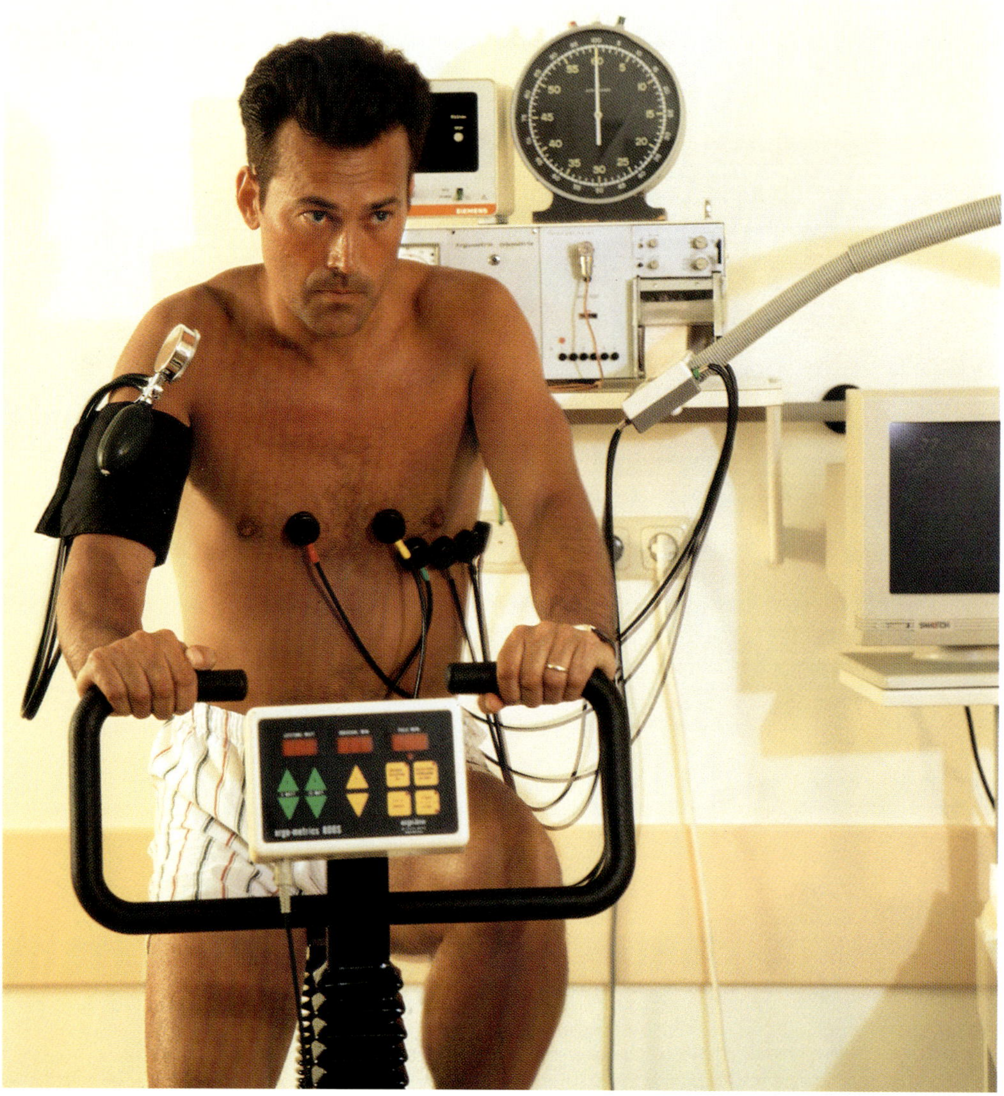

Besonders wichtig ist der Belastungstest auf dem Ergometer.

Extra-Info...

Lohnende Investition

Ein Komplettcheck mit Belastungstest – wahlweise auf dem Fahrrad- oder Ruderergometer –, Doppelsonographie, ausführlichem Test der Lungenfunktion und der Blutwerte kostet für Selbstzahler am Institut für Sport- und Bewegungsmedizin der Universität Hamburg rund 500 Mark (Adresse: Mollerstr. 10, 20148 Hamburg).

lassen wollen, sollten Sie einen sportmedizinischen Spezialisten aufsuchen.

Dort werden bei der gründlichen Untersuchung eine Vielzahl von unterschiedlichen Parametern erhoben. Wichtig ist dabei – neben den Tests der Lungenfunktion und verschiedener Blutwerte – eine möglichst maximale Ausbelastung. Dabei können die Mediziner unter den sicheren Bedingungen der ärztlichen Praxis prüfen, ob das Herz-Kreislauf-System in den Jahren der Schonung krankhafte Veränderungen entwickelt hat. Der Belastungstest zeigt, ob das EKG auch unter Höchstbelastung unauffällig und der Blutdruck normal ist.

Der Sportmediziner Professor Braumann kritisiert die beim Hausarzt übliche Methode, den Belastungstest zu beenden, sobald der radelnde Mensch Schweißtropfen entwickelt: »Wenn das EKG bei einem Puls von 150 abgebrochen wird, in der Sportpraxis bei Spitzenbelastungen aber ohne Schwierigkeiten ein Puls von 170, 175 erreicht werden kann, dann fehlen da 25 Schläge, bei denen sich durchaus pathologische Veränderungen zeigen können.« Bei der Besprechung der Ergebnisse bekommen Sie nicht nur einen detaillierten Befund, sondern auch Trainingsempfehlungen mit. Wer also auf Nummer Sicher gehen möchte oder sich schon längere Zeit mal wieder gründlich durchchecken lassen wollte, geht am besten in eine spezialisierte sportmedizinische Praxis. Auch die meisten Universitäten bieten im Fachbereich Sportmedizin ausführliche Check-ups unter Leistungsbedingungen an.

Gehen Sie auf Nummer Sicher

Ein Check-up ist notwendig, wenn Sie

••• älter als 35 Jahre sind,

••• während der letzten 5 Jahre nicht regelmäßig Sport getrieben haben und/oder eine vorwiegend sitzende Tätigkeit ausüben,

••• Übergewicht haben,

••• hohen Blutdruck oder überhöhte Cholesterinwerte aufweisen,

••• Anzeichen einer Erkrankung zeigen,

••• vor kurzem operiert wurden oder schwer erkrankt waren,

••• schwanger sind,

••• bereits unter Atembeschwerden gelitten haben,

••• Schmerzen im Rücken oder den Gelenken haben,

••• erstmals einen Wettkampf planen.

Die Kunst, das richtige Tempo zu finden

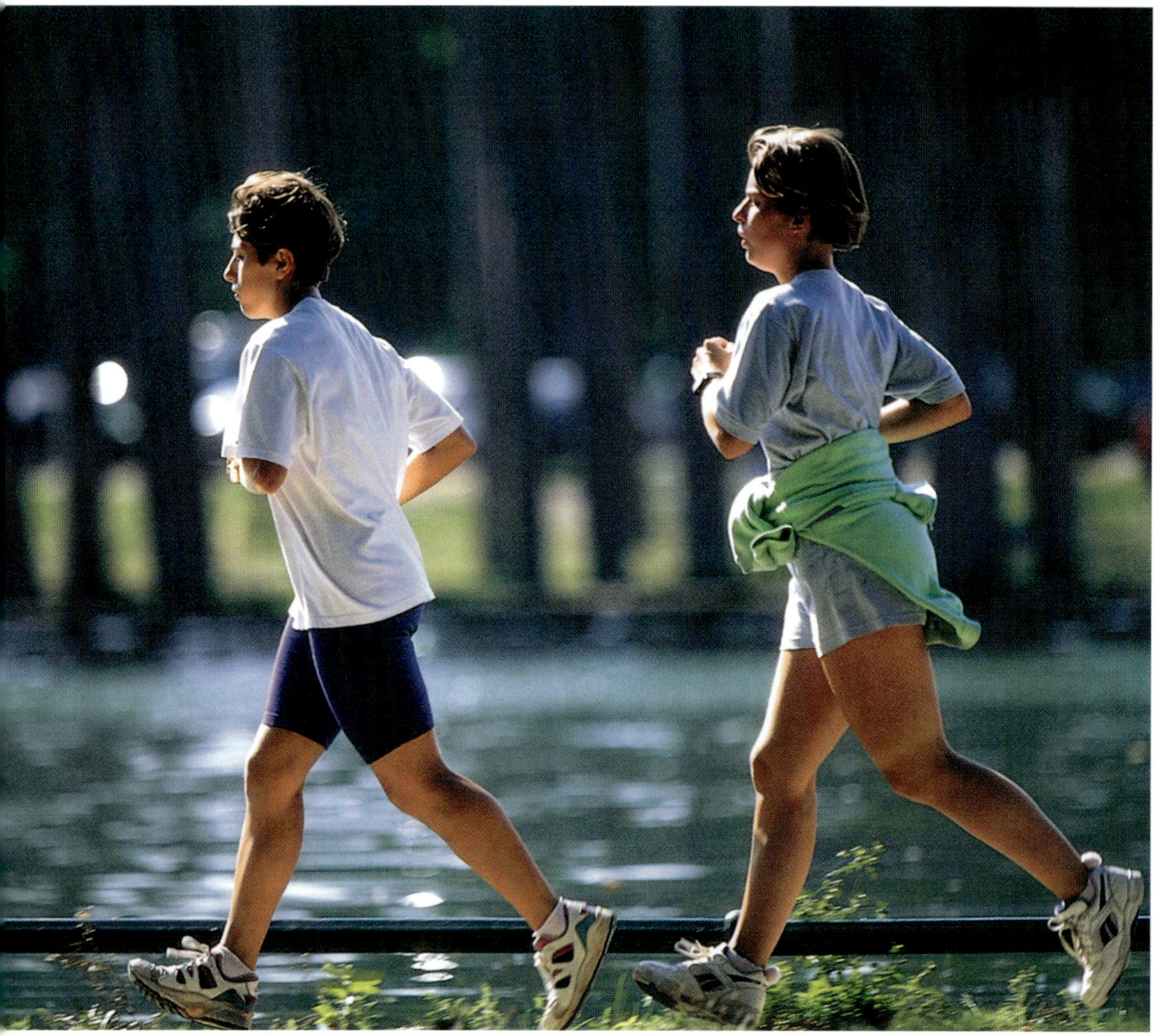

Kein Verfolgungsrennen, auch wenn es so scheinen mag...

Das A und O des genussvollen Laufens ist die Wahl des richtigen Tempos. Nur wer langsam genug läuft, hat immer ausreichend Sauerstoff, trainiert also im aeroben und damit gesunden Wohlfühlbereich. Doch zeigen Untersuchungen immer wieder, dass gerade nicht geübte Läufer viel zu schnell unterwegs sind. Sie können so zwar ungefähr 20 Minuten durchhalten, laufen aber stets am Rand ihrer anaeroben Schwelle. »Das ist eindeutig zu schnell«, sagt Professor Braumann.
Auch Birgit Müller, Mitarbeiterin beim Hamburger »Laufwerk« und Leiterin diverser Lauf-

Tipp...

Teamarbeit

Wer die Möglichkeit hat, mit einem Laufpartner zu joggen, sollte sie nutzen. Gemeinsam macht es mehr Spaß, und die Unterhaltung in kurzen Sätzen ist eine Art Drehzahlbegrenzung, die vor Überforderung schützt.

gruppen, berichtet, dass das zu schnelle Laufen der häufigste Fehler sei. Sie ermuntert ihre Laufanfänger immer wieder, während des Laufens miteinander zu reden: »Das Ziel des Grundkurses ist es, ein gutes Tempo zu finden. Dann kommt auch rasch die Freude: Jetzt schaff' ich schon 2 Kilometer, jetzt 3...«

Wie also die richtige Geschwindigkeit finden? Mit Ihrem Atem haben Sie eine gute Kontrolle. Noch einmal: Wenn Sie aus der Puste kommen, also in den so genannten »anaeroben Bereich« laufen, waren Sie zu schnell. Sie verbessern so weder Ihre Kondition noch verbrennen Sie nennenswert Fett. Die Energie wird dann vorwiegend aus den kostbaren Kohlenhydratspeichern gewonnen, und Ihre Muskulatur produziert reichlich Milchsäure (das Abbauprodukt heißt Laktat). Diese Übersäuerung der Muskulatur führt dazu, dass Sie das Training abbrechen müssen, und ist im Gesundheitssport völlig unsinnig. Also zügeln Sie Ihr Tempo!

Neben der – zumindest theoretischen – Möglichkeit, sich noch in kurzen Sätzen unterhalten zu können, bietet sich die Pulskontrolle an. Als Faustregel für die Ermittlung des optimalen Pulsbereichs gilt: 220 minus Lebensalter – das ist Ihre maximale Pulsfrequenz –

Optimal trainieren Sie bei 70 bis 80 Prozent Ihres Maximalpulses.

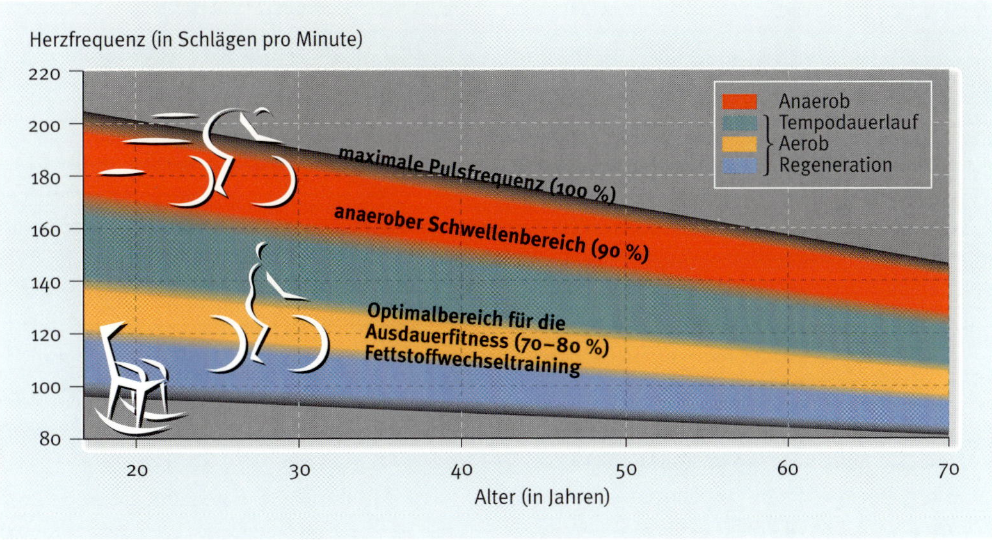

Das Messen der Herzfrequenz – einfach und präzise mit einer Pulsuhr.

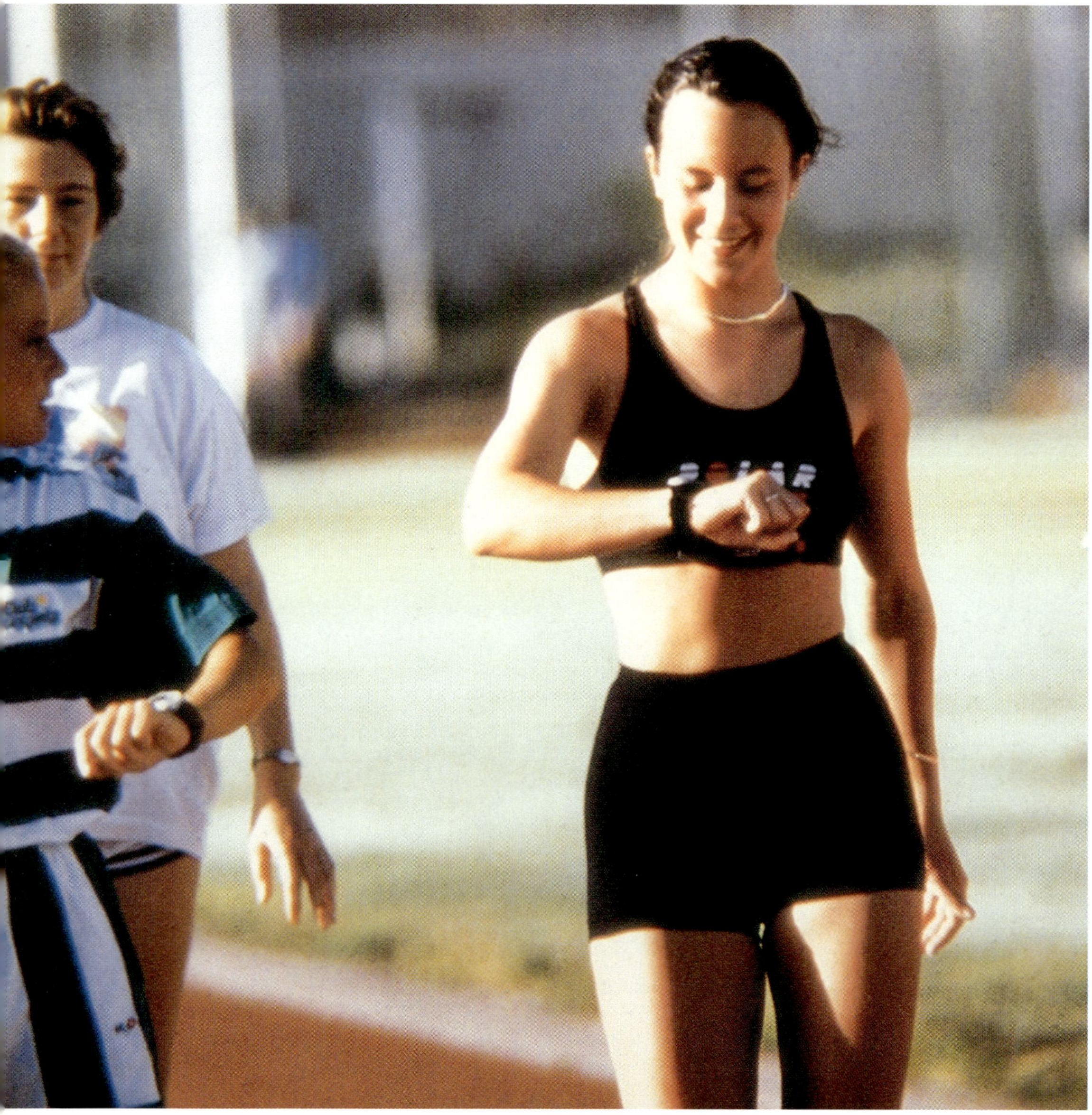

und davon 70 bis 80 Prozent. Bei einem 40-Jähringen ergibt sich so ein idealer Trainingsbereich bei 126 bis 144 Pulsschlägen pro Minute. Wer sehr lange keinen Sport mehr ausgeübt hat, kann nochmals 10 Prozent abziehen und sich dann langsam steigern. Doch unter 60 Prozent der maximalen Herzfrequenz sollten Sie nicht trainieren, sonst ist der Effekt zu gering, als dass er die Zeit lohnen würde.

Ihren Puls können Sie messen, indem Sie Zeige-, Mittel- und Ringfinger zusammen an die

Extra-Info...

Maximale Pulsfrequenz

Die übliche Formel: 220 minus Lebensalter = maximale Pulsfrequenz ist eine Faustregel. Präziser lässt sich Ihr persönlicher Wert mit einem Leistungs-Check beim Sportmediziner feststellen. Danach können Sie auch Ihr Training optimal einstellen.

Daumenseite des Handgelenks oberhalb der Handsehne legen und 15 Sekunden lang die Pulsschläge zählen. Dann mal vier nehmen und mit dem vorher bestimmten Sollwert vergleichen. Einfacher und präziser erfolgt das Messen mit den so genannten Pulsuhren (zum Beispiel von Polar), die Sie in guten Sportgeschäften und Lauflädden kaufen können. Sie zeigen Ihnen kontinuierlich Ihre Herzfrequenz an. Bei den teureren Modellen können Sie zusätzlich Ihren optimalen Trainingsbereich messen lassen. Dann signalisiert Ihnen zudem ein Piepton, wenn Sie zu schnell oder auch mal zu langsam laufen.

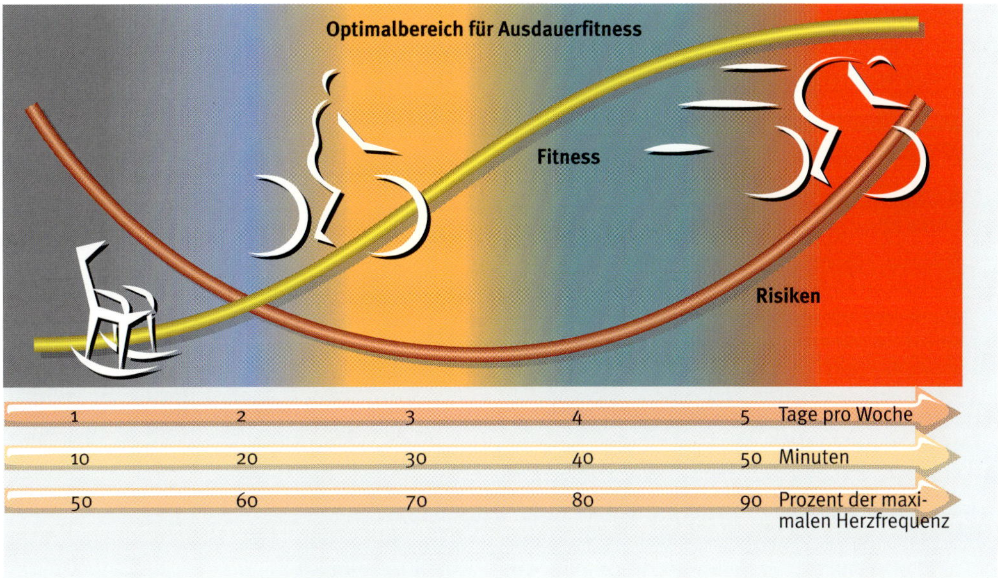

Nicht übertreiben: Ab einem bestimmten Bereich des Trainings kippt der positive Effekt.

Gutes Timing

Wer nur ein einziges Mal in der Woche trainiert, stellt sich selbst ein Bein: Immer wieder muss er bei Null anfangen. Warum? Der Körper – Sportmediziner nennen ihn sehr distanziert »das System« – ist überrascht über die ungewohnte Belastung: Oh, laufen? So lange? Er ist erschöpft, sorgt aber dafür, in Zukunft den neuen Anforderungen gewachsen zu sein. Es erfolgt eine Anpassung des gesamten Systems: Muskeln werden verstärkt, Herz-, Kreislauf- und Gefäßleistungen werden verbessert, Mitochondrien, also die Mini-Kraftwerke der Zellen, werden neu gebildet usw.

Die Anpassung erfolgt über das Ausgangsniveau hinaus. »Superkompensation« heißt dieser erwünschte Trainingseffekt. Folgt nun innerhalb der nächsten zwei bis drei Tage der nächste Reiz, passt sich der Körper wieder an – das Training zeigt Wirkung. Kommt zu lange, also etwa eine Woche, kein neuer Trainingsreiz, pendelt die Kurve auf das Ausgangsniveau zurück, der Trainingseffekt geht verloren.

Natürlich ist es besser, einmal in der Woche zu laufen als gar nicht. Doch macht es mehr Spaß, wenn Sie zweimal oder noch besser dreimal losgehen können. Solange Sie kurze Strecken im leichten Trab und – wichtig – im Sauerstoffüberschuss laufen, reichen 24 Stunden zur Regeneration aus. Sie können also auch an zwei Tagen hintereinander laufen, wenn es so denn besser in Ihren Wochenplan passt. Zumindest zu Beginn des Lauftrainings ist die Regelmäßigkeit wichtig, denn nur dann stellen sich zuverlässig spürbare Erfolge ein.

Nach wenigen Wochen werden Sie sich leichter und energiegeladener fühlen und das Training genießen. Nach etwa drei bis vier Monaten wollen Sie es nicht mehr entbehren.

Tipp...

Lauftagebuch

Notieren Sie an jedem Lauf-Tag, wo Sie gelaufen sind, wie lange Sie unterwegs waren, wie das Wetter war und wie Sie sich gefühlt haben. Wer mag, kann ab und zu auch seinen Ruhepuls messen und die Werte dazuschreiben. So haben Sie mit der Zeit eine schöne Erfolgskontrolle.

Nebenbei bemerkt: Es gibt auch den umgekehrten Effekt. Wer sehr hart trainiert und dem Körper zu wenig Zeit für die Anpassung – sprich: Erholung – lässt, wird seine Leistung nicht verbessern, sondern trotz aller Qual eher schlechter werden. Übertraining heißt das in der Fachsprache. Mit sauerstoffreichen Dauerläufen müssen Sie es jedoch nicht fürchten. Ein einfaches Phänomen gilt als Warnsignal: Wer starken Muskelkater bekommt, war zu schnell unterwegs. Dann zwei bis drei Tage mit sanfter Bewegung erholen und beim nächsten Mal einen Gang zurückschalten.

Nicht laufen sollten Sie auch bei einer fiebrigen Erkältung. Der Körper braucht dann alle Kraft und Ruhe, um mit dem Infekt fertig zu werden. Gönnen Sie ihm diese. Auch eventuelle Verletzungen sollten Sie unbedingt gut auskurieren und anschließend sehr behutsam wieder einsteigen. Die beste Verletzungsprophylaxe liegt natürlich, wie Sie bereits wissen, im regelmäßigen Training und dem guten Aufwärmen.

Optimal gesetzte Trainingsreize bringen den Leistungszuwachs.

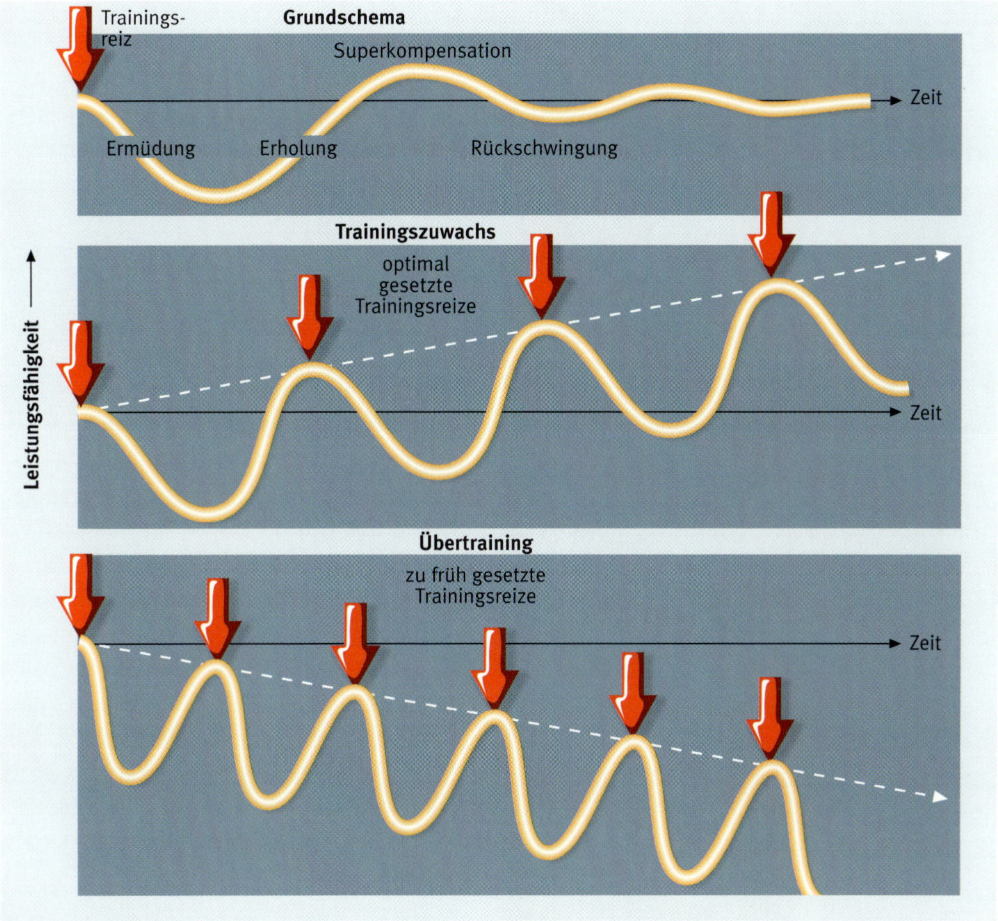

Extra-Info...

Geduld

»No pain no gain« (ohne Schmerz kein Gewinn) war lange Zeit Sportlermotto. Vergessen Sie es. Wer heftigen Muskelkater bekommt, hat sich übernommen. Haben Sie also Geduld und steigern Sie Ihre Leistung langsam, aber stetig. Das ist nicht nur klug, sondern auch viel gesünder.

Vom Umgang mit dem Zeitteufel

Um das Laufen wirklich zum Bestandteil des Alltags werden zu lassen, gibt es zwei Methoden:

Die Methode Fischer. Jeden Morgen zur selben Zeit laufen. Nach dem Motto: Es gibt kein Pardon. So wird das Laufen ritualisiert und nach wenigen Tagen so selbstverständlich wie Zähneputzen. Auch der Fitness-Guru

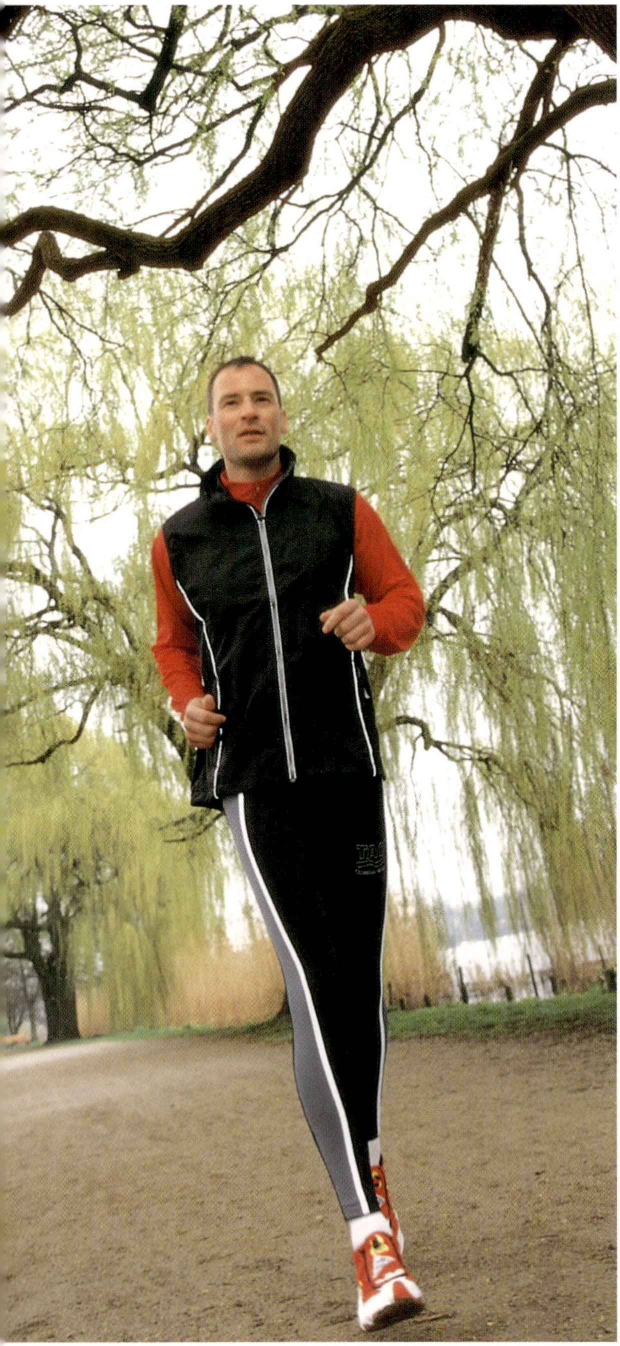

Es ist Ihre Entscheidung: Probieren Sie aus, wann Sie am liebsten laufen.

Dr. Ulrich Strunz favorisiert diese Methode und empfiehlt: »Sie kaufen ein paar Laufschuhe, stellen sie abends neben das Bett, rumpeln früh hoch, fallen in die Schuhe, erschrecken fürchterlich und laufen los.«[6] – Toll. Wenn Sie ein Mensch sind, der zur Disziplin neigt, versuchen Sie es bitte so.

Die Methode Burger. Zeitfenster entdecken. Oft gelingt das Laufen schon morgens (siehe oben). Häufig erst gegen Mittag: »Jetzt brauche ich unbedingt Sauerstoff und dann ein zweites Frühstück.« Manchmal auch erst nachmittags: »Die Sonne ist so schön herausgekommen. Jetzt sofort das Licht nutzen und raus an die Luft.« Seltener abends: »Toll gearbeitet heute. Aber jetzt bitte noch ein wenig Abstand und Entspannung, bevor es zu dem Abendtermin geht.«
Das Schöne am Laufen: Es ist ein Sport für Individualisten. Sie können lostraben, wann immer es Ihnen passt. Probieren Sie es aus. Es gilt nur Regel Nummer eins: Just do it. Oder auf deutsch: Hauptsache, Sie tun es.

Gute Laune

Neben der Bewegung hebt das Licht die Stimmung. Besonders wichtig in der dunklen Jahreszeit! Lassen Sie sich auch von einem bedeckten Himmel nicht abschrecken, denn selbst trübe Tage sind hell genug, um die Laune zu verbessern.

6 Strunz, 1999, S. 73

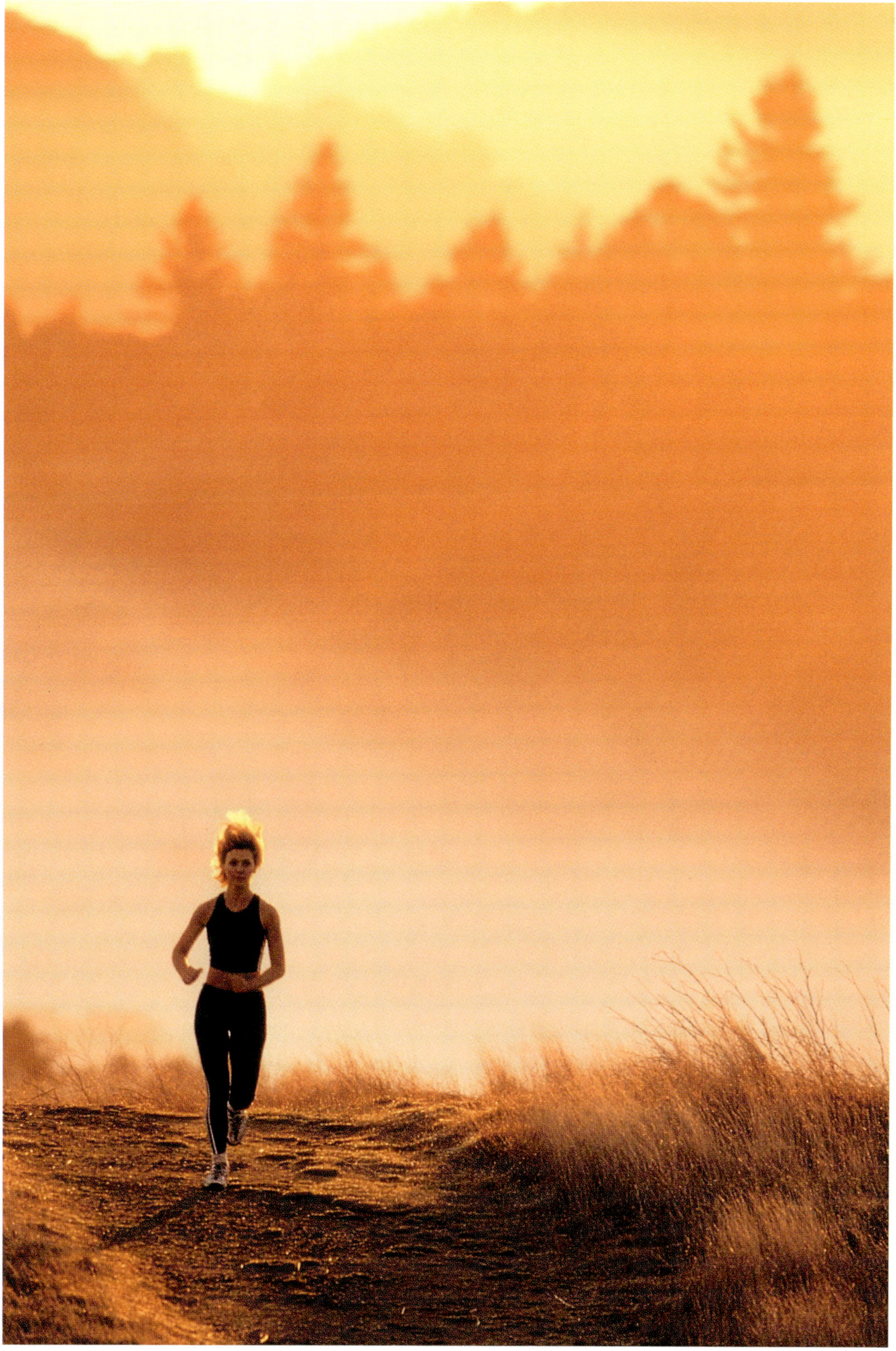

Wer länger läuft, kann die Natur entspannt genießen.

»Nach dem Laufen bin ich richtig gut drauf«

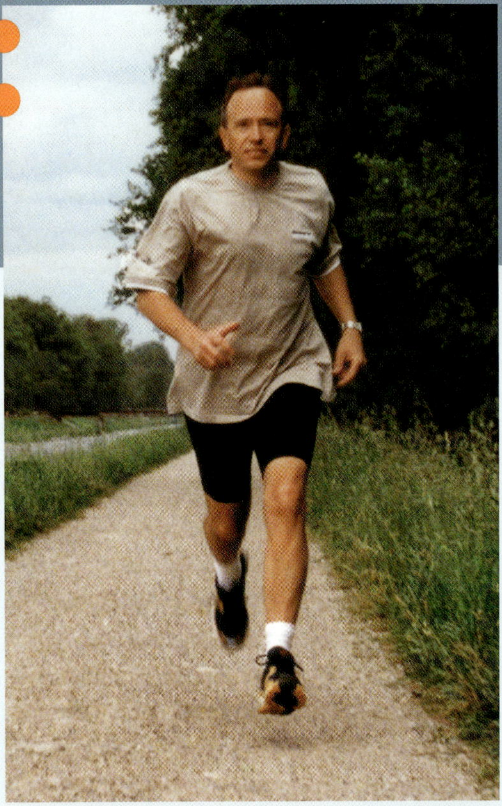

Uwe Trostmann, 48, Manager für klinische Studien in Freiburg

Diese Woche war ich zum ersten Mal seit langem wieder laufen. 15 Minuten bin ich ganz langsam gejoggt und habe mich gefreut, dass es so gut ging. Denn vor etwa fünf Wochen hatte ich eine Menuskusoperation und konnte seither nur schwimmen und Krankengymnastik machen. Gerade das Laufen habe ich enorm vermisst, das schlug mir schon sehr auf die Laune. Ohne den Sport habe ich auch etwas zugenommen, womit ich bislang keine Probleme hatte.

Ich habe eigentlich immer Sport getrieben. Zwei- bis dreimal die Woche laufe ich, jeweils etwa 25 Minuten. Dabei schaffe ich 5 Kilometer, also ich jogge normalerweise nicht, sondern renne richtig. Manchmal, wenn ich mehr Zeit habe, verdoppele ich die Strecke auf 10 Kilometer, aber eher selten. Seit fast zwanzig Jahren laufe ich nun schon, angefangen habe ich noch während des Studiums mit meiner Freundin und gleich gesinnten Kommilitonen. Ich trabe zunächst langsam los, und wenn der Körper warm ist, ziehe ich mit dem Tempo an. So nach 2 bis 3 Kilometern habe ich schließlich meinen Rhythmus gefunden, der Atem geht gleichmäßig, der Schritt ist regelmäßig und die Herzfrequenz auf einem bestimmten Level. Es läuft dann ganz automatisch und macht richtig Spaß. Ich muss mich nicht anstrengen und habe einfach einen schönen, schnellen Schritt drauf.

Einmal die Woche spiele ich Volleyball in einer Freizeitmannschaft: Die meisten sind gute Spieler, die einfach Spaß daran haben. Es macht mir Freude, mich zu verausgaben und den Körper herauszufordern, sodass ich außer Atem komme. Beispielsweise gehe ich auch regelmäßig tanzen, aber das ist für mich kein Sport, sondern einfach eine schöne Bewegung. Beim Jive oder Cha-Cha-Cha kommt man schon mal aus der Puste, doch Sport ist das nicht.

Einmal die Woche nehme ich am Betriebssport teil, das ist meist ein Fitnessprogramm aus Gymnastik, Aerobic, Stretching, Basketball und Volleyball. Sport wird in unserer

Firma großgeschrieben, es gibt eine beträchtliche Zahl an Sportgruppen. Die Mutterfirma in den USA hat auch ein richtiges Fitnesscenter mit allem, was dazugehört. Nun, und hier im Dorf gehe ich noch einmal zur Gymnastik, die aber sehr familiär aufgebaut und eher ein gesellschaftliches Ereignis ist. In den Schulferien fällt diese Stunde allerdings weg, dann ist die Halle geschlossen. Meine große Leidenschaft ist Skifahren, und im Winter fahre ich mit der Familie und Freunden so oft es geht in die Berge. Also wenn ich es zusammenrechne, komme ich im Schnitt bestimmt auf rund drei Stunden in der Woche reinen Sport.
Organisatorisch habe ich damit kein Problem. Rennen gehe ich meistens nach Feierabend, das ist so zwischen 4.00 und 6.00 Uhr. Weil wir hier auf dem Land wohnen, habe ich keine Wegzeiten. Ich ziehe die Schuhe an, und los geht's. Im Winter laufe ich viel am Wochenende, weil es unter der Woche abends oft schon dunkel ist. Die Kälte macht mir nichts aus, ich trage, falls notwendig, Skiunterwäsche. Schwieriger ist es im Sommer, dann kann es hier in der Rheinebene sehr heiß werden. Und so ab 28 Grad im Schatten reicht's mir, da laufe ich nicht mehr.
Häufig bin ich auf Dienstreisen, so etwa einen Tag in der Woche, manchmal auch eine ganze Woche. Natürlich nehme ich die Sportsachen mit.
Über einen anderen Sport habe ich lange nicht mehr nachgedacht. Vor Jahren habe ich mit Tennis angefangen und auch letzten Sommer einige Male gespielt, aber das wurde einfach zu viel. Ich müsste etwas anderes weglassen, und dazu habe ich keine Lust, zudem Tennis ja auch nicht gerade schonend für die Gelenke ist. Auch auf Badminton, was ich ab und zu gespielt habe, sollte ich jetzt besser verzichten. Die kurzen Stopps und das Drehen belasten das Knie schon sehr. Besser ist alles, was langsam und gleichmäßig erfolgt.
Speziell der Ausdauersport tut mir sehr gut. Wenn es im Job stressig ist und ich rennen gehe, bin ich danach deutlich gelassener. Die Stimmung ist einfach besser, und das hält auch an. Ich hoffe schon, dass ich bald wieder richtig laufen kann.
Vor einigen Jahren habe ich mal einen Stressmanagementkurs besucht, der von meinem Institut organisiert wurde. Der war ausgezeichnet. So kann man sich auch mit NLP, also neurolinguistischem Programmieren, entspannen. Ich habe mir Kassetten mit Text und Hintergrundmusik besorgt, und im Bedarfsfall kann ich die auflegen. Aber normalerweise habe ich mit dem Abschalten keine Probleme.

Steigerung für Fortgeschrittene

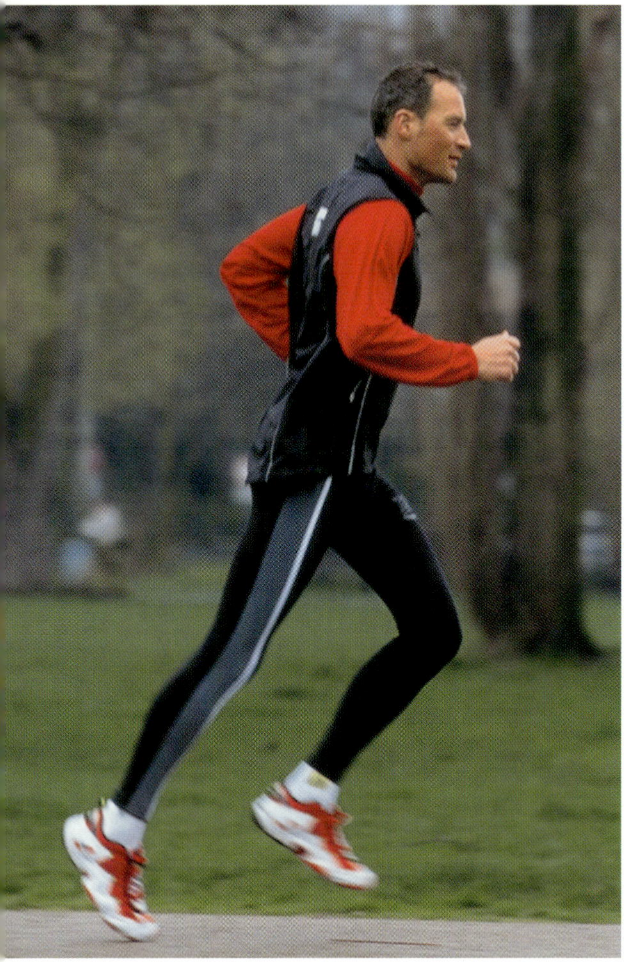

Mit kurzen Zwischensprints verbessern Laufprofis ihr Tempo.

Die goldene Regel für die Verbesserung der Laufleistung heißt: zuerst die Ausdauer trainieren – also länger und häufiger laufen –, dann erst die Schnelligkeit. Nur wer 1 Stunde am Stück locker laufen kann, sollte an die Verbesserung des Tempos gehen. Was lange Zeit richtig ist, nämlich die lockere Dauermethode im aeroben Bereich, kann dann variiert werden.

Beispielsweise mit dem so genannten Fahrtspiel, einer abwechslungsreichen Trainingsmethode, bei der mit dem Tempo (der »Fahrt«) gespielt wird. Der Hamburger Marathonmeister Andreas Hünerberg erklärt, wie es geht: »Sie laufen etwa 1 Stunde mit behutsam wechselnden Geschwindigkeiten. Immer aus Ihrer Grundausdauergeschwindigkeit (GA1) heraus, also dem Tempo, bei dem Sie sich locker unterhalten oder die Gegend betrachten können. Die Betonung liegt dabei auf ›Spiel‹: Sie wechseln einfach den Rhythmus und setzen damit einen anderen muskulären Reiz. Wenn Sie mögen, können Sie auch kurz einmal sprinten, zum Beispiel bis zur nächsten Brücke. Damit gehen Sie für kurze Zeit eine Sauerstoffschuld ein, die Sie in Ihrer GA1 wieder wegpuffern.«
Eine andere Möglichkeit, die Schnelligkeit zu verbessern, sind gezielte Tempoläufe, die zwischen Laufphasen in moderatem Tempo geschaltet werden. Dieses Intervalltraining können Sie ab und an zwischen Ihren lockeren Dauerläufe einbauen.

Trainingsbeispiel: 15 Minuten aufwärmen durch lockeres Traben und Aufwärmübungen wie Armkreisen, Hopserlauf usw. Dann zehn- bis fünfzehnmal 600 Meter auf Tempo laufen, dazwischen je 2 bis 3 Minuten traben, zum Schluss wieder 15 Minuten auslaufen.

Details zur weiteren Trainingsplanung für ambitionierte Läufer finden Sie in speziellen Laufbüchern, die es inzwischen in großer Auswahl gibt. Beispiele siehe Literatur am Ende des Buches.

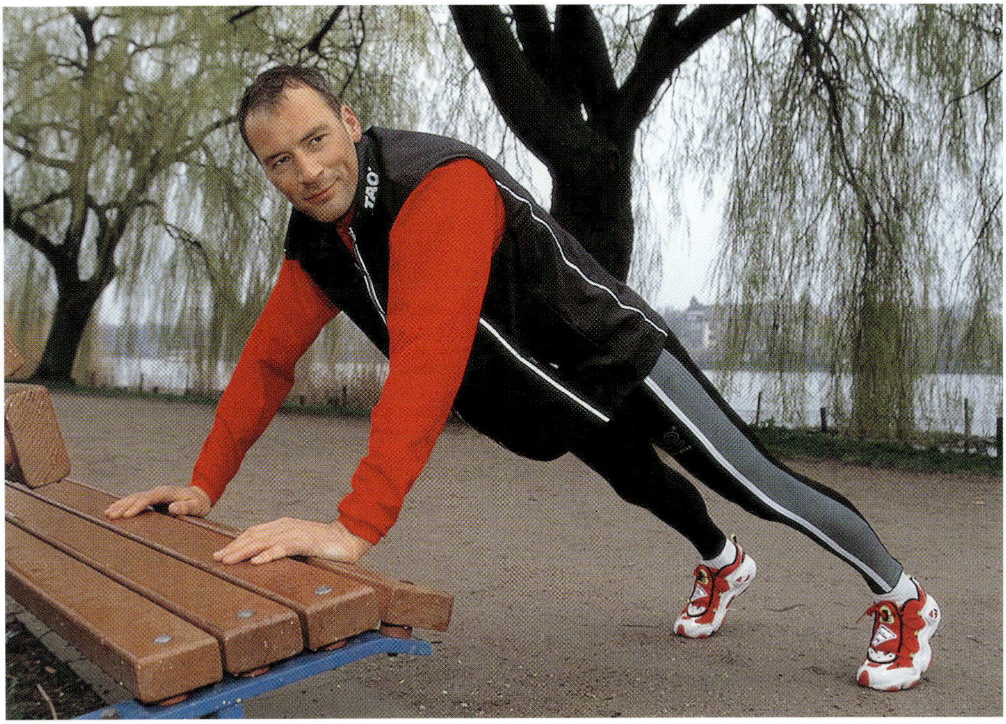

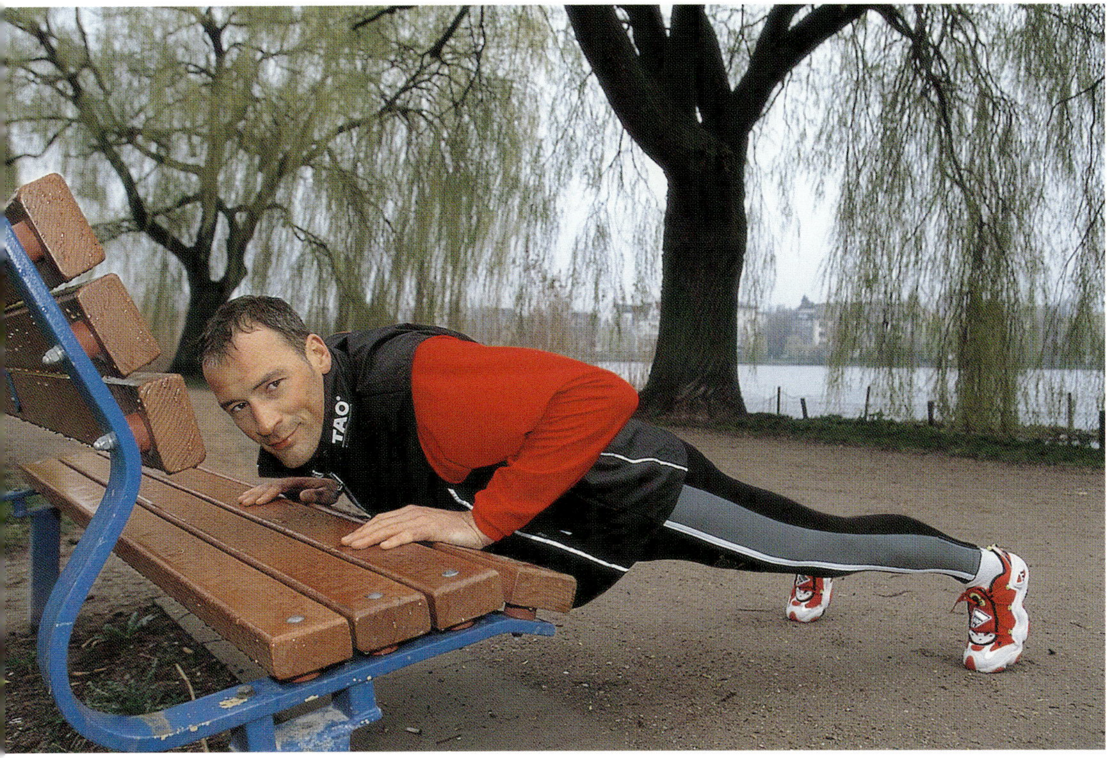

Kurzes Intermezzo für die Kraft: Liegestütze an der Parkbank.

Das passende Outfit

Tipp...
Drunter und drüber

Wenn Sie nicht alles auf einmal kaufen möchten, beginnen Sie von »drunter« aufzubauen – auf der Haut. Denn für den Laufspaß ist eine funktionale Unterwäsche weit wichtiger als ein schickes Drüber.

Laufanfänger können zum Joggen alles tragen, was bequem sitzt und warm hält. Wer nicht besonders eitel ist, kann seinen verbeulten Trainingsanzug oder pinkfarbene Leggings anziehen. Doch wenn die Laufstrecken länger werden, ist es sinnvoll, auch die Kleidung der besseren Leistung anzupassen. Besonders wichtig ist es, die Haut trocken zu halten und den Schweiß nach außen zu leiten. Im Sommer wie im Winter brauchen Sie Funktionswäsche aus einem atmungsaktiven Synthetikmaterial. Lauflinden führen sie genauso wie spezielle Sporttops für Frauen, die guten Halt geben und den BH ersetzen. Achten Sie beim Kauf auf breite Träger und einen kräftigen unteren Abschluss. Darüber kommt ein Lauf-Shirt, das leicht und dünn sein kann, und in der kühleren Jahreszeit ein Fleece-Pullover und/oder – bei frischer Brise – eine Wind abweisende leichte Jacke. Auf längere Sicht sind auch »Tights«, also eng anliegende Laufhosen statt Trainingshosen, schicker und bequemer. Sie halten warm, ohne einzuengen, und saugen sich nicht voll. Selbst bei Nieselregen haben Sie es damit recht behaglich.

Weiteres Plus der neuen Laufkleidung: Sie nimmt im Koffer kaum Platz ein und wiegt so gut wie nichts. Und nicht zuletzt macht sie gute Laune. Ein schickes Rennhöschen oder ein neues Top ist eine schöne, kalorienfreie Belohnung für dynamische Jogger.

Im Sommer sollten Sie weder das Eincremen noch die Schirmmütze als Sonnenschutz vergessen. Für längere Laufstrecken ist auch ein Gürtel mit Trinkflasche nützlich, denn Flüssigkeitsverlust ist der leistungsmindernde Faktor Nummer eins.

Bei Kälte ist eine Mütze unabdingbar, da ein Großteil der Körperwärme über den Kopf abgegeben wird. Auch Handschuhe, aus Wolle oder besser noch Fleece, gehören im Winter zur Ausrüstung. Achten Sie zudem darauf, dass Sie im Dunkeln oder im Dämmerlicht gesehen werden: Reflektoren an den Ärmeln und am Rücken dienen als Schutz.

Zu guter Letzt noch ein Tipp fürs Wintertraining: Verlegen Sie die Aufwärmphase in die Wohnung, joggen Sie einige Minuten auf der Stelle und stretchen Sie auch in der Wärme. So können Sie vor dem Haus direkt loslaufen.

Extra-Info...
Kontaktbörse

Ein Besuch im Laufladen lohnt sich oft doppelt. Die Läden funktionieren nämlich wie eine Kontaktbörse: Sie erfahren dort Lauftermine, lernen andere Läufer kennen und bekommen Tipps gratis. Manche Läden haben auch eine Laufpartnervermittlung. Zum Beispiel das Hamburger Laufwerk: www.laufwerk-hamburg.de

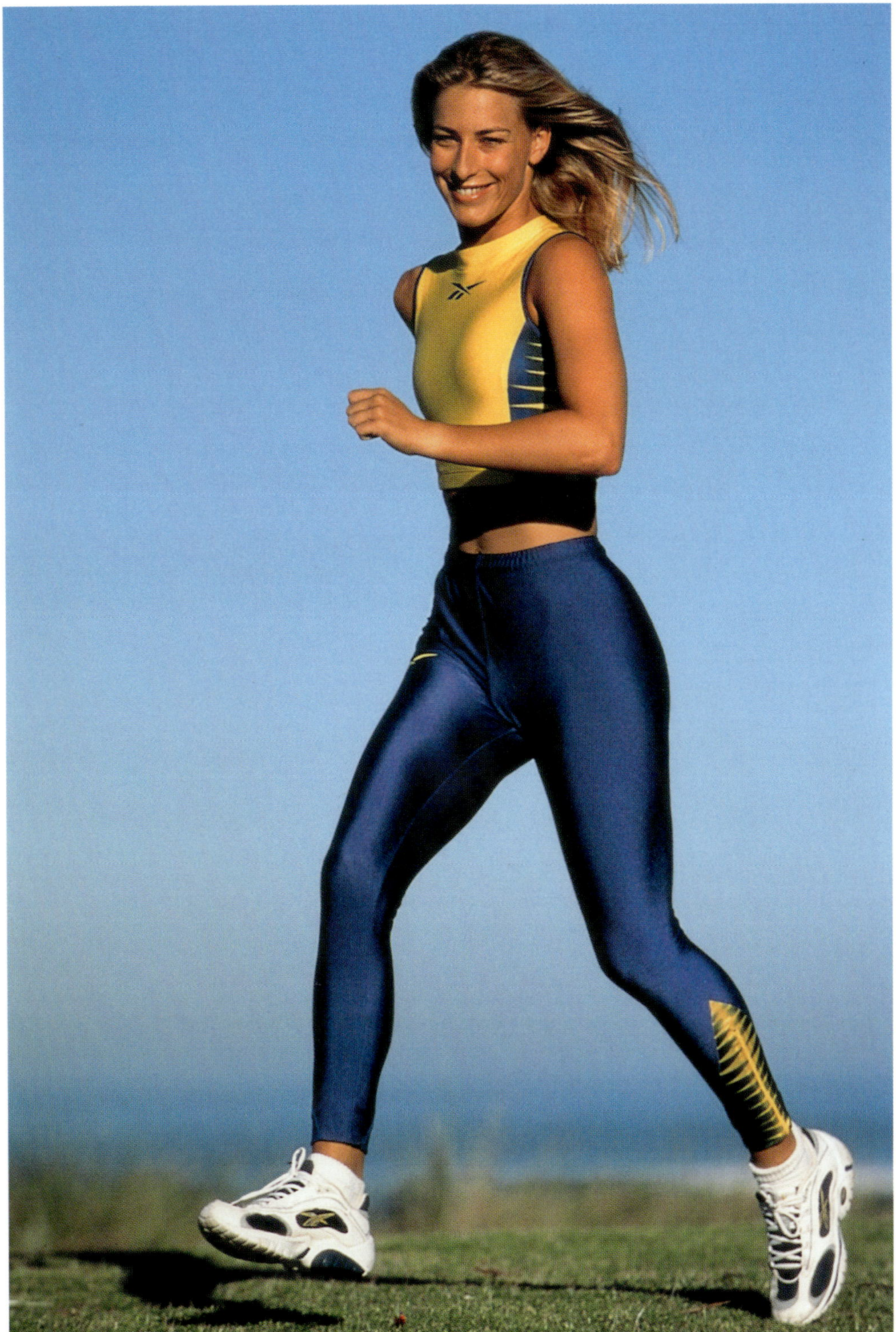

Alles gut verpackt: Auf die Dauer zahlt sich passende Kleidung aus.

Alternativen für die Ausdauer

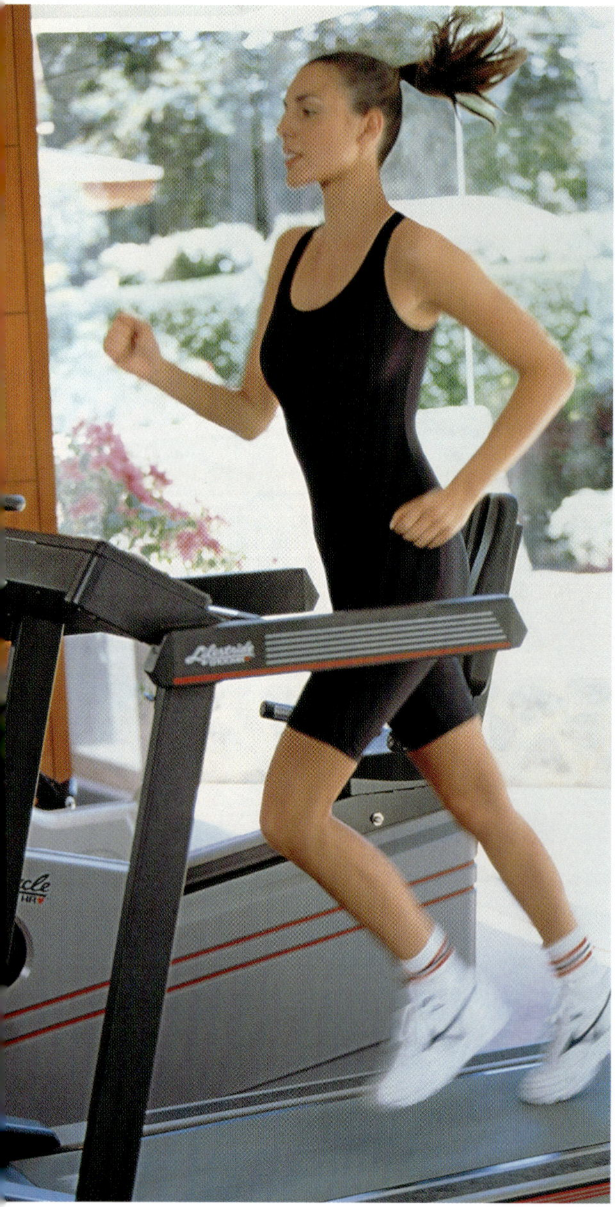

Bei extremen Temperaturen eine gute Alternative: Training im Fitnessstudio.

Warm, trocken und schattig trainieren Sie Ihre Ausdauer im Fitnessstudio. Nicht nur im klirrend kalten Winter, sondern auch bei hohen Außentemperaturen im Sommer kann das Training an den Cardio-Geräten im Studio eine prima Alternative sein. Wer gerne läuft und die vertraute Bewegung nicht missen möchte, findet Laufbänder, die gut gepolstert sind – so weich wie Laufen im Wald – und via Programmierung allerlei Abwechslung zulassen. Sie können ein Hügelprogramm einstellen, das Ihnen zunehmend steilere Steigungen anbietet. »Abwärts« geht es allerdings meist nur in der Vorstellung, die minimale Neigung beträgt null Grad. In den Griff integrierte Pulsmesser erlauben zwischendurch eine Pulskontrolle, die Anzeige mit Streckenprofil, gelaufenen Kilometern und verbrannten Kalorien vertreibt die Zeit.

In den Fitnessstudios finden sich aber auch jede Menge anderer Ausdauergeräte: Stepper, die das Treppensteigen simulieren, Cross-Trainer und Skywalker, bei denen gleichzeitig die Arme trainiert werden, Fahrradergometer und Rudergeräte. Gerade die Rudergeräte erlauben ein ausgewogenes Training, das durch die fließenden, dynamischen Bewegungen viel Spaß macht. Wer zudem ein wenig auf die Optik schielt und nebenbei Schultern und Oberkörper trainieren möchte, sitzt auf einem Ruderergometer goldrichtig.

Wer nach Lust und Laune zwischen den Geräten wechseln möchte, kann auch dies tun. Beispielsweise vom Laufband zum Rudergerät, dann zum Skywalker, zum Stepper und zuletzt vielleicht zum Liegefahrrad. So werden immer wieder andere Muskelgruppen angesprochen, und Ihr Ausdauertraining wird nicht langweilig. Probieren Sie es aus: Buchen Sie eine Probestunde im Studio, lassen

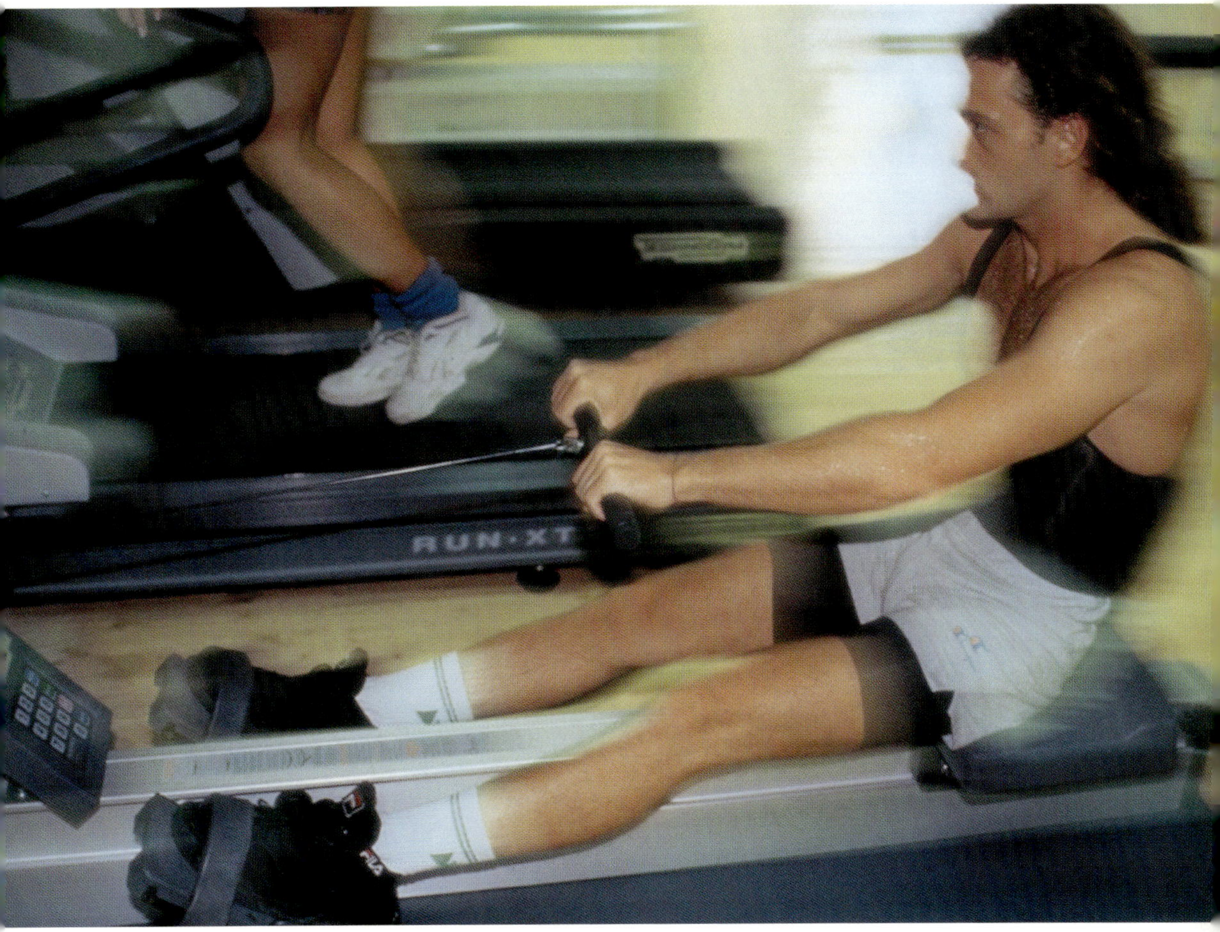

Rudern strafft Beine, Po und Oberkörper.

Sie sich beraten und ein maßgeschneidertes Programm zusammenstellen. Wenn Sie nur mal vorübergehend im Studio trainieren wollen, fragen Sie nach den Konditionen für Gäste. In manchen Studios gibt es Kurzmitgliedschaften (zum Beispiel für drei Monate) oder Zehnerkarten.

Weiteres Plus einer Mitgliedschaft im Studio: Wer Zeit und Lust hat, kann neben dem Ausdauertraining, im Studiodeutsch »Cardio«-Training genannt, auch an den Geräten für den Muskelaufbau sorgen. »Bodystyling« heißt die sanfte Variante des Bodybuildung, mit der sehr gezielt bestimmte Körperpartien trainiert werden können. Auch Rückenschmerzen lässt sich mit Übungen für Bauch und Rücken vorbeugen oder gar begegnen (siehe auch unsere drei Power-Übungen auf Seite 62).

Wer Lust auf Abwechslung im Training hat, kann sich zudem mit dem Kursprogramm vertraut machen. Einer der Hits sind die »Spinning«- oder »Indoor-Cycling«-Kurse. Auf be-

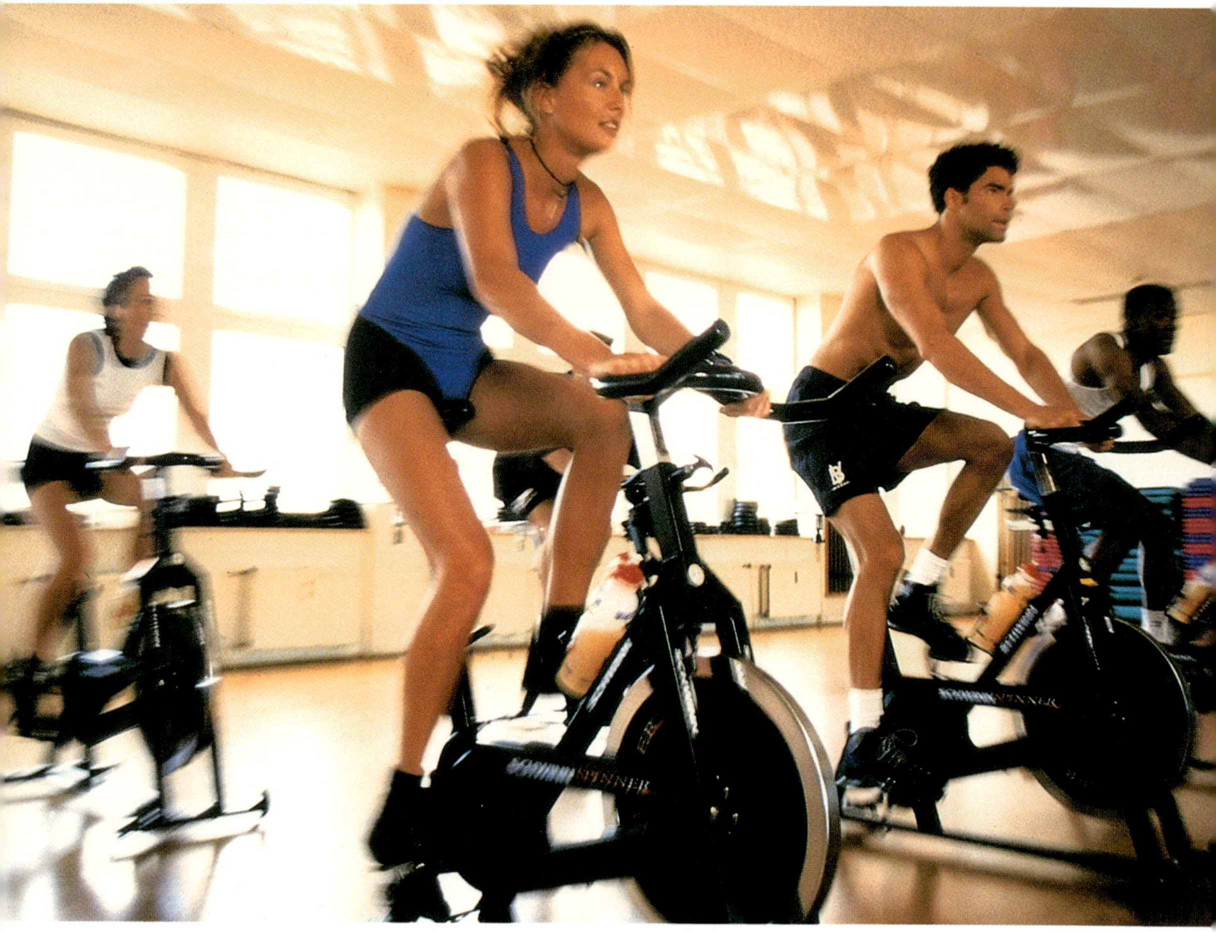

Spinning oder Indoor-Cycling – Supereffekt für Kraft und Ausdauer.

sonderen Standfahrrädern werden zu Musik und den Anfeuerungsrufen des Trainers imaginäre Radrennen gefahren: »Bergauf und bergab« geht es durch das Verstellen des Widerstandes. Wer mitfährt, trainiert Kraft und Ausdauer gleichermaßen und hat ein dynamisches Gruppenerlebnis gratis.

Extra-Info...

Sportstudios – nicht für junge Hüpfer!

Eine Befragung des Deutschen Sportstudio-Verbandes in zwölf repräsentativen Studios ergab bereits 1998: Der Altersdurchschnitt der Mitglieder hat sich deutlich nach oben verschoben und liegt jetzt bei 39 Jahren. Ein Drittel der Frauen war sogar älter als 46.

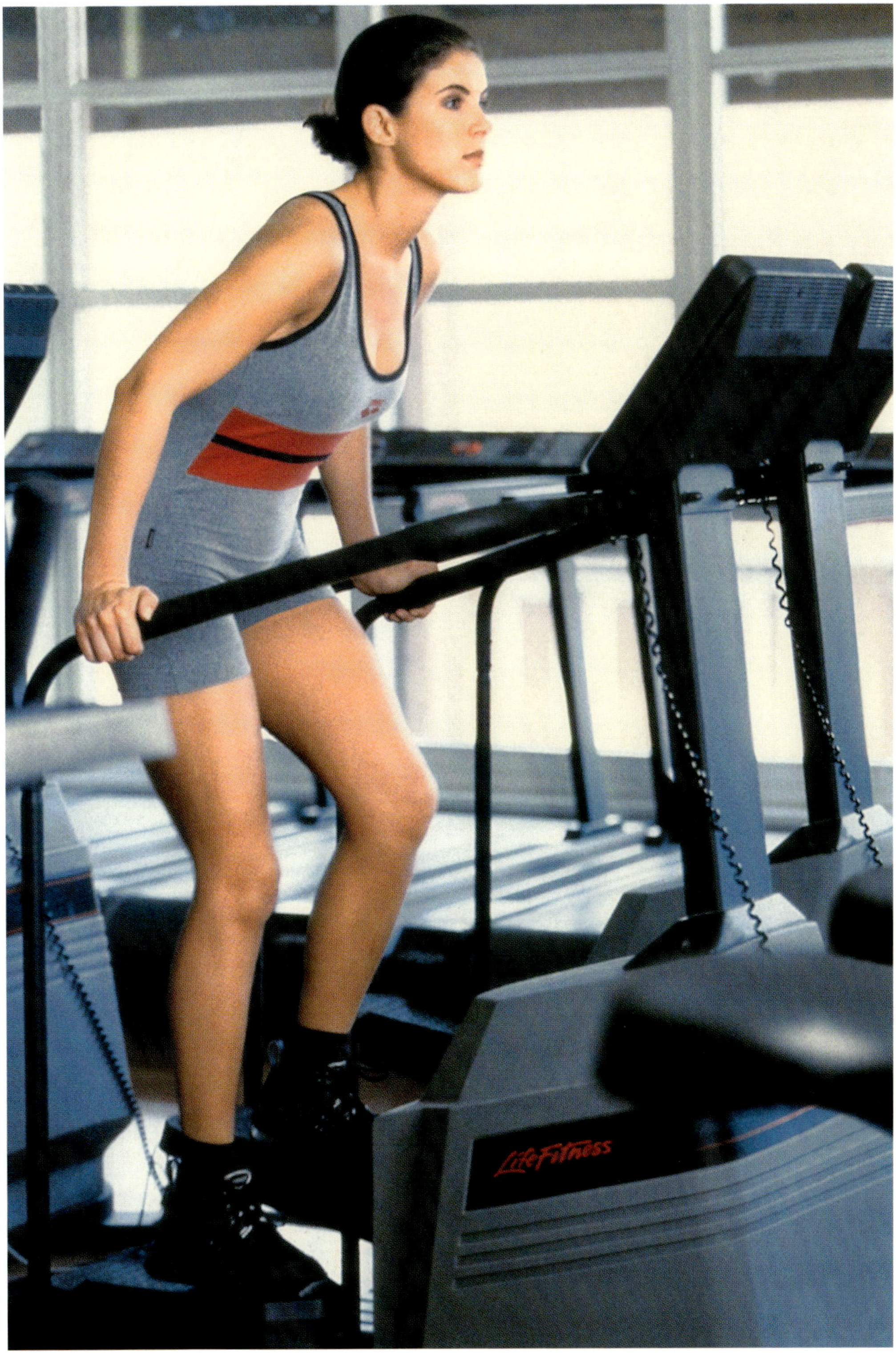

Der »Stepper« ist eines der vielen Cardio-Geräte im Studio.

»Wenn ich Rad fahre oder schwimme, kann ich wunderbar nachdenken, da klingelt kein Telefon, da redet niemand auf mich ein. An der frischen Luft zu sein hilft mir, Freiräume für mich zu schaffen.«

●●● ALEXANDRA VON REHLINGEN, PR-FACHFRAU IN HAMBURG[7]

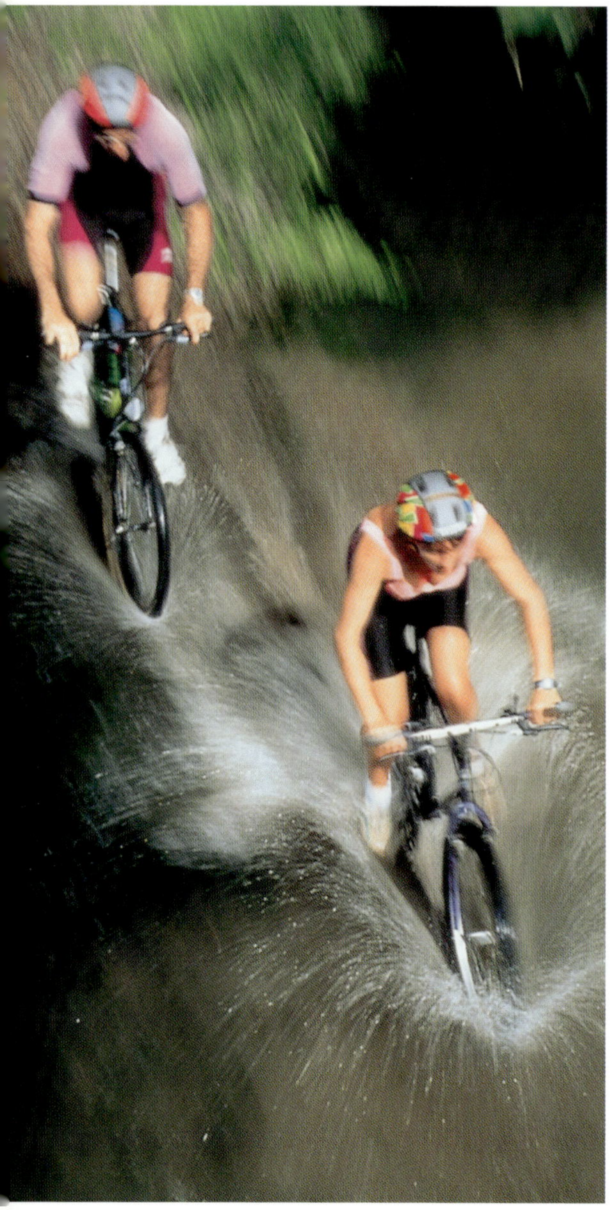

Fahrrad fahren

Warum im Studio radeln, wenn Sie doch ein schönes Rennrad oder Mountainbike im Keller haben? Richtig. Raus damit, abstauben, ölen und losfahren. Fahrrad fahren ist eine wunderbare Alternative für die Ausdauer, wenn es auch nicht ganz so effektiv wie Joggen ist. Sie müssen also länger radeln, um einen ähnlichen Zuwachs an Fitness zu erzielen. Doch ist es eine super Variante für Menschen mit Gelenkproblemen, bei Übergewicht und in der Schwangerschaft. Und es macht manchen einfach mehr Spaß als das Laufen. Wenn das bei Ihnen der Fall sein könnte: Radeln Sie!

Achten Sie aber darauf, lieber länger und mit geringerem Widerstand zu fahren als kurz und schnell. Denn Sie wollen ja vor allem Ihre Ausdauerfitness verbessern und nicht Ihre Oberschenkelmuskulatur zum Schwellen bringen. Also verlieren Sie Ihr Ziel nicht aus den Augen: Mehr Kondition, um besser über die Strecke zu kommen. Nicht noch mehr Höchstleistungen auch in der Freizeit, sondern Erholung, Entspannung und Ausgleich.

●●● *Cross-Country – toll für Balance und Geschicklichkeit.*

7 im Gespräch mit dem MERIDIAN-Magazin 1/00

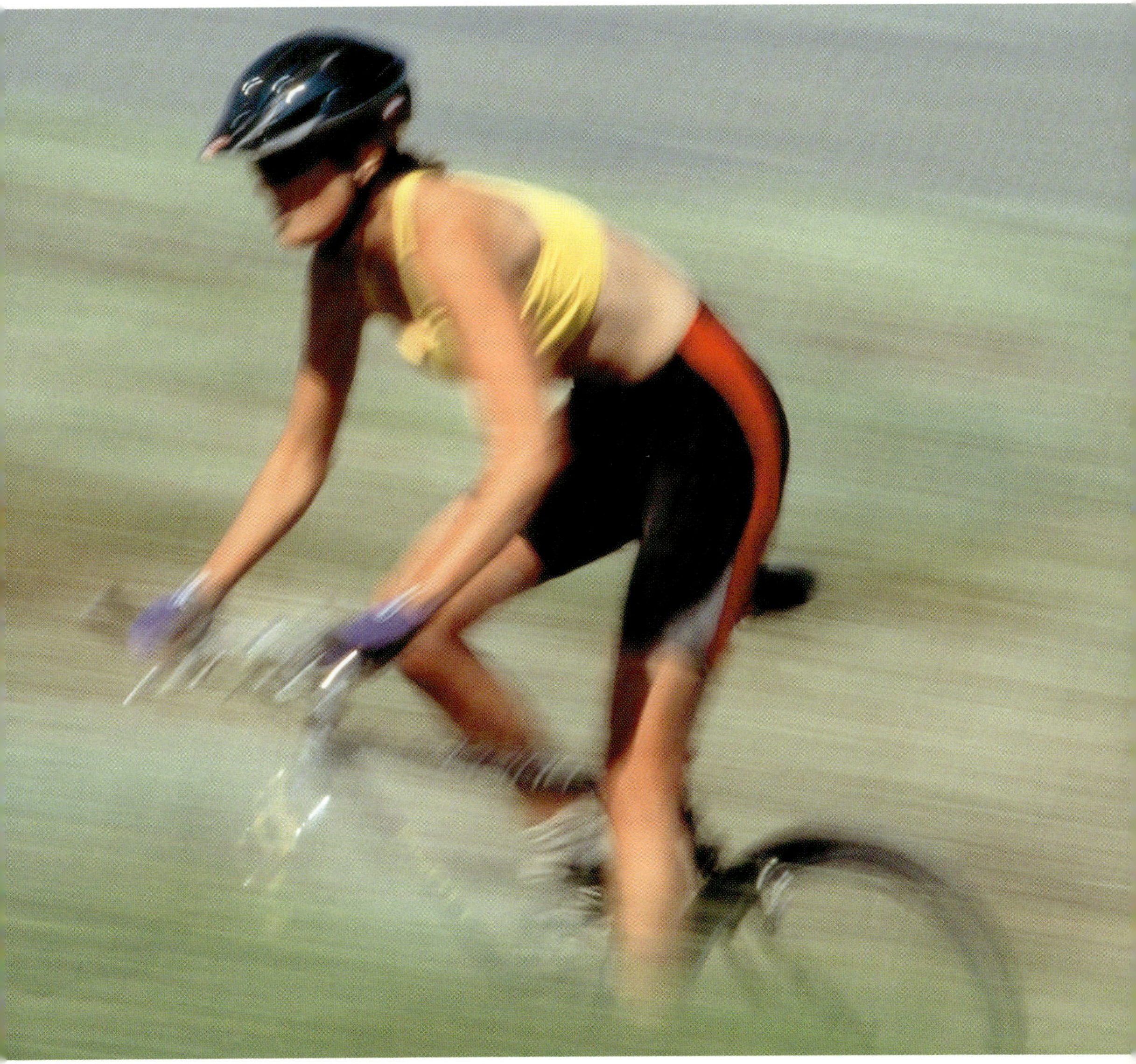

Wer die Ausdauer trainieren möchte, fährt lange Strecken; Bergfahrten bringen dagegen Extra-Power für die Beine.

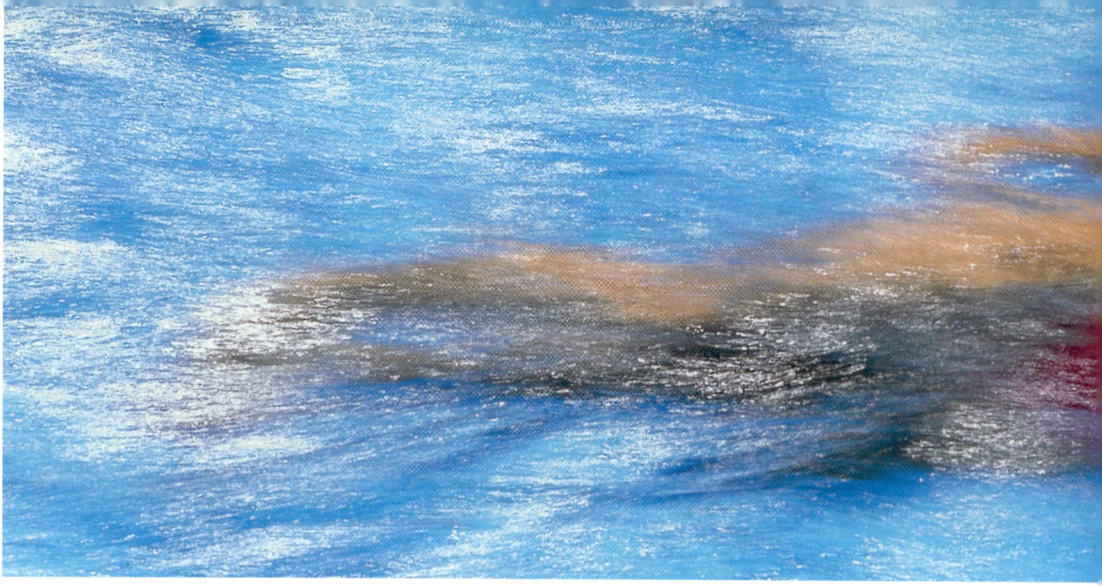

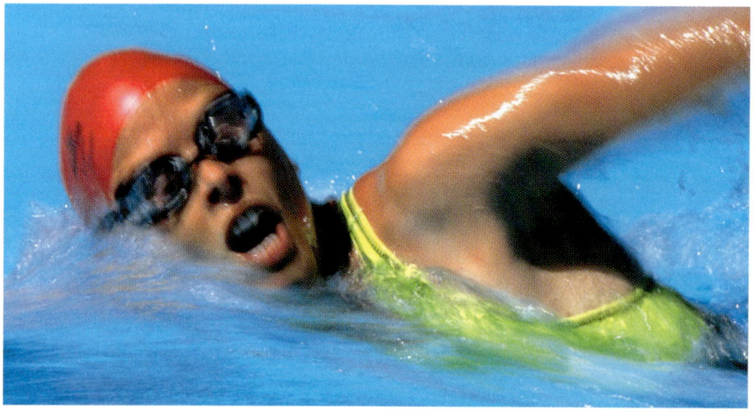

Optimale Wasserlage – Freistil ist die Technik der Profis.

Schwimmen

Werden die Sportaktiven in Deutschland nach Ihrer Lieblingssportart gefragt, steht Schwimmen unangefochten auf Platz eins. Merkwürdig, dass dennoch immer mehr Badeanstalten mangels Kunden schließen müssen. Ob hier Wunsch und Wirklichkeit möglicherweise auseinander klaffen?
Wie dem auch sei, wenn Sie nur irgend Neigung zum Wasser verspüren, packen Sie Ihre Badesachen, sooft es geht. Sie gehören auch immer in Ihr Reisegepäck, denn viele Hotels haben heute einen Pool. Einfacher können Sie auf Reisen nicht trainieren.

Tipp...

Pack die Badehose ein!

Neben der Badehose oder dem Schwimmanzug sind wichtig: eine gut sitzende Schwimmbrille und Badeschuhe. Die Badeschuhe sind auch in Sauna oder Dampfbad unerlässlich. Wenn Sie also auf Reisen gehen: immer ins Gepäck damit.

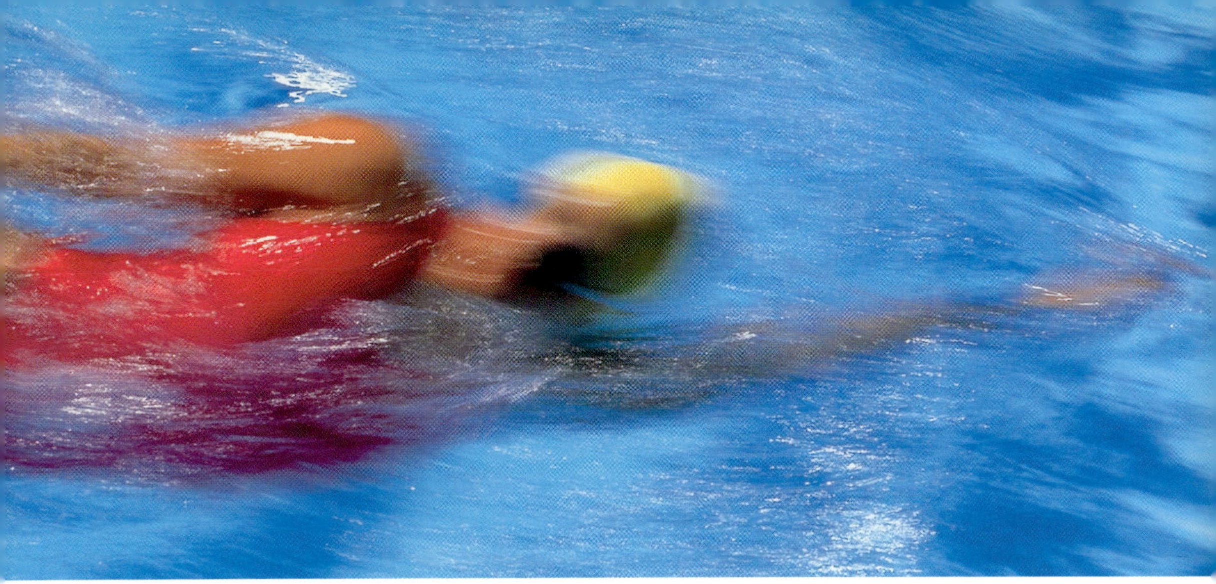

Beim Kraulen ist der ganze Körper in optimaler Streckung.

Gerade für gestresste Büromenschen ist das Schwimmtraining ideal: Der ganze Körper wird optimal gestreckt und gleichmäßig gekräftigt. Das Wasser massiert von außen, strafft das Gewebe und lässt den Stress geradezu davonschwimmen. Gelenke und Wirbelsäule sind entlastet, und die Verletzungsgefahr ist minimal. Schwimmen können Sie bis ins hohe Alter. Sie können schwimmen, wenn Sie schwanger sind (etwa bis zum achten Monat), starkes Übergewicht haben oder nach Verletzungen.

Extra-Info...

Klare Sicht

Wer stark kurzsichtig ist, hatte bislang beim Schwimmen wenig Spaß. Abhilfe schafft eine Schwimmbrille mit Dioptrien in Ihrer Stärke, die jeder Optiker bestellen kann. Ihre Augen sind gut geschützt, und Sie haben klare Sicht – auch unter Wasser!

Schwimmen eignet sich ebenfalls gut zur Verbesserung der Ausdauerkondition. Dies natürlich nur, wenn Sie nicht nach zwei Bahnen wieder aus dem Wasser steigen. Also gilt auch beim Schwimmen: lieber länger und langsamer schwimmen, sodass Sie gut mit dem Atmen mitkommen und einen gleichmäßigen Rhythmus finden, als kurz und heftig. Versuchen Sie, lange, ruhige Züge zu machen, und atmen Sie dabei immer ins Wasser aus. Auch wenn Sie brustschwimmen: Heben Sie nur zum Einatmen kurz den Kopf, um sich dann wieder lang auszustrecken und ein Stückchen zu gleiten. Schwimmen Sie langsam und kontinuierlich und mindestens eine halbe Stunde lang.

Für den Erfolg beim Schwimmen ist, genau wie beim Laufen, Regelmäßigkeit wichtig: Zweimal in der Woche 20 Minuten Training sind wirkungsvoller als einmal 1 Stunde. Morgens oder abends, vor oder nach der Arbeit? Probieren Sie es aus.

Skaten und Skilanglaufen

Für das Ausdauertraining gut geeignet sind auch Inline-Skaten und Skilanglaufen, beides sehr beflügelnde Sportarten: Das Gleiten durch die Natur und der angenehme Rhythmus lassen den Alltagsstress schnell vergessen. Allerdings braucht man sowohl beim Inline-Skaten als auch beim Skifahren etwas Übung, um wirklich Spaß zu haben. Doch keine Bange, wer irgendwann einmal Schlittschuh laufen konnte, hat bald auch hier den Bogen raus.

Mit einigen Tricks und Tipps von Könnern fällt der Start noch leichter. Wer neu mit dem Inline-Skating anfängt, ist gut beraten, einen Kurs oder Workshop zu besuchen. Die passenden Inline-Skate-Schulen gibt es inzwischen in fast allen Städten, sie werden von Neulingen aller Altersstufen besucht. Preisgünstige Kurse bieten auch die Universitäten, Abteilung »Allgemeiner Hochschulsport«, und viele Fitnesscenter an. Ein großer Hersteller legt seinen Skates sogar einen Gutschein bei: 3 Stunden Kurs sind im Preis der Boots enthalten. Lassen Sie sich diese Chance nicht entgehen; denn das Bremsen und richtige Fallen wollen geübt sein.

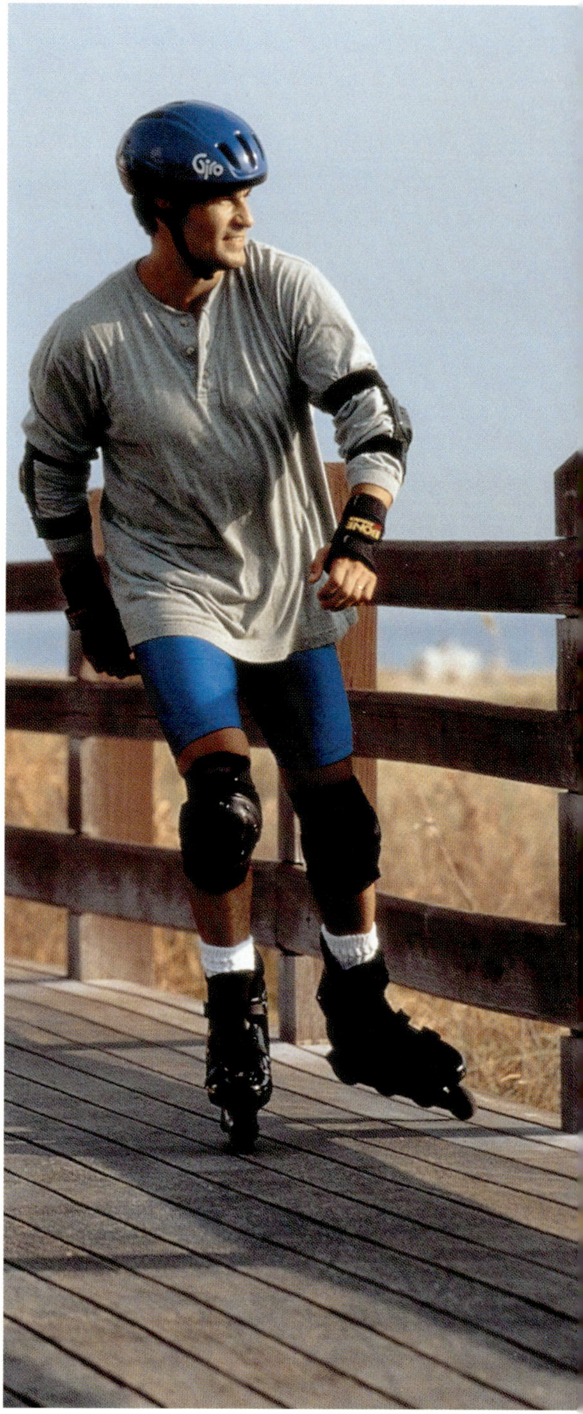

Boomsport Skaten: Rund 12 Millionen Deutsche haben die schnellen Rollen schon entdeckt.

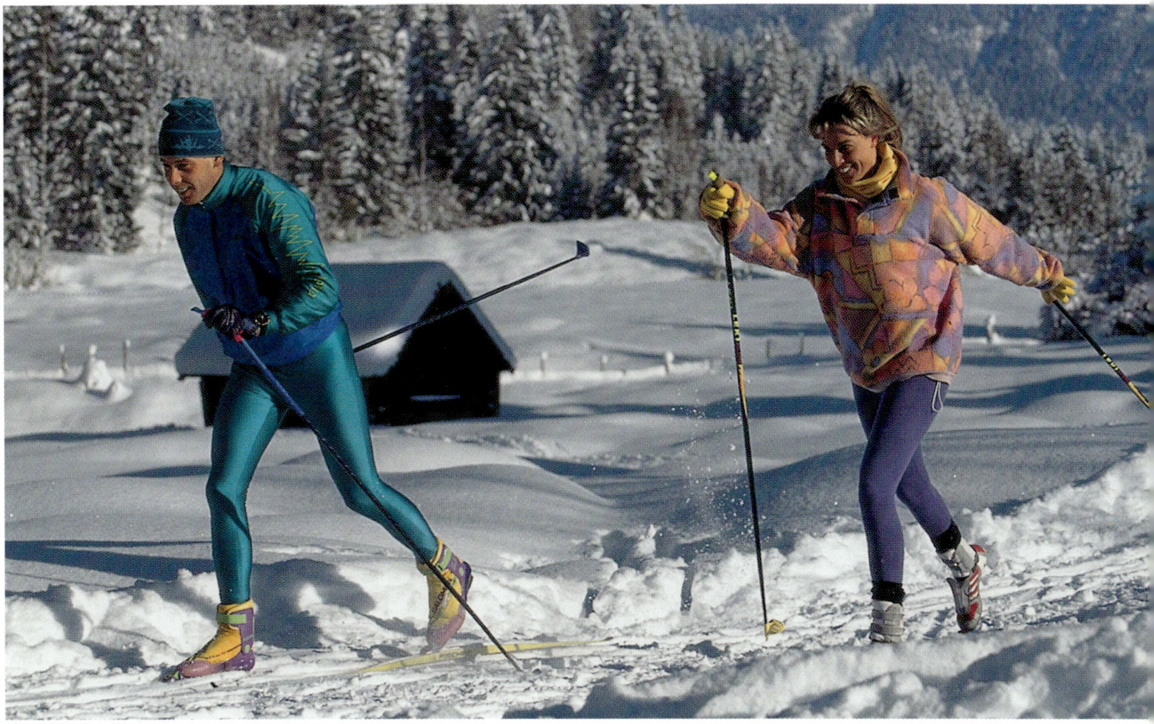

Optimales Wintertraining: Langlaufen für die Ausdauer.

Extra-Info...

Gut geschützt

Knie-, Ellenbogen- und Handstülpen gehören einfach dazu. Wer im Stadtverkehr unterwegs ist, sollte auch einen Helm dazunehmen. Ganz klar: Vorbeugen ist besser als heilen.
Sobald Sie die Grundkenntnisse beherrschen, können Sie richtig Strecke machen. Zum Beispiel bei der Skate Night in München oder Paris oder auf einem Kölner Kurs am Rhein entlang: Überall werden neue Strecken ausgewiesen oder extra abgesperrt, um Skatern freie Fahrt zu geben. Aktuelle Skate-Karten gibt es in der Buchhandlung. Das Fahren ist übrigens nicht nur ein grandioser Freizeitspaß, jeder dritte Skater benutzt seine Rollen auch als Fortbewegungsmittel im Alltag.

Wer in den Mittelgebirgen oder am Rand der Alpen wohnt, kann im Winter wunderbar auf die schmalen Skier wechseln. Doch hüten Sie sich gerade bei dieser Sportart vor falschem Ehrgeiz: Hören Sie auf Ihren Körper, bleiben Sie in Ihrem Rhythmus und steigern Sie sich langsam über die Wintermonate. Wenn hinter Ihnen in der Loipe die turbotrainierten Profis herankeuchen: Lassen Sie sie gelassen vorbei! Eine zähe Flucht am Rande Ihrer Reserven macht nur Sinn, wenn Ihnen ein wütendes Mammut folgt, nicht jedoch, wenn es andere – ungefährliche – Sportler sind.
Das Prinzip des Ausdauersports gilt natürlich auch beim Skaten und Skilanglaufen: Wählen Sie lieber die längere Strecke bei moderatem Tempo als die kurze Strecke, die Sie sprinten könnten.

Power für Rücken und Bauch

••• **Wichtig:** *Machen Sie lieber weniger Wiederholungen, diese aber dann in korrekter Ausführung.*

Für atemlose Menschen mit wenig Zeit ist die Ausdauerkondition der wichtigste Fitnessbaustein. Was immer Sie dafür tun, ob Sie also laufen oder Rad fahren, skaten oder langlaufen, Sie trainieren dabei auch Ihre Muskeln. Doch reicht das Ausdauertraining für Sitzmenschen oft nicht aus: Sie brauchen zusätzlich gezieltes Krafttraining für Bauch und Rücken. Denn die Muskeln sind unser körpereigenes Korsett, sie halten den Bauch flach, entlasten die Wirbelsäule und beugen so Rückenschmerzen vor. Sie sorgen für eine aufrechte Haltung, lassen uns größer und eleganter wirken. Nicht zu verachten ist auch, dass wohl definierte Muskeln einfach sexy aussehen.

Wichtig für Menschen mit knapper Zeit ist die Effektivität der Übungen: Sie sollen so viele Muskeln wie möglich gleichzeitig ansprechen. Außerdem sollen sie ohne Hilfsmittel und damit praktisch überall durchgeführt werden können.

Alle diese Kriterien erfüllen die folgenden drei Übungen. Machen Sie sie so oft, wie Sie Zeit und Lust haben. Und vergessen Sie dabei eines nicht: das Atmen.

Drei Power- oder Kraftübungen, die die wichtigsten Muskelgruppen ansprechen

Vierfüßlerstand für einen starken Rücken

••• Vierfüßlerstand, zum Polstern ein Handtuch unter die Knie legen. Heben und strecken Sie gleichzeitig den rechten Arm und das linke Bein, bis sie sich in einer Linie mit dem Rücken befinden. Achten Sie darauf, den Rücken gerade und den Kopf in Verlängerung der Wirbelsäule zu halten. Ziehen Sie Arm und Bein nun diagonal unter dem Körper zusammen, sodass sich Ellenbogen und Knie berühren. Arbeiten Sie langsam und ohne Schwung und halten Sie die Hüften möglichst parallel zum Boden. Nach 10 bis 15 Wiederholungen die Seiten wechseln.

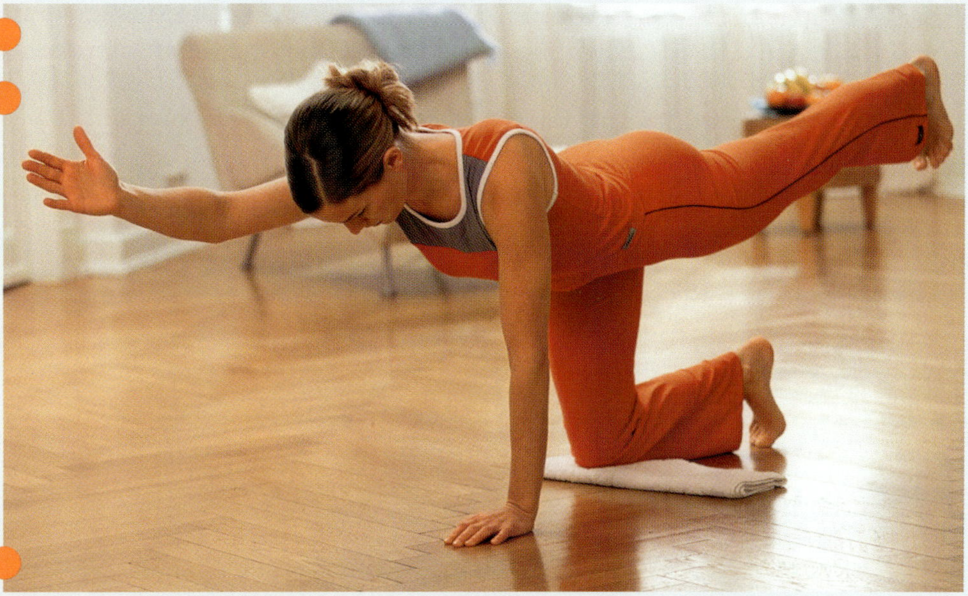

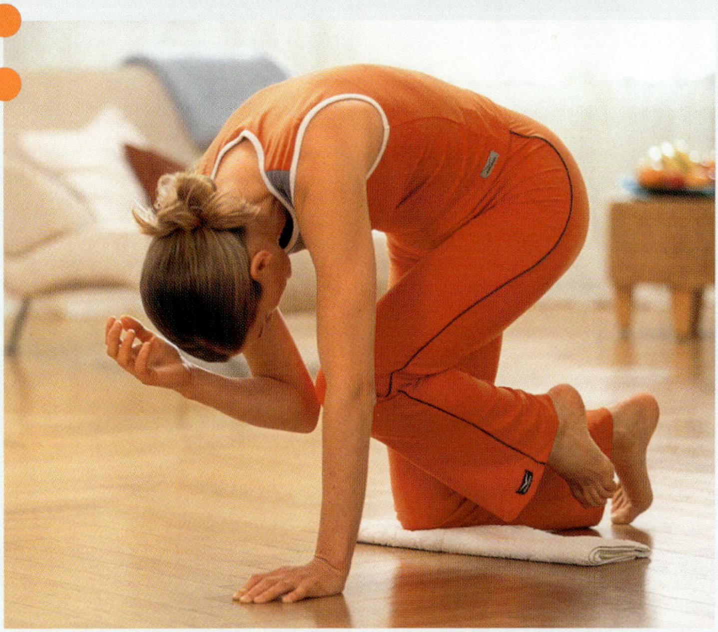

Seitstütz für Rücken, Bauch und Schultern

●●●Legen Sie sich auf die Seite, die Knie sind angewinkelt, die Fußspitzen angezogen. Der Po ist am Boden, der untere Arm stützt auf dem ganzen Unterarm, der andere Arm ist vor dem Körper. Nun den Po anheben, bis Oberschenkel und Oberkörper eine Linie bilden. Kurz halten und wieder senken. Achten Sie darauf, das Brustbein zu heben, die Stützschulter aktiv nach unten zu ziehen und die Rumpfmuskeln anzuspannen. Nach 10 bis 15 Wiederholungen die Seiten wechseln.

➔ Je gerader die Beine sind, desto schwerer wird die Übung. Fortgeschrittene heben auch die Knie an, bis sie im seitlichen Liegestütz sind und von Kopf bis Fuß eine gerade Linie bilden.

Crunches für den Waschbrettbauch

●●●Legen Sie sich auf den Rücken und winkeln Sie die Beine an. Legen Sie das linke Bein etwas oberhalb des Knöchels auf das rechte Knie. Die Hände liegen locker am Hinterkopf, die Ellenbogen zeigen nach außen. Nun den Oberkörper vom Brustbein aus langsam anheben und leicht diagonal drehen, die Ellenbogen bleiben außen. Dabei ausatmen. Das Becken bleibt die ganze Zeit fest auf dem Boden. Langsam wieder senken, einatmen. 10 bis 15 Wiederholungen, die Seiten zweimal wechseln.

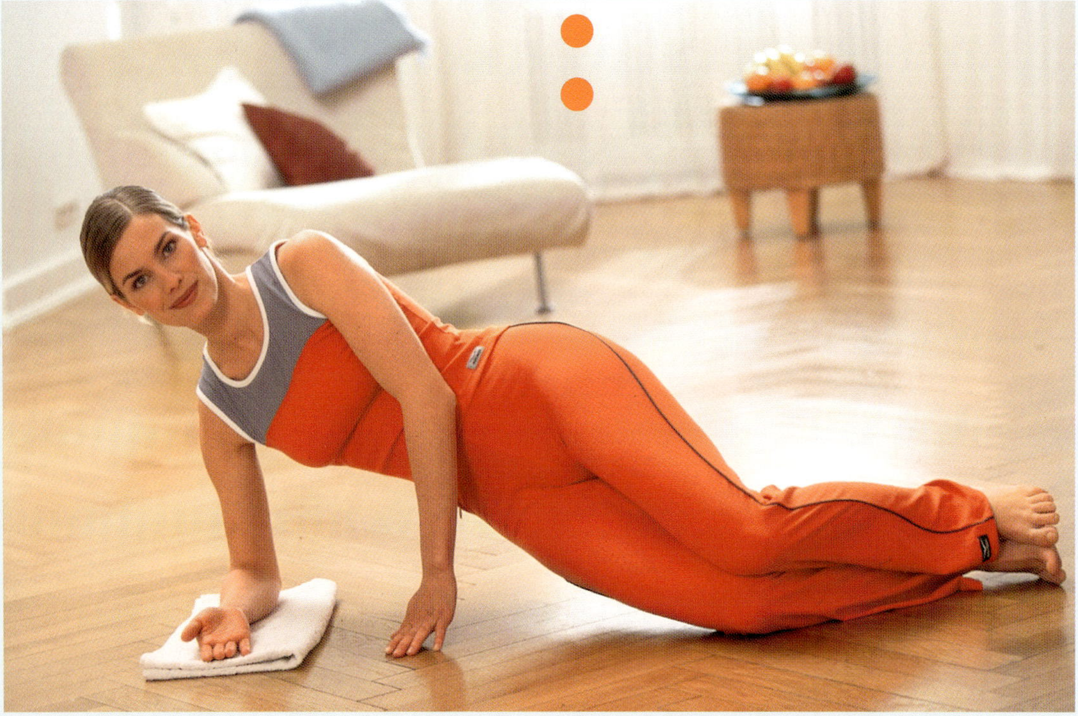

Wichtig: *Den Atem nie anhalten, sondern fließen lassen.*

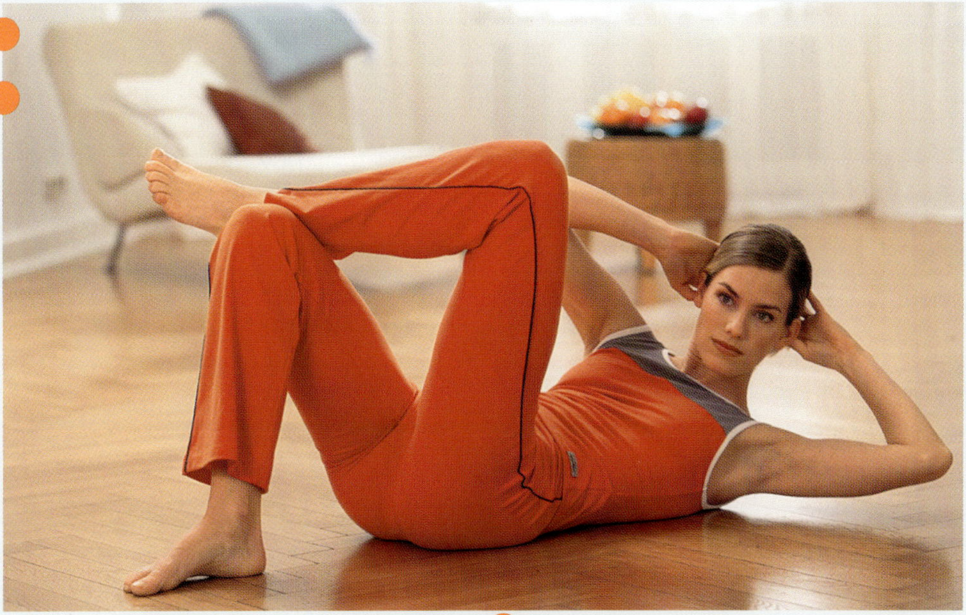

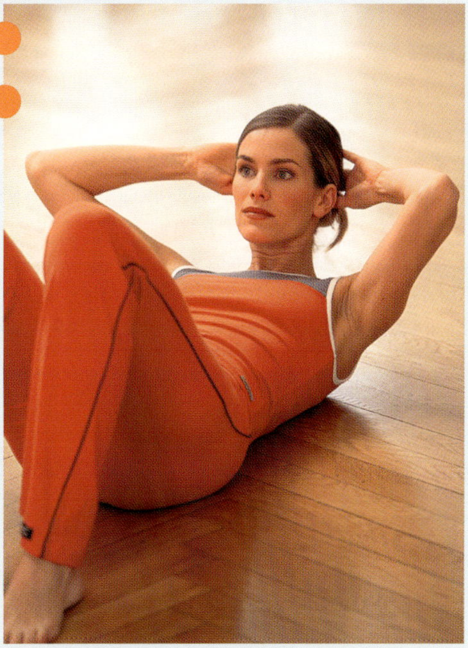

➡ Fortgeschrittene variieren die Crunches. Einen Tag gerade nach oben ziehen, für die geraden Bauchmuskeln. Den nächsten Tag (wie oben beschrieben) diagonal führen, für die schrägen Bauchmuskeln. Am dritten Tag auch die Beine anheben und gleichzeitig Oberkörper und Po heben, das strafft auch die untere Bauchmuskulatur.

Nach den Crunches lang ausstrecken (Arme über den Kopf) und einige Male tief in den Bauch atmen. Langsam auf die Seite rollen und aufstehen.

Diese Übungen finden Sie auch auf der hinteren Umschlagklappe!

Idealer Zeitpunkt für die Kraftübungen ist nach dem Laufen. Der Körper ist gut durchgewärmt und die Muskulatur auf Betriebstemperatur. Anschließend tun die Stretching-Übungen besonders wohl.

Sollte Ihre Zeit für das gesamte Programm zu knapp sein, können Sie es selbstverständlich trennen, zum Beispiel so: morgens laufen, abends die Kraft- und Stretching-Übungen. Oder einen Tag laufen und am nächsten Tag die restlichen Übungen. Wenn Sie trennen wollen, wärmen Sie sich bitte vor den Kraft- und Dehnungsübungen einige Minuten auf. Gehen Sie zum Beispiel auf der Stelle, nehmen Sie dabei die Arme schwungvoll mit und steigern Sie über 5 Minuten das Tempo.

Mehr Spaß macht es, wenn Sie dazu Musik einschalten. Wer Neigung verspürt, kann auch tanzen, Rock-'n'-Roll-Schritte ausprobieren oder Kombinationen aus den Aerobic-Stunden des Fitnessstudios.

Wenn Sie ein Minitrampolin haben, federn und hüpfen Sie darauf. Oder greifen Sie zum Power-Zwerg par excellence: zum Sprungseil.

Das Basistraining aller Boxer wurde gerade als »Rope-Skipping« wiederentdeckt. Besorgen Sie sich ein Sprungseil und packen Sie es in den Koffer. Doch Vorsicht, auch beim Seilspringen gilt: sachte und in zartem Tempo beginnen, langsam steigern. Profis variieren mit einbeinigen Sprüngen und Sprüngen mit gekreuzten Armen.

Extra-Info...

Seilspringen

Besorgen Sie sich ein Sprungseil, es ist ein ideales Fitnessgerät für unterwegs. Die Länge ist dann richtig, wenn Sie mit geschlossenen Füßen auf dem Seil stehen und die Seilenden so halten können, dass die Unterarme parallel zum Boden sind.

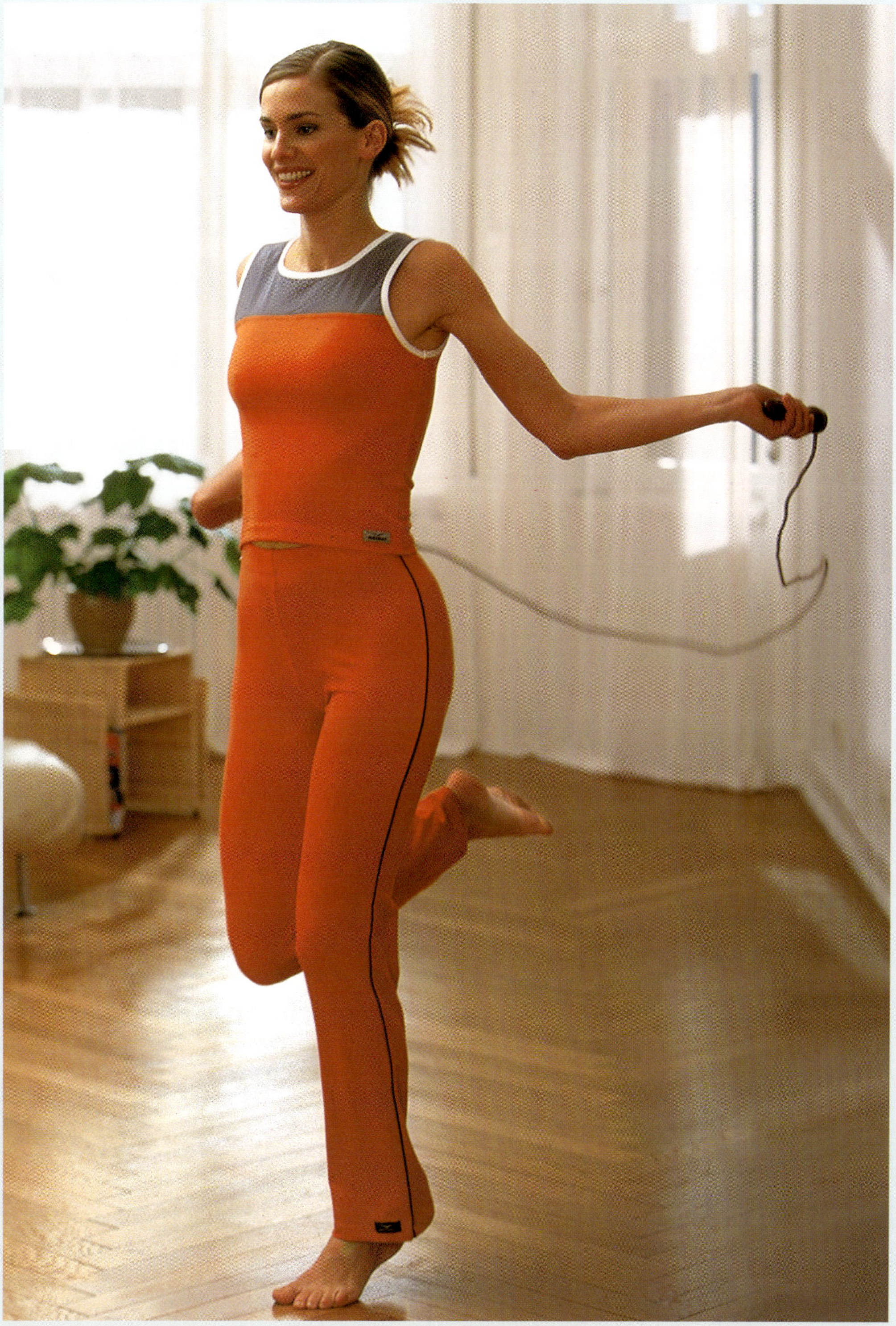

So bleiben Sie...

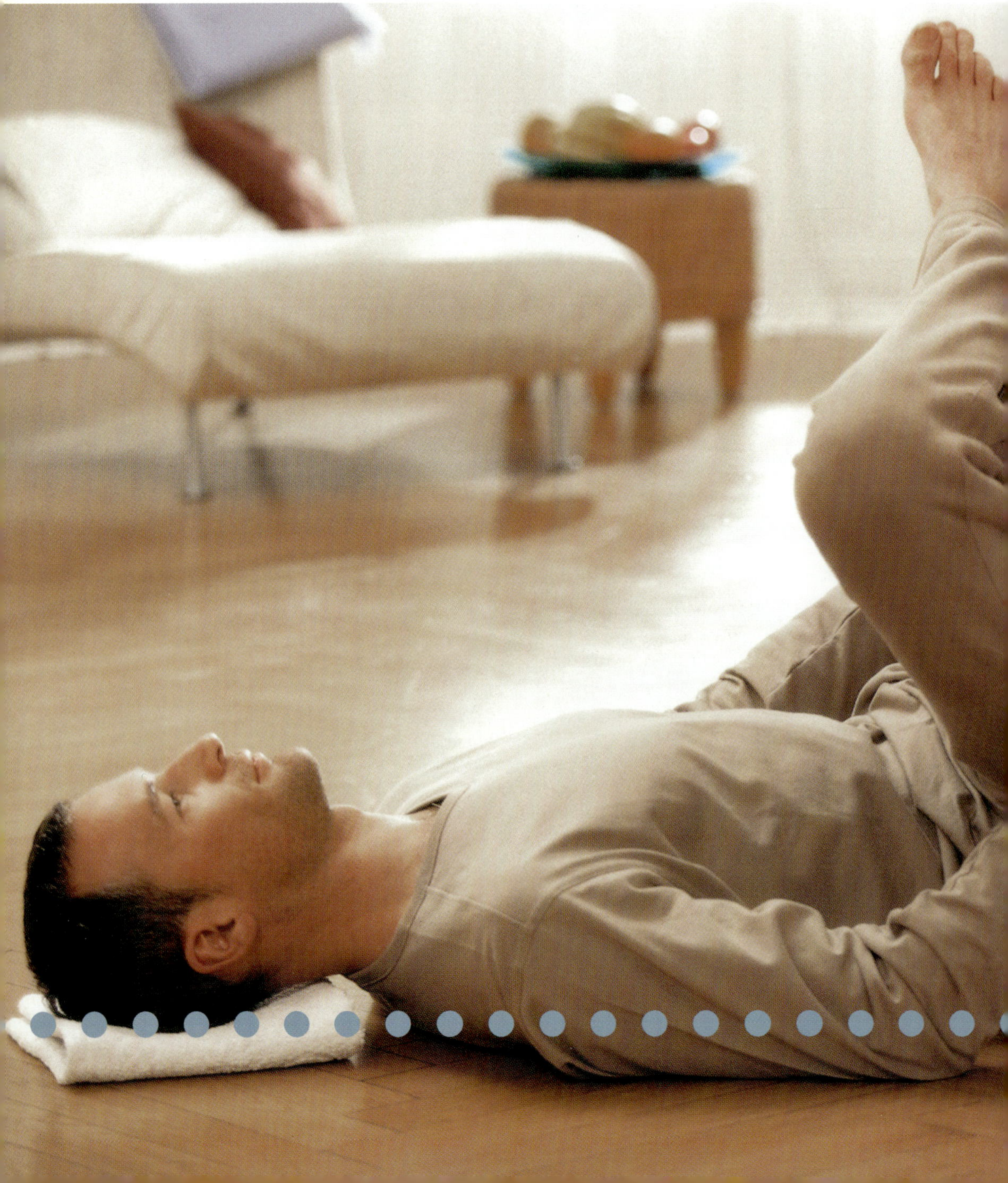

beweglich

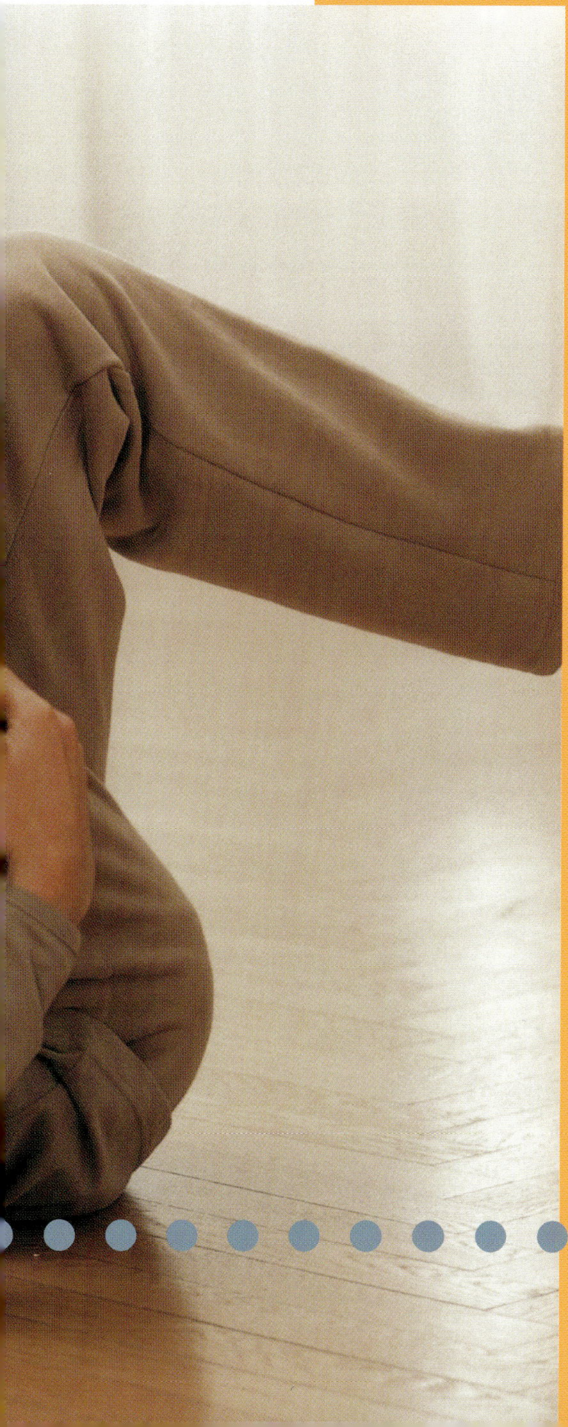

Besonders angenehm ist es, sich nach dem Training zu dehnen...

...nach dem Laufen oder Squashen, nach dem Fußballspielen oder Tanzen. Denn jede Belastung führt zu einem erhöhten Spannungszustand der Muskulatur, also einem erhöhten Muskeltonus, der mit einer Dehnungsübung gelöst werden kann.

Auch psychischer Stress erhöht den Muskeltonus – und selbst wenn der Stress möglicherweise nicht beseitigt werden kann, so kann doch die Muskulatur gedehnt und entspannt werden. Auch das wirkt sich positiv auf das Wohlbefinden aus.

Die Beweglichkeit ist ein wichtiger Baustein für die Fitness. Verkürzungen der Muskulatur verändern die Haltung – und umgekehrt. Beispielsweise kann auch dauerndes Sitzen mit nach vorne gezogenen Schultern zu verkürzten Muskeln führen. Diese mangelnde Geschmeidigkeit zieht wiederum schmerzhafte Verhärtungen nach sich und ist letztlich mitverantwortlich für Verletzungen. Aus all diesen Gründen sollten sich also gerade Menschen, die extrem eingespannt sind, einige Minuten am Tag Zeit für Stretching nehmen. Das Tolle dabei: Viele Übungen können ganz unauffällig und nebenbei gemacht werden. Es braucht keine besondere Trainingszeit oder Vorbereitung.

»Die Spannung der Muskulatur zu lösen ist immer sinnvoll. Wenn dies langsam durchgeführt wird, ist nicht entscheidend, ob der Muskel kalt oder warm ist. Es geht einfach darum, verkürzte Muskelbestandteile zu dehnen, sodass sowohl das Bindegewebe als auch der Muskel dehnfähiger und damit geschmeidiger werden.«

•••*Professor Klaus Michael Braumann*

»Ich stretche mich eigentlich immer«, sagt Professor Braumann und nimmt im Sitzen seinen Fußknöchel in die Hand, das Knie nach außen, zieht sanft am Knöchel, und schon dehnt er den großen Pomuskel.

Nach langem Sitzen ist auch die Dehnung der – sowieso gern verkürzten – Hüftbeuger angenehm, sodass Sie mich am Rande des Gepäckbands im Flughafen stets bei Stretching-Übungen beobachten können. Also: Nehmen Sie Ihre Füße in die Hand!

Stretching für Gestresste: die neun besten Übungen

Der Basis-Dreier für die Beine – ***besonders wichtig für Läufer!***

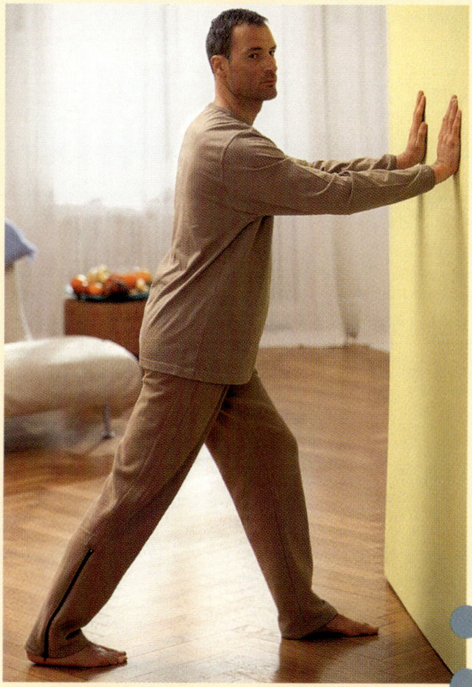

Dehnung der Beinrückseite

●●●Hüftbreiter Stand, ein Bein mit angezogenem Fuß leicht vorstellen, das andere Bein ist gebeugt. Den Po nach hinten schieben und den geraden Oberkörper nach vorne kippen, als wollten Sie sich nach hinten setzen. Die Hände sind seitlich in die Hüften gestützt. Das Gewicht bleibt dabei auf dem hinteren Bein. Seiten wechseln.

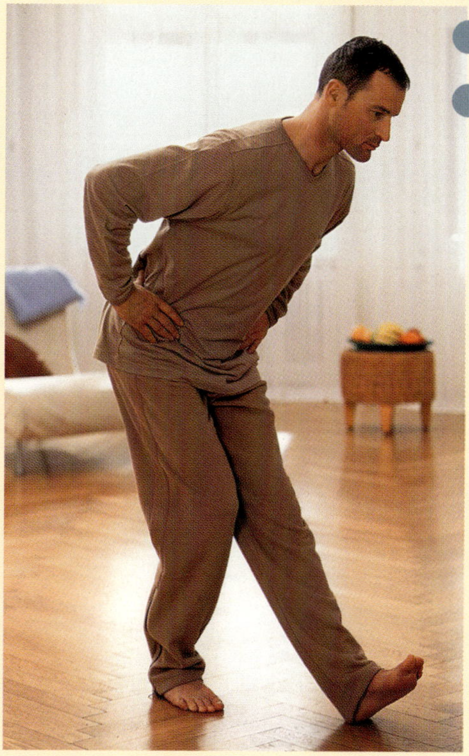

Dehnung von Wade und Achillessehne

●●●An einem Baum (oder der Wand) abstützen und ein Bein gestreckt zurückstellen, die Ferse ist und bleibt auf dem Boden, die Fußspitze zeigt geradeaus. Das vordere Bein ist gebeugt, das Knie über dem Fuß. Die Hüfte langsam nach vorne schieben, bis die Dehnung in der Wade gut spürbar ist. Nun das Knie des hinteren Beines vorsichtig beugen, bis Sie auch eine Dehnung in der Achillessehne spüren (ohne Foto). Seiten wechseln.

Wichtig: *Die Dehnung ist immer dann richtig, wenn sie gut zu spüren ist, aber nicht schmerzt.*

Die drei für Schultern und Seiten – ***besonders wichtig für Schreibtisch-arbeiter!***

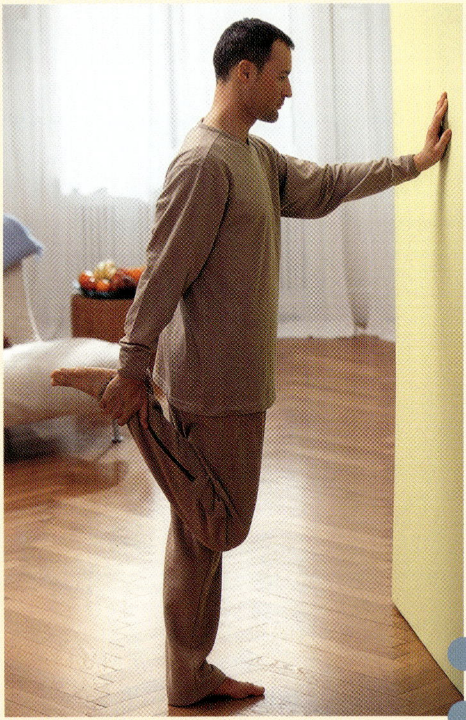

Dehnung für den unteren Rücken

Sie stehen aufrecht, die Füße hüftbreit auseinander. Beugen Sie die Beine, die Knie bleiben über den Füßen. Schieben Sie den Po zurück, als wollten Sie sich setzen, und senken Sie den Oberkörper auf die Oberschenkel ab. Umfassen Sie mit den Händen die Beine von hinten und lassen Sie den Kopf dabei hängen. Atmen Sie tief in den unteren Rücken.

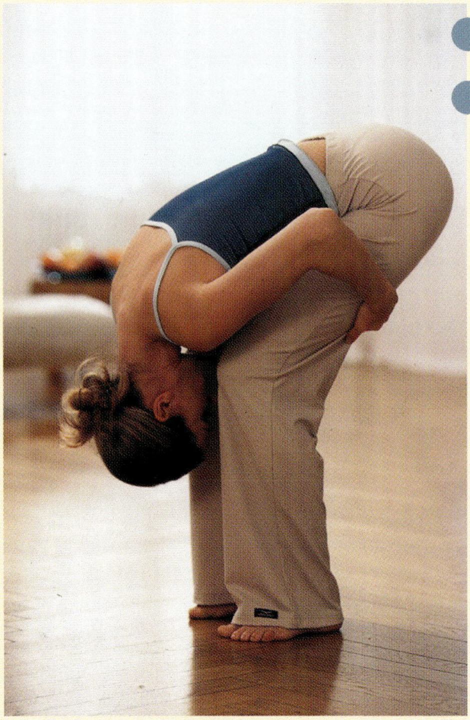

Geschmeidigkeit für den vorderen Oberschenkel

Stehen Sie auf einem Bein (eventuell an einem Baum oder der Wand abstützen) und umfassen Sie das Fußgelenk des anderen Beines. Spannen Sie die Pomuskeln an und führen Sie das angewinkelte Bein nach hinten. Lassen Sie etwas Abstand zwischen Ferse und Po, ohne dabei ein Hohlkreuz zu machen. Seiten wechseln.

»Gerade für Schreibtischarbeiter ist diese Gegenbewegung besonders wichtig. Sie öffnet den Brustkorb, sodass Atem und Energie wieder freier fließen.«

•••PETRA OTTO, BEWEGUNGSPÄDAGOGIN

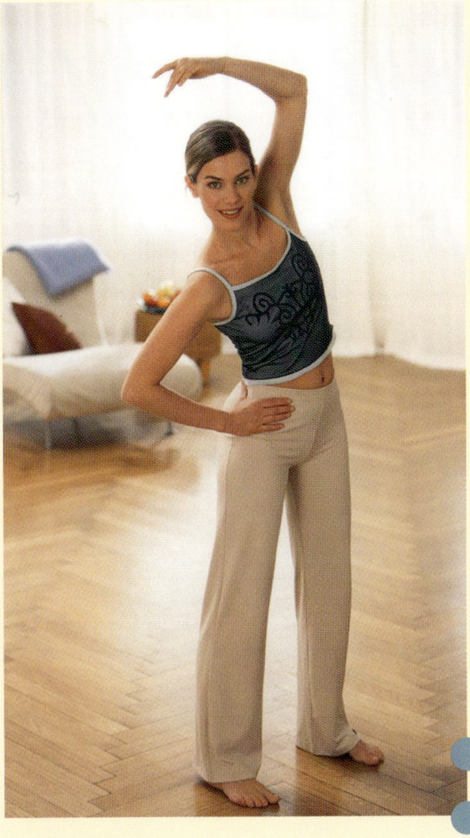

Dehnung der Brustmuskulatur

•••Stehen Sie aufrecht, die Füße etwa hüftbreit auseinander. Heben Sie die Arme in die »U-Halte« neben den Kopf. Schieben Sie die Schulterblätter nach unten. Bleiben Sie im Rumpf stabil und halten Sie den Kopf aufrecht. Dehnen Sie die Brustmuskulatur, indem Sie die Schulterblätter vorsichtig zur Wirbelsäule schieben. Führen Sie kleine, weiche Bewegungen aus, niemals ruckartige. Atmen Sie ruhig dabei weiter.

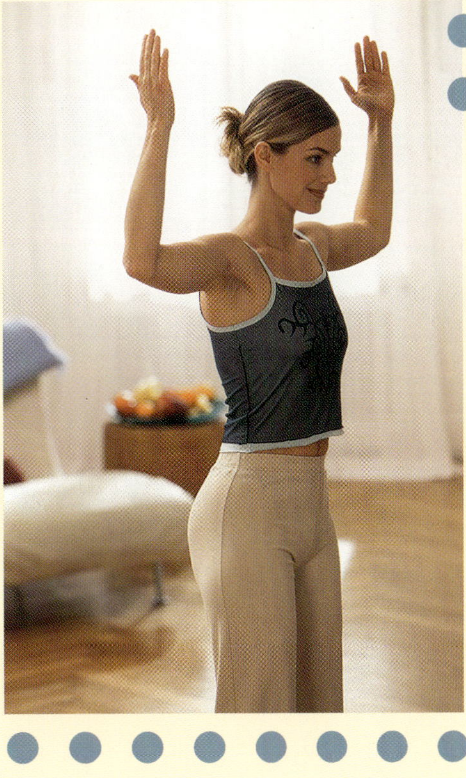

Flankendehnung

•••Stehen Sie etwas mehr als schulterbreit gegrätscht und stützen Sie die rechte Hand auf die rechte Hüfte. Heben Sie den linken Arm leicht angewinkelt über den Kopf und beugen Sie sich vorsichtig zur rechten Seite, bis Sie eine Dehnung in der linken Flanke spüren. Zwischen linker Schulter und Ohr bleibt ein Abstand, also Schulter nach unten, weg vom Ohr ziehen. Seiten wechseln.

Die drei für Hüften und Po – ***besonders wichtig für alle Sitzmenschen!***

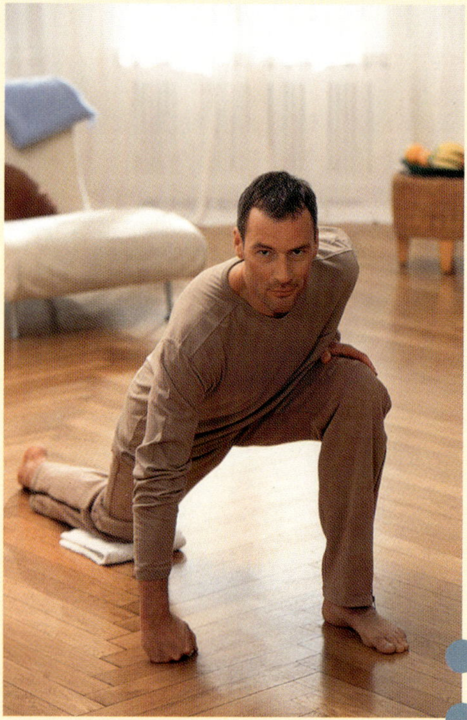

Dehnung für den Hüftbeuger

•••Machen Sie einen großen Schritt nach hinten und senken Sie das Knie des hinteren Beines, bis es den Boden berührt (bei hartem Grund mit einem Handtuch polstern). Eventuell müssen Sie dazu noch ein Stück weiter nach hinten rutschen: dabei gut mit den Händen abstützen. Das vordere Knie bleibt über dem Fußgelenk oder ist dahinter. Sie spüren in der Hüfte eine sanfte Dehnung. So gut 20 Sekunden bleiben. Seitenwechsel.

Dehnung der Pomuskeln

•••Auf den Rücken legen (eventuell ein Handtuch unter dem Kopf), die Beine angewinkelt und die Füße hüftbreit aufgestellt. Legen Sie das rechte Fußgelenk auf den linken Oberschenkel, das rechte Knie zeigt nach außen. Ziehen Sie nun beide Beine zum Oberkörper, bis Sie die Oberschenkel von außen umfassen können. Mit den Händen noch etwas dichter heranziehen. Einige ruhige Atemzüge halten und vorsichtig nachgeben. Die Seiten wechseln.

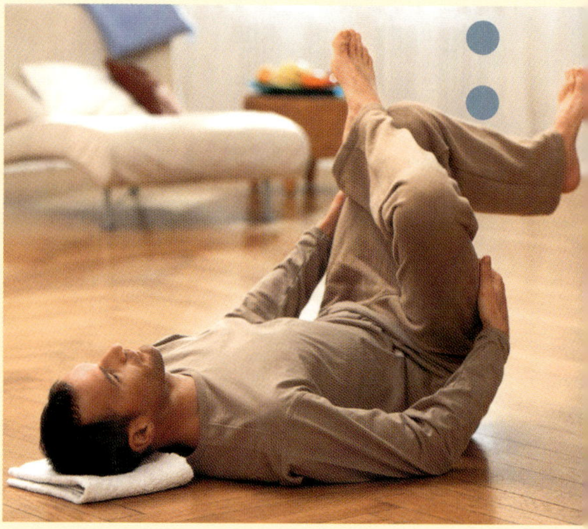

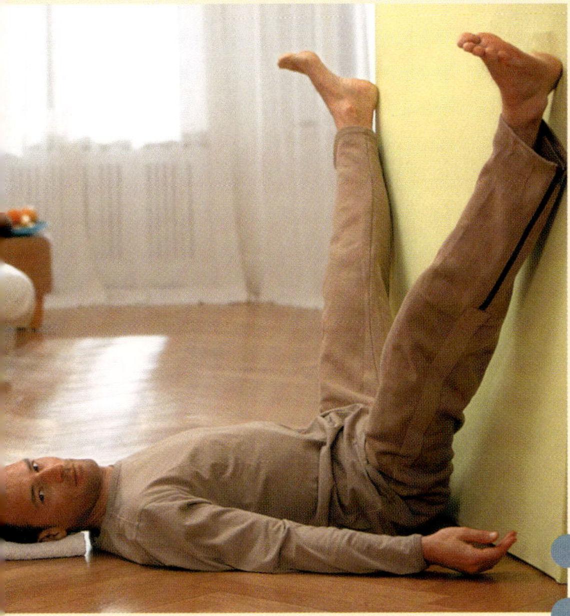

Dehnung für die Beininnenseiten

●●● Legen Sie sich auf den Rücken vor eine Wand, den Kopf mit einem Handtuch polstern. Der Po ist so nah wie möglich an der Wand, die Beine sind nach oben gestreckt. Nun vorsichtig die Beine in der Grätsche nach außen sinken lassen, bis Sie eine angenehme Dehnung an den Beininnenseiten spüren. Tief ein- und ausatmen und entspannen. Nach rund einer halben Minute die Beine mit Hilfe Ihrer Hände wieder zusammenführen und zur Seite rollen, sodass Sie sich ausstrecken können. Tief in den Bauch atmen und noch etwas nachspüren.

Und so wird's gemacht:

●●● Immer vorsichtig in die Dehnposition gehen und den idealen Dehnungsreiz austesten. Die Dehnung der Muskulatur soll gut zu spüren sein, aber nicht schmerzen. Ungefähr 20 Sekunden halten und ganz vorsichtig wieder aus der Dehnungsposition herausgehen. Eventuell Seiten wechseln und jede Dehnung nach Bedarf wiederholen.

Die Dehnungsübungen können Sie nacheinander oder auch einzeln ausführen, wann immer Sie Zeit dazu haben. Der Basis-Dreier sollte Bestandteil Ihres Lauftrainings werden: während des Aufwärmens jeweils einige Sekunden dehnen, nach dem Laufen gut 20 Sekunden.

Zurück in der Wohnung oder im Hotel, absolvieren Sie den Rest des kleinen Programms: zunächst die drei Übungen für die Kraft in Bauch und Rücken (siehe Seite 62), dann die restlichen sechs Stretching-Übungen. Ein ideales Intermezzo, bevor Sie unter die Dusche gehen. Der Puls beruhigt sich, und die letzten Schweißperlen können rollen, bevor Sie sich frisch machen.

●●● *Diese Übungen finden Sie auch auf der vorderen Umschlagklappe!*

»Beim Sport will ich mich austoben«

Heike Reuther,
33, Fernsehredakteurin
in Hamburg

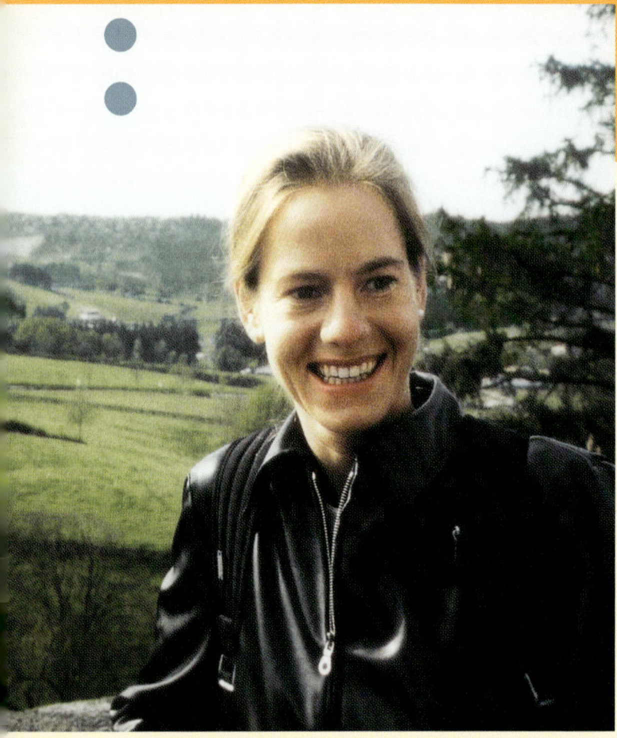

Ich bin Mitglied in einem großen Fitnessstudio, wo ich auch zwei- bis dreimal die Woche hingehe. Am liebsten mache ich Bauch-Beine-Po-Stunden, die auch für den Rücken gut sind und die Schreibtischtätigkeit ausgleichen. Oder Complete-Body-Workout, ein anderer klassischer Kurs. Manchmal, wenn ich gerade eine Stunde versäumt habe, schwing' ich mich aufs Fahrrad und absolviere ein Hügelprogramm. Dabei kann ich Zeitschriften lesen, die ich sonst einfach nicht schaffe, und schlage so zwei Fliegen mit einer Klappe.

Das ist sowieso ein Tick von mir. Wenn ich zum Beispiel beim Einkaufen war, nehme ich rechts und links eine Tasche, steige meine drei Treppen hoch und arbeite dabei mit den Armen: hoch, runter, hoch, runter und habe so gleich eine Gymnastik gemacht. In der U-Bahn lese ich Zeitung und habe durch den Weg zur Haltestelle schon einen Spaziergang gewonnen. Im Sommer fahre ich mit dem Rad in die Redaktion. Ich kann alle roten Ampeln umfahren, muss keinen Parkplatz suchen und bin so schneller da als mit dem Auto. Dadurch gewinne ich morgens und abends je eine halbe Stunde Bewegung und spare Zeit.

Sport muss für mich immer Action sein, ich will mich austoben. Die ganze Woche habe ich solch ein hohes Tempo drauf, arbeite Schlag auf Schlag und kann das schlecht reduzieren. Wenn ich sowieso auf hundert bin, bleibe ich lieber auf dem Level und versuche, die Energie über den Körper abzuleiten. Wenn ich in einer Stunde bin, muss ich mich auf die Bewegungen konzentrieren, linker Arm hoch, rechtes Bein zurück und eine Drehung dabei, da kann ich einfach nicht an die Arbeit denken und bekomme so den Kopf frei. Außerdem wärmt das Training richtig durch. Ich bin normalerweise sehr verfroren. Einer meiner Lieblingskurse ist Super Sweat am Freitagabend, und das heizt wirklich ein.

Mein zweiter Lieblingstermin ist Samstag früh, wenn alle anderen einkaufen. Die ganze Woche unterliege ich Sachzwängen, und da ist das eine Art Miniurlaub für mich. Okay, ich habe dafür in der Küche nicht immer genügend frische Zutaten zu Hause, lebe eher von Vorräten oder gehe essen, aber

das nehme ich in Kauf. Essen ist sowieso ein Problem, dafür habe ich meist zu wenig Zeit. Während der Arbeit weiß ich oft nicht, wie ich etwas besorgen soll, außer Süßigkeiten gibt es nichts in der Nähe.
Mit dem Training im Studio habe ich schon während des Studiums in Wiesbaden angefangen, obwohl das damals irre teuer war. Aber damit konnte ich jede Freistunde nutzen, denn die Studios bieten ja rund um die Uhr etwas. Außerdem hatte ich früher Probleme mit der Hüfte und habe an den Geräten für Ausgleich gesorgt. Gerätetraining mache ich heute nicht mehr, das ist mir zu monoton. Aber für meinen Rücken könnte ich es vielleicht gebrauchen, das ist meine Schwachstelle. Ich bin so extrem verspannt, dass ich davon oft Migräne bekomme. Und das, obwohl ich mich zweimal die Woche von medizinischen Masseuren, die wir freundlicherweise im Haus haben, behandeln lasse. Ja, da müsste ich wirklich mal systematischer rangehen.
Wenn ich unterwegs bin, achte ich darauf, dass die Hotels ein Schwimmbad haben. Das lässt sich besser nutzen als ein Fitnesscenter, der Badeanzug ist schneller eingepackt und wiegt weniger. Ausdauertraining mache ich nicht und Joggen hasse ich. Das ist definitiv nichts für mich. Im Urlaub probiere ich schon mal Neues, zum Beispiel Tai Chi am Strand. An Yoga habe ich mich auch mal gewagt, aber das blieb bei einem gescheiterten Versuch.
Wenn ich abschalten will, gehe ich ins Theater oder ins Kino. Da sitze ich warm, im Dunkeln, kann mich hängen lassen, und keiner will was von mir. Ich gehe gerne allein, das entführt mich in eine andere Welt und tut mir gut. Auch in der Bahn kann ich gut abschalten, besser als beim Fliegen. Die Geräuschkulisse stört mich dabei nicht, das ist wie in einem Wiener Kaffeehaus. Im Zug kann ich prima lesen und finde es sehr angenehm.
Wenn ich länger fliegen muss, bemühe ich mich, zwischendurch einige Stretching-Übungen zu machen, vor den Toiletten geht es am besten, dort ist am meisten Platz. Auch nach dem Aussteigen mache ich das, und es ist mir egal, was die Leute denken. Urlaubsorte suche ich nach den Bewegungsmöglichkeiten aus. Am Wochenende fahre ich oft aufs Land, um dort ein langes Stück spazieren zu gehen. Das Grün brauche ich einfach ab und zu fürs Auge und dazu genieße ich die Geräusche vom Wind und den Vögeln. Reden will ich dabei nicht, lieber anschließend bei einer Tasse Tee.
Einkäufe versuche ich immer zu Fuß zu erledigen. Wenn das Telefon auf dem Schreibtisch eines Kollegen klingelt, stehe ich auf und gehe hin, statt mir das Gespräch via Knopfdruck zu holen. Das sind Minibewegungen, die aber dazu beitragen, dass ich insgesamt ganz gut trainiert bin. Bewegung ist superwichtig, gerade wenn man für nichts Zeit hat.

Spiel mal wieder!

Für atemlose Stressmenschen ist ein Ausdauertraining ungemein wohltuend: Sie gewinnen neben der besseren Kondition auch an Gelassenheit. Wer mal erfahren hat, dass er 10 Kilometer am Stück laufen oder mit dem Fahrrad rings um den Kaiserstuhl fahren kann, der wird sich von einem Tag der hektischen Krisensitzungen nicht ins Bockshorn jagen lassen.

Aber vielleicht wollen Sie sich zur Abwechslung mal wieder richtig austoben. Mit den Studienfreunden beim Basketball? Bei den Verlagsmeisterschaften auf den Tennisplätzen? Mit den Kindern beim Kicken? Tun Sie es, wenn Sie Lust dazu haben. Wer ausdauertrainiert ist, kann seine Kräfte gut einteilen, weiß, wie er sich belasten kann, und ist muskulär besser vorbereitet. Doch Vorsicht: Gerade bei einmaligen Aktionen, bei denen es vielleicht sogar einen Blumentopf zu gewinnen gibt, lockt der Teufel Ehrgeiz.

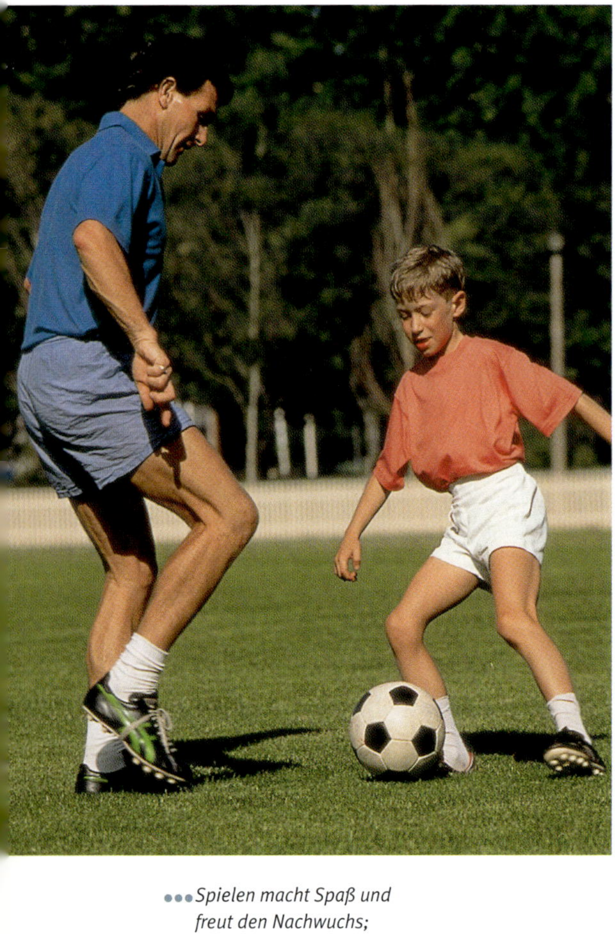

••• *Spielen macht Spaß und freut den Nachwuchs; aber hüten Sie sich vor falschem Ehrgeiz.*

Lassen Sie mich dazu eine kurze Geschichte erzählen: Im letzten Sommer war das Fußballturnier eines Heidelberger Gymnasiums angesetzt. Die sechsten Klassen spielten Söhne gegen Väter. Über zweimal 20 Minuten sollten die Halbzeiten gehen. Nach den ersten 20 Minuten stand es 3:3, unentschieden. Nur mit Mühe konnte der Schiedsrichter die vorgesehene Halbzeitpause durchsetzen, wie beseelt rannten die Väter über den Platz. Nach der Pause griffen sie erneut an. Unter Aufbietung der letzten Kräfte kämpften sie die Zwerge nieder und gewannen mit zwei Toren Vorsprung. Welcher Triumph für das Mittelalter! Doch am Abend wurden die Väter kreidebleich, legten sich in ihre Betten und stöhnten. Die Knöchel waren geschwollen, die Schienbeine blau, und so übel war ihnen, dass sie noch die folgenden Tage unfähig waren, zur Arbeit zu gehen. Die Anstrengung war so ungewohnt gewesen und die Verletzungen so zahlreich, dass die Männer sich schworen, nie wieder zu kicken!

Derartig einmalige Aktionen bringen Sie – und Ihre Fitness – also nicht nach vorne. Dennoch ist es gut, *regelmäßig* eine Spielsportart zu betreiben. Zum einen macht es Spaß, im Team zu trainieren; Sie können wunderbar abschalten, denn die Gedanken sind auf das Spiel konzentriert, und der Stress fällt von Ihnen ab. Andererseits werden beim Spielen motorische Fähigkeiten geschult, die beim Ausdauertraining etwas zu kurz kommen; in erster Linie das Reaktionsvermögen, die Schnelligkeit und die Koordinationsfähigkeit

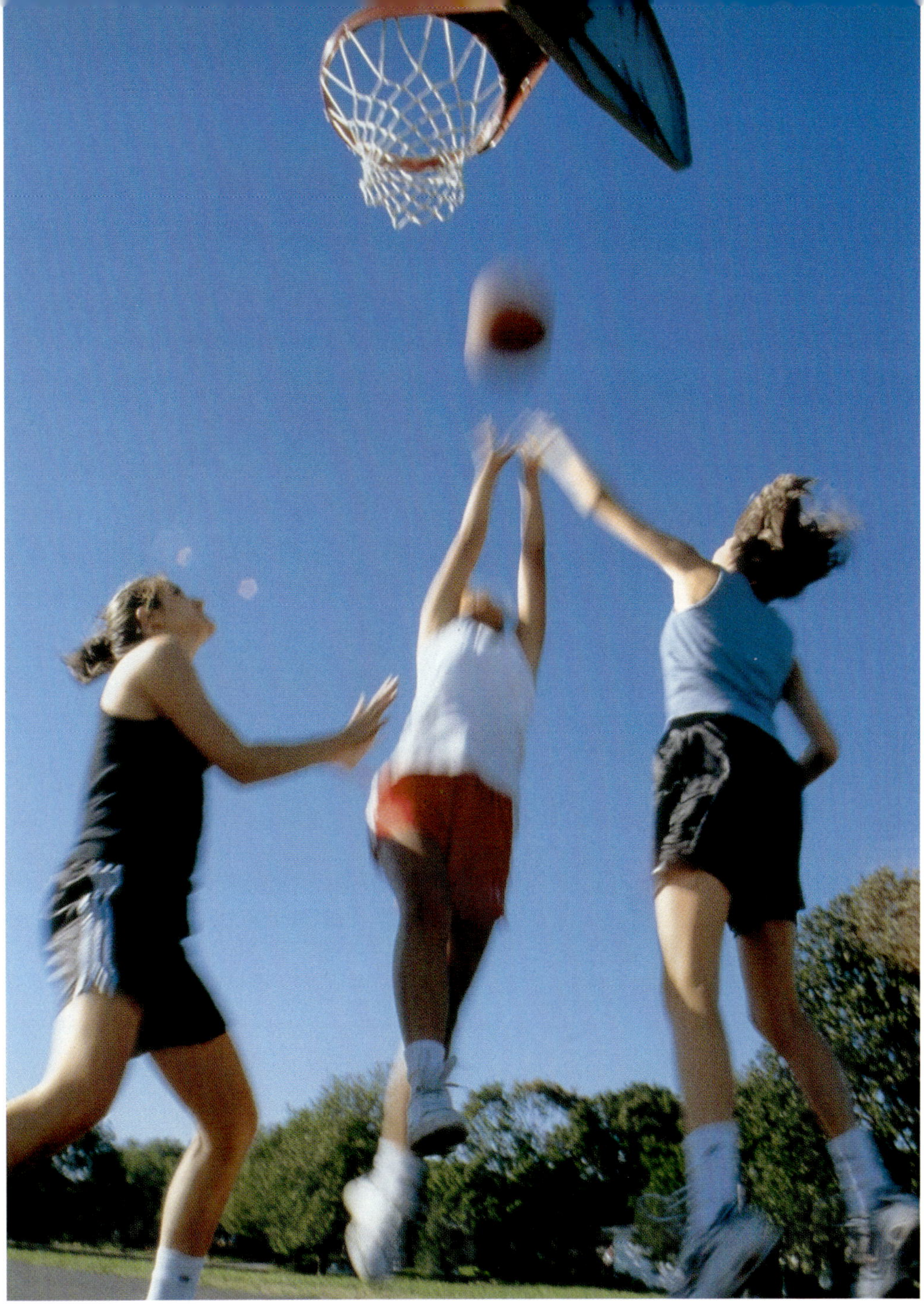

(siehe unser Fitnessmodell auf Seite 9). Der Marathonprofi Andreas Hünerberg spottet denn auch kenntnisreich: »Wenn Läufer um die Kurve laufen, glauben sie ja schon, sie machen hochkoordinative Bewegungen.«

Also spielen Sie, wann immer sich die Gelegenheit dazu bietet: Frisbee oder Badminton, Squash oder Tennis, Basket- oder Volleyball. Wer kicken mag, kickt, und wer gerne kegelt, der kegelt.

Nicht nur in den USA: Auch bei uns finden sich immer mehr Streetball-Anlagen.

Variationen beim Laufen bringen Sie der Fitness näher.

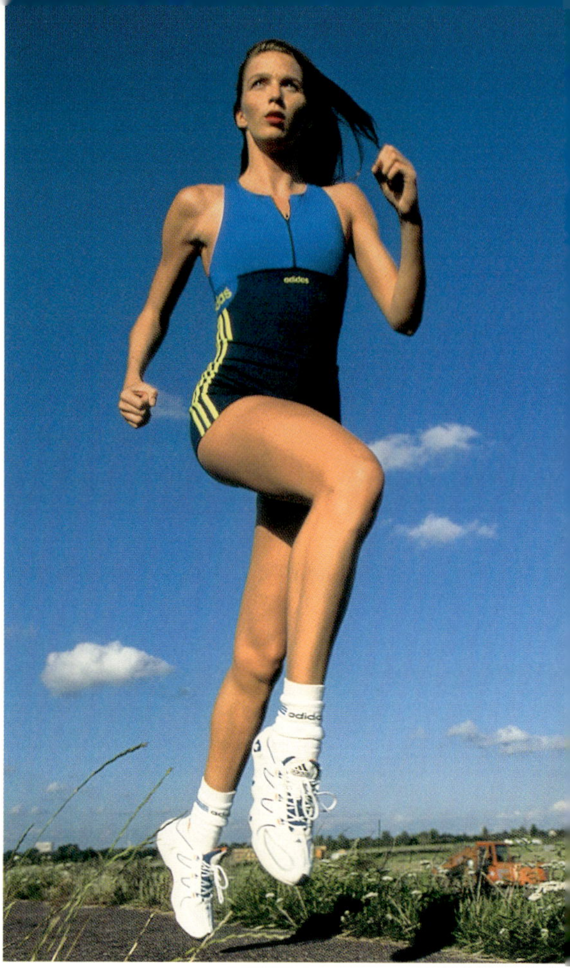

Koordinationsübungen

Nicht jedem liegt die Beschäftigung mit allem, was rund ist. Doch keine Sorge, es gibt jede Menge Alternativen. Die Koordination wird auch bei den Kampfsportarten trainiert, bei allen ästhetischen Sportarten und bei den meisten Stunden im Fitnessstudio. In nahezu jedem Programm finden sich schon beim Aufwärmen einfache Übungen wie »linke Hand hinter dem Rücken zur rechten Ferse« und vice versa. Das Ganze im Rhythmus der Musik, und schon kommt das so genannte starke Geschlecht hart an seine Grenzen. Doch es ist einfach eine Frage der Übung: Wer häufiger turnt oder tanzt, löst derartige Koordinationsübungen bald mit Bravour.

Wer alsolut keine Neigung oder keine Gelegenheit zu Ausgleichssportarten hat, kann ein kurzes Koordinationsprogramm in sein Lauftraining einbauen. Die Übungen sind einfach und den meisten noch aus den Kinder-

»Viermal Lauftraining in der Woche reichen für die meisten Zwecke völlig aus. Der sportive Laie sollte dann lieber noch eine andere Sportart dazunehmen, eine Spielsportart, oder er sollte ins Studio gehen. Sonst wird man doch zu schnell zum Laufspezialisten, und das geht auf Kosten der allgemeinen Fitness.«

Professor Klaus Michael Braumann

tagen bekannt: Hopserlauf, Seitwärtslaufen, Knieheben, Anfersen oder Einbeinsprünge.

Versuchen Sie, auf kurzen Strecken (jeweils etwa 30 Meter) zum Beispiel die Knie deutlich anzuziehen, die Arme schwingen dynamisch mit. Dieser Kniehebelauf bringt zusätzlich Kraft in die Oberschenkel. Achten Sie darauf, nicht in die Rückenlage zu kommen.

Beim Hopserlauf hüpfen Sie zweimal auf dem linken, zweimal auf dem rechten Bein, bei den Einbeinsprüngen jeweils nur einmal. Kräftig die Arme einsetzen, das unterstützt die Bewegung. Laufen Sie seitwärts, erst langsam, dann immer schneller. Die Arme schwingen mit. Oder laufen Sie ein Stück rückwärts. Erlaubt ist alles, was Spaß bringt.

Wenn Sie ungeübt sind: Versuchen Sie, die Koordinationsübungen am Anfang Ihrer Laufstrecke einzubauen. Sie sind dann noch frischer und können sich besser konzentrieren. Anschließend gehen Sie auf die Strecke und laufen locker und entspannt Ihre Runden.

Angenehm und abwechslungsreich ist es auch, die Joggingstrecke vom Stadtpark mal ins Gelände zu verlegen. Beim Bergauflaufen werden Sie ganz langsam – kleinsten Gang einschalten – und belasten vor allem den Ballen, beim Bergablaufen werden die Schritte länger und die Fersen haben mehr Kontakt. Stretchen Sie bei gutem Wetter im Freien und verlegen Sie Ihre Kraftübungen auf die Wiese. Wer mag, nimmt ein paar Liegestütze am Baumstamm dazu: vorwärts abstützen für den Bizeps, rücklings für den Trizeps.

Auch kleine Variationen bringen immer wieder neue Herausforderungen. Probieren Sie es aus. Denn mit jedem Schritt kommen Sie Ihrer Rundum-Fitness näher.

Ob an der Parkbank oder am Baumstamm: Sorgen Sie für festen Halt und lassen Sie die Finger nach innen zeigen.

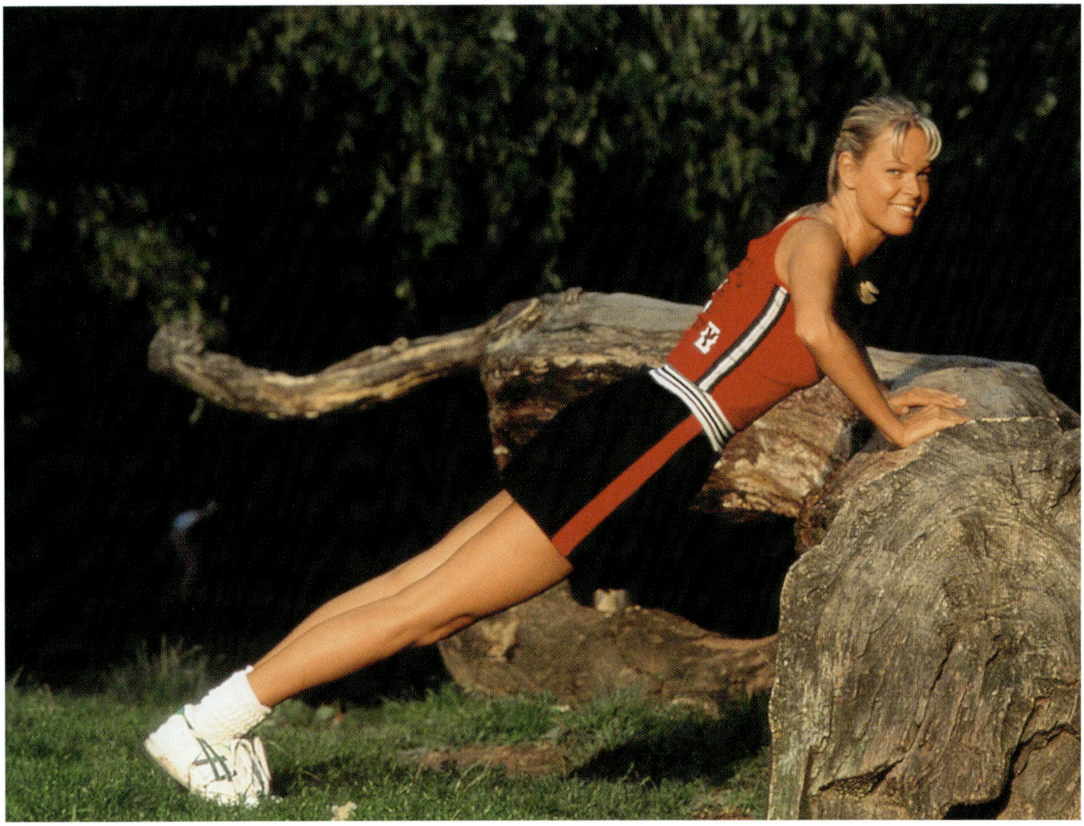

So lernen Sie...

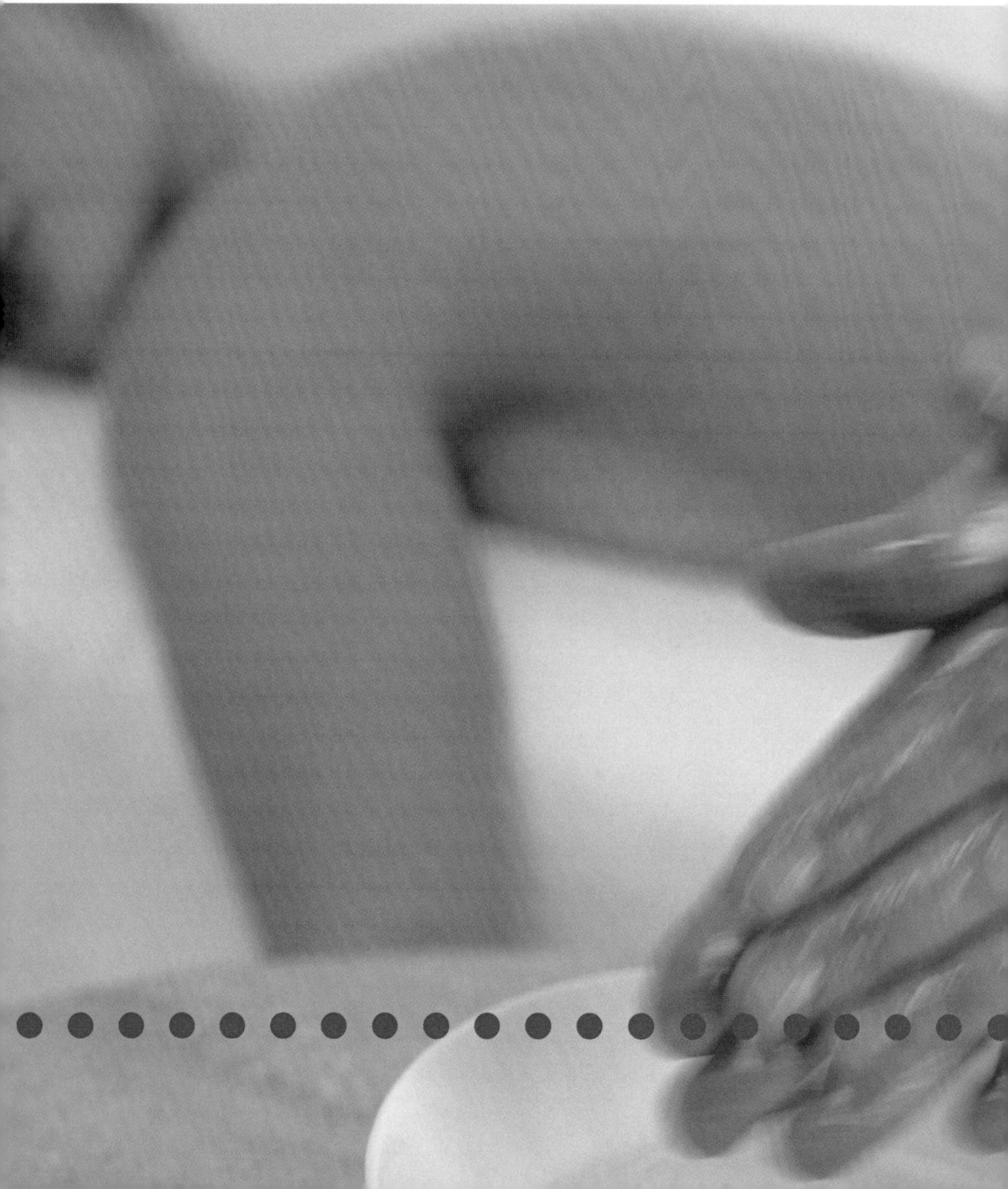

abschalten

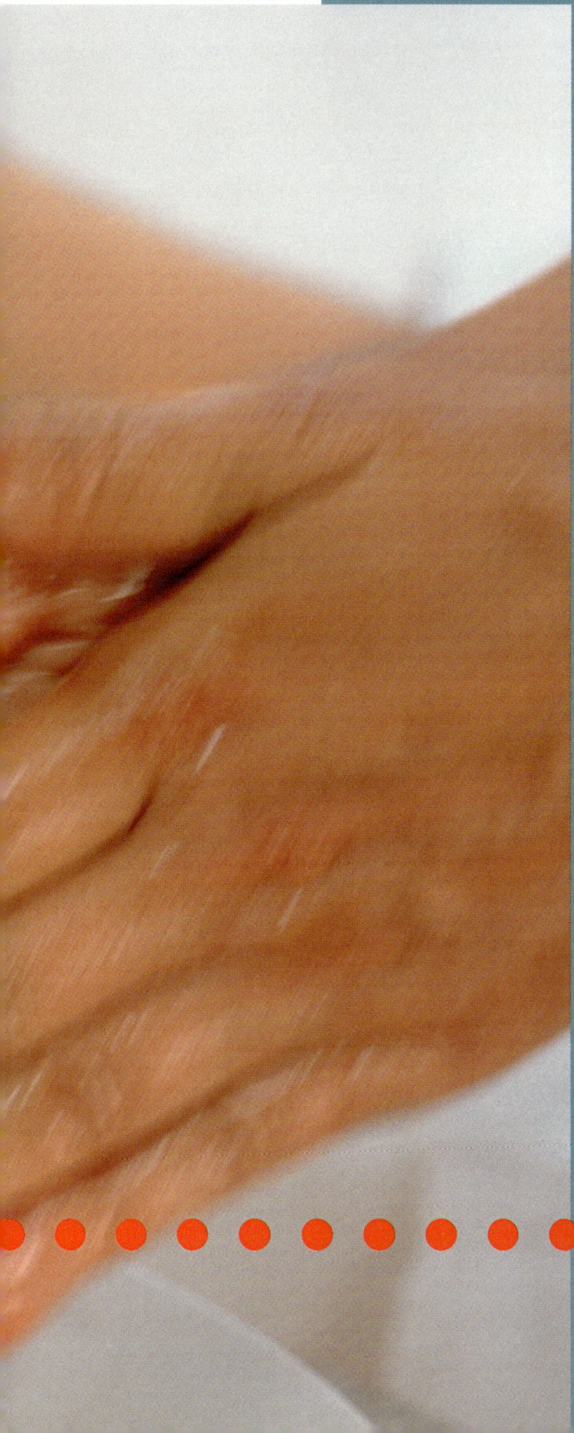

Der wichtigste Faktor...

...für die tiefe Erholung ist die Bewegung. Regelmäßiger Sport, und dabei vor allem der Ausdauersport, bringt auf die Dauer mehr Ruhe in Ihr Leben. Diese Reaktion ist eine ganz natürliche Antwort auf die Anstrengung, denn jeder Anspannung folgt die tiefere Entspannung. Fachleute nennen das den somatischen Tranquilizereffekt. Zu haben ist er ohne Rezept und ganz ohne negative Nebenwirkungen.

Sobald Sie das Training in Ihren Alltag integriert haben, es darin homogener und stetiger Bestandteil ist – und nicht mehr zusätzlich einzuplanende Belastung –, wird sich der positive Effekt einstellen.
Nun gibt es neben dieser langfristigen Strategie, die zugegebenermaßen einige Wochen der Umstellung und Umgewöhnung bedarf, eine ganze Reihe von schnellen Hilfen für besondere Situationen. Denn was nutzt die tiefe Entspannung in drei Monaten, wenn jetzt das Abschalten schwer fällt und gerade heute die Schultern schmerzen? So werden Sie in diesem Kapitel jede Menge praktischer und praktikabler Lösungen für Ihren Alltag finden.

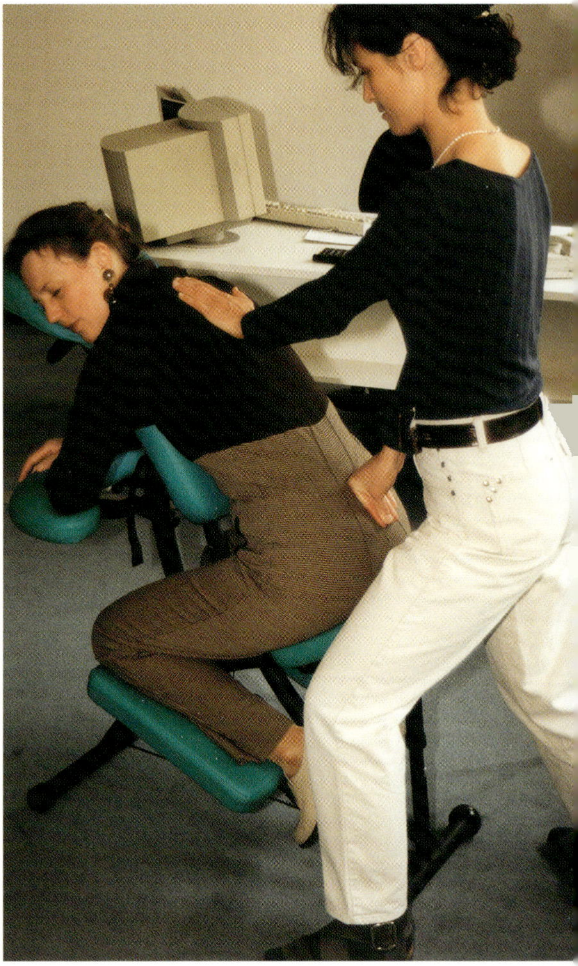

Entspannung auf Anruf: Den Spezialstuhl bringt der Masseur mit.

Vom Wert der Massagen

Jeder kennt sie und fast jeder sehnt sich danach, vom Zeh bis zum Scheitel mal wieder richtig durchgeknetet zu werden. Professionelle Massagen bieten Entspannung pur, wahre Verwöhnarien durch kundige Hände. Vor allem in Verbindung mit Wärme, also mit heißen Rollen, Heißluft oder einer Fangopackung können die klassischen Massagen Verspannungen lösen und Schmerzen lindern, sie kurbeln die Durchblutung an und bringen den Stoffwechsel auf Trab. Eine US-Studie hat unlängst festgestellt, dass sie auch die Zahl der T-Zellen im Blut, die für die Immunabwehr wichtig sind, signifikant ansteigen lassen.
Die Rezeptoren der Haut senden zahllose Signale ans Gehirn, das sich angeregt fühlt, Wohlfühlhormone auszuschütten und den Spiegel Stress auslösender Hormone zu senken. Der Blutdruck normalisiert sich, und man wird ruhiger. Alles wohltuende Effekte, die wissenschaftlich überprüft sind. Wer also die Zeit findet, sich eine Serie von Massagen zu gönnen (bei bestimmten Indikationen verschreibt sie auch der Hausarzt), sollte sie nutzen. Auch viele Hotels bieten in ihren Wellness-Etagen einen Massageservice an: eine schöne Abwechslung auf Reisen.
Doch gerade im Alltag braucht man häufig die Instantentspannung. So sind sie in den

USA schon länger der Hit, und auch bei uns wächst ihre Zahl ständig: mobile Massagedienste, die ins Haus oder ins Büro kommen. Ein Anruf genügt, und der Masseur rückt samt Spezialstuhl an. Sie knien (bekleidet) darauf, der Oberkörper und die Schultern sind dabei sanft abgestützt. Im Handumdrehen werden Hals, Nacken und Arme wieder butterweich, die Verspannungen werden durch Streichungen und wellenartige Schüttelbewegungen gelöst. Eine zwanzigminütige Massage kostet zwischen dreißig und vierzig Mark, dazu kommen die Kosten für die Anfahrt.

Tipp...

Massageteam

Viele Bürogemeinschaften sind schon auf die Idee gekommen: einmal Masseur bestellen, mehrere Menschen massieren lassen. Das reduziert die Anfahrtkosten und entspannt zusätzlich das Betriebsklima.

Call a Massage

Bundesweit vermittelt Adressen:

••• JOBfit Mobiler Massage-Service,
Ralf Mehl, Bieberaustr. 1, 64397 Modautel,
Tel. 0 61 67/14 50, Fax 0 61 67/14 79
••• oder über die Homepage im Internet:
www.jobfit-online.de

Eine Auswahl in wichtigen Städten:

••• **Frankfurt:**
Body Balance, Tel. 0 61 92/95 26 70,
JOBfit, Tel. 0 61 67/14 50 (Service auch für das Umland, Heidelberg und Mannheim)
••• **Hamburg:**
Cura Sanitas, Tel. 0 40/552 61 03,
Magic Hands, Tel. 0 40/27 80 54 73,
Pro Fit, Tel. 0 41 06/76 20 77
••• **Köln:**
Pro Fit, Tel. 02 21/732 73 22
••• **München:**
Pro Fit, Tel. 0 89/34 47 65
Stressbusters, Tel. 0 89/26 70 73,
••• **Stuttgart:**
Fitpress, Tel. 07 11/765 74 92

Neben den klassischen oder auch schwedischen Massagen gibt es eine Reihe besonderer Massageformen. Chinesische (»Akupressur«) oder japanische (»Shiatsu«), indische Ayurveda-Massagen, deren Highlight die Abhyanga, die vierhändige »Massage der liebenden Hände« ist. Angeboten werden auch Thai-Massagen, die besonders geeignet sein sollen, das Immunsystem zu stärken, und Lomi lomi, eine Energiemassage aus Hawaii. Wer Gelegenheit und etwas Kleingeld übrig hat, sollte sich diese sinnlichen Erlebnisse gönnen.

••• ***Entspannen Sie sich***

Für viele beruflich engagierte Menschen ist es ungemein wohltuend, die Verantwortung abzugeben und sich verwöhnen zu lassen. Der Erholungseffekt der Massagen wird dadurch verstärkt.

Fußmassagen stimulieren über die Reflexzonen den ganzen Körper.

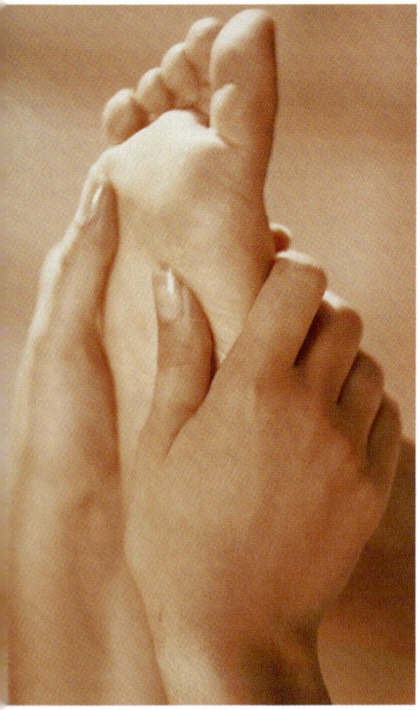

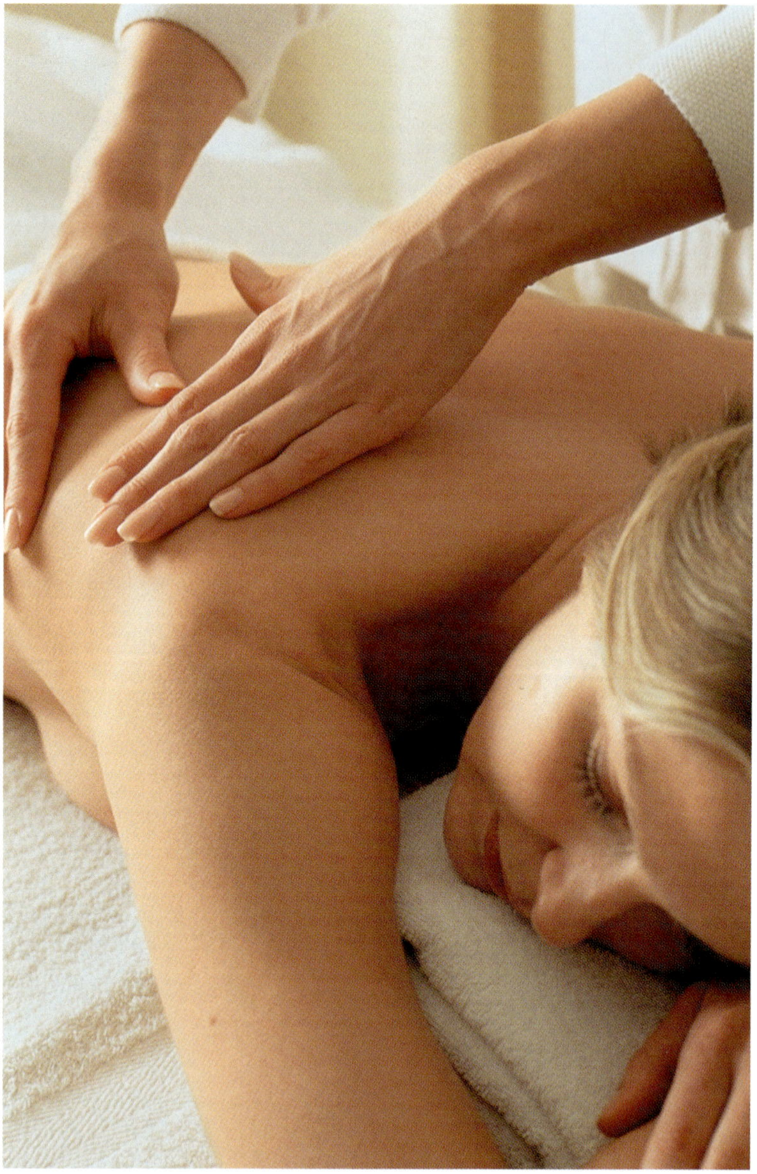

Die wichtigste Grundregel beim Massieren: nur die Muskeln kneten, Wirbelsäule und Gelenke umfahren.

Allen Massageformen ist leider eines gemeinsam: Die Wirkung verfliegt nach wenigen Tagen, ja, manchmal bereits nach Stunden. Ein einziger anstrengender Nachmittag am Computer kann genügen, um die alten Schmerzen an den immer gleichen neuralgischen Punkten wiederkehren zu lassen. Da helfen oft einfache Übungen besser, die Sie selbst und sofort ausführen können.

Aktiv statt passiv

Manchmal sind es nur Kleinigkeiten, die uns angenehmer durch den Alltag bringen. Sei es eine Schale frische Beeren oder eine duftende Tasse Tee, die Sie mit Blick aus dem Fenster genießen. Ein Spaziergang. Oder eine kurze Körper- oder Atemübung, die uns wieder bewusst macht, dass wir nicht nur aus dem Kopf und den zu lösenden Aufgaben bestehen. Hier eine kleine Auswahl, die Sie, wann immer Sie Zeit und Ruhe haben, ausprobieren sollten. Nicht jede Übung wirkt bei jedem gleich gut. Spüren Sie die Unterschiede und merken Sie sich Ihre Lieblingsübung fürs Büro oder für Ihre Reisen.

Schulterrollen

Viele Schreibtischarbeiter ziehen bei der Arbeit unbewusst die Schultern nach oben. Besonders unter Zeitdruck wird das leicht zur Dauerhaltung und macht sich spätestens am Abend schmerzhaft bemerkbar. Also entspannen Sie die Schultern zwischendurch bewusst. Und zwar so:
Setzen Sie sich aufrecht hin, das heißt in der vorderen Stuhlhälfte auf Ihre Sitzbeinhöcker, die Füße stehen hüftbreit und mit der ganzen Sohle auf dem Boden. Nun die Schultern ganz nach oben bis zu den Ohren ziehen, dabei einatmen. Mit dem Ausatmen fallen lassen. Dreimal wiederholen und mit jedem Ausatmen noch etwas tiefer fallen lassen. Dann bewusst mit dem Ausatmen die Schultern nach vorne ziehen, ganz nach vorne, bis Sie spüren, wie Ihr Brustkorb und Ihre Lungen eingeengt werden. Mit dem Einatmen ganz nach hinten (nicht nach oben!) ziehen, bis die Schulterblätter so weit wie möglich zusammenrücken. Dreimal wiederholen und entspannen. Nun die Schultern langsam über vorne nach oben, hinten und unten kreisen. Einige Male rückwärts, dann vorwärts. Entspannen und nachspüren.
Fühlen Sie nun, wo eine gute, entspannte Mittelposition für Ihre Schultern ist? Merken Sie sich dieses Gefühl und erinnern Sie sich so oft wie möglich daran.

••• Frostbeulen

Viele, vor allem Frauen, frösteln leicht. Sie ziehen dann beim Gehen oder an der Haltestelle die Schultern hoch, weil das vermeintlich wärmer sei. Achten Sie einmal darauf und lassen Sie Ihre Schultern bewusst nach unten sinken. Wenn Sie leicht frieren, nehmen Sie einen Schal mit und ziehen Sie eine Pudelmütze auf.

Entspannung für die Augen

Langes Arbeiten am Bildschirm ermüdet die Augen. Das kann akut zu Kopfschmerzen führen und langfristig die Kurzsichtigkeit verstärken. Das Augenrollen, eine Übung aus dem Yoga, entspannt und erfrischt nicht nur die Augen, sondern den ganzen Menschen.
Setzen Sie sich aufrecht hin, wenn Sie mögen in den Schneidersitz, und schauen Sie geradeaus. Schauen Sie so weit wie möglich nach rechts, ohne den Kopf dabei zu bewegen. Verharren Sie 5 Sekunden dort und schauen Sie dann ganz nach links. Verharren Sie dort wieder 5 Sekunden. Schauen Sie nun für 5 Sekunden nach oben und für 5 Sekunden nach unten. Kurz mit geschlossenen Augen entspannen. Nun stellen Sie sich eine Riesenuhr vor, deren Zeiger Sie mit den Augen folgen. »Springen« Sie dabei wie ein Sekundenzeiger von Zahl zu Zahl. Wiederholen Sie in entgegengesetzter Richtung. Bedecken

Sie nun Ihre Augen mit den Handflächen, um sich auszuruhen.
Nach einiger Zeit der Übung können Sie variieren: Springen Sie diagonal mit den Augen, drehen Sie sie in Halbkreisen. Oder blicken Sie einmal entspannt so weit Sie können aus dem Fenster, stellen Sie sich einen Horizont in der Ferne vor. Dann schielen Sie ganz nah auf Ihre Nasenspitze. Wechseln Sie dreimal und ruhen Sie sich mit geschlossenen Augen kurz aus.

»Wer weniger macht, nimmt mehr wahr.«

••• *Myriam Pfeffer, Feldenkrais-Lehrerin*

Wechselseitige Nasenatmung

Eine Allround-Übung aus dem Yoga, die flatternde Nerven beruhigt und schnell entspannt. Außerdem hilft sie gegen Schlaflosigkeit und kann Kopfschmerzen lindern. Setzen Sie sich aufrecht (auf Ihre Sitzhöcker), wer kann, setzt sich in den Schneidersitz. Heben Sie Ihre rechte Hand und verschließen Sie mit dem Ringfinger Ihr linkes Nasenloch. Atmen Sie tief durch das rechte Nasenloch ein und zählen Sie dabei langsam bis vier. Verschließen Sie jetzt mit dem Daumen zusätzlich das rechte Nasenloch und halten Sie den Atem kurz (1 bis 4 Sekunden) an. Öffnen Sie das linke Nasenloch und atmen Sie 4 bis 8 Sekunden vollständig aus. Atmen Sie durch *dasselbe* Nasenloch wieder ein, schließen Sie es mit dem Ringfinger und halten den Atem kurz an. Nun durch das andere Nasenloch wieder ausatmen. Fünf bis zehn tiefe Atemzüge reichen für den Anfang schon aus.

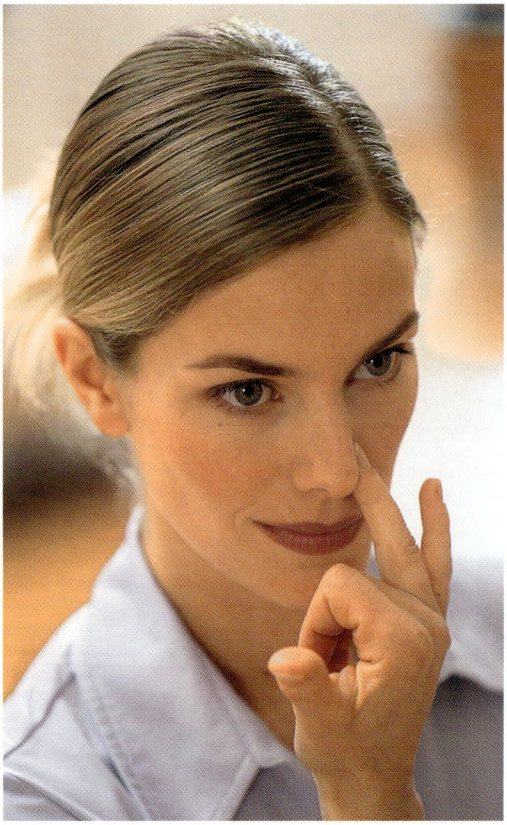

••• *Eine Atemübung aus dem Yoga, die flatternde Nerven schnell beruhigt.*

Extra-Info...

Geschmackssache

Kraft- oder Stretching-Übungen werden von der Anatomie und der Funktionalität bestimmt, Entspannungsübungen sind dagegen Geschmackssache. Während einer sich gerne still auf die Innenschau konzentriert, arbeitet ein anderer lieber dynamisch. Was dem einen zu esoterisch ist, liegt dem anderen besonders. Probieren Sie also verschiedene Möglichkeiten aus und sehen Sie dann, was Ihnen zusagt.

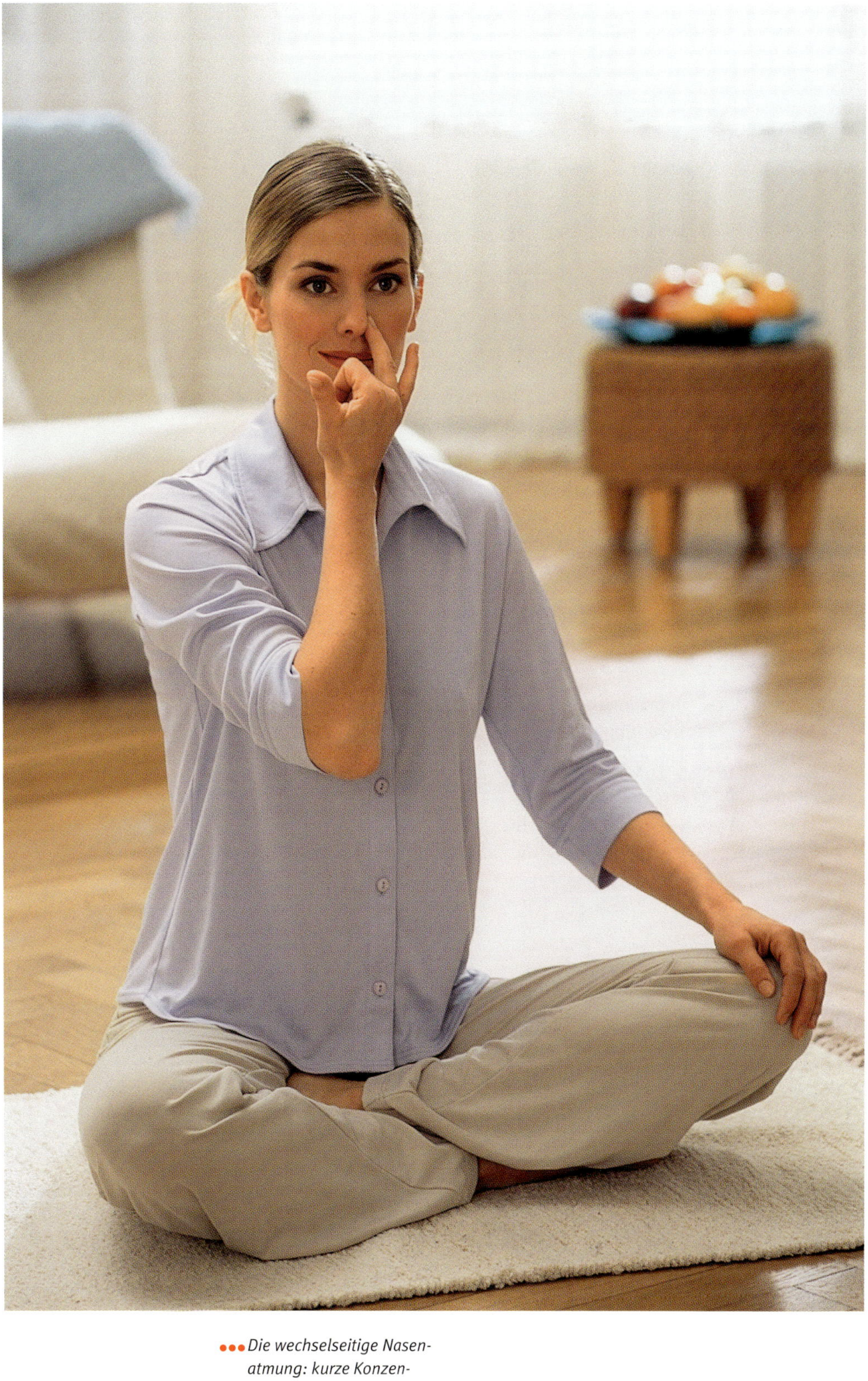

••• *Die wechselseitige Nasenatmung: kurze Konzentration, lang anhaltende Entspannung.*

So gewinnen Sie Zeit

Laufen und Stretching, Power- und Entspannungsübungen. Wann soll ich das denn alles machen, werden Sie jetzt vielleicht stöhnen. Keine Bange, denn hier erfahren Sie, woher die Zeit kommt.

Punkt 1: Eine Grundlage der folgenden Überlegungen heißt ganz schlicht: »Ja zum Stress«. Diese Zeile ist auch der Titel eines neuen Buches von Managementtrainer Wolfgang Stehling. Die Idee, die dahinter steckt: Sie können den Stress häufig nicht abstellen, Sie können nur anders damit umgehen. Wesentlich ist, die Belastung zu akzeptieren. Wer einmal darauf achtet, wird feststellen, dass er sehr viel Zeit damit verbringt, über den Stress zu lamentieren. Sei es, dass er Freunden oder seinem Partner/seiner Partnerin gegenüber klagt (was fürs Seelenheil günstiger als die stille Variante ist, weil es zumindest erleichtert), sei es, dass er einen inneren Dialog führt: »Warum musste ich dieses Projekt auch annehmen? Hätte das nicht jemand anders erledigen können? Warum immer ich? Warum habe ich keine Entlastung?« Dieses Lamentieren kostet Kraft und verstellt den Blick für die Lösung. Also sagen Sie Ja zum Stress.

Punkt 2: Unterscheiden Sie Wesentliches von Unwesentlichem. Schauen Sie dazu noch einmal auf die Quadranten von Seite 16. Erkennen Sie, dass echte Erholung wichtig ist. Bewegung, Entspannung und Sport sind keine Zusatzbonbons, sollte zufällig mal Zeit übrig sein (denn Zeit ist nie übrig), sondern wichtiger Bestandteil unseres Lebens. Sie sind notwendig für die Regeneration und die Erhaltung unserer Lebensqualität und die unserer Familien.

Unterscheiden Sie echte von vermeintlicher Erholung. Oft sind wir zu müde, uns noch einmal aufzuraffen und zum Sport zu gehen. Wir sitzen dann lethargisch vor dem Fernseher oder mit einem Bier an der Bar. Wir

»Jeder Zwiespalt erzeugt Spannung, also Stress. Vollkommene Konzentration dagegen ist Entspannung.«

••• *Wolfgang Stehling, Managementtrainer*

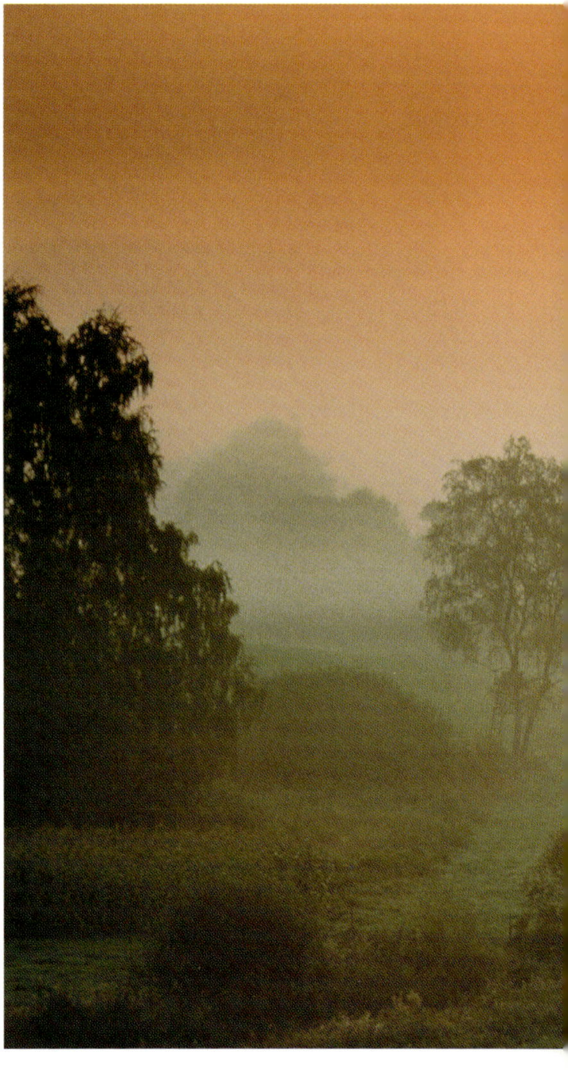

••• *Oft genügt schon ein kurzer Spaziergang, um Abstand zu gewinnen.*

»lesen« Zeitschriften oder Zeitungen, auf die wir uns eigentlich gar nicht mehr konzentrieren können. Das ist verschwendete Zeit. Viel besser wäre es da, noch einen Abendspaziergang zu machen und früh ins Bett zu gehen (siehe Seite 113 »Entspannt in den Abend«).

Punkt 3: Konzentrieren Sie sich. Wenn Sie lesen, lesen Sie. Wenn Sie telefonieren, telefonieren Sie. Und wenn Sie laufen, laufen Sie. Wer stets versucht, zwei Dinge gleichzeitig zu erledigen, macht nichts davon richtig und gerät in Stress. Diesen Hang, bei der einen Aufgabe schon über die nächste nachzudenken, macht uns unzufrieden. Wer sich konzentriert, gewinnt Zeit.

»Ich versuche nie, das Turnier, einen Satz oder ein Spiel zu gewinnen. Ich will immer nur den nächsten Punkt.«

••• Pete Sampras, Tennisspieler der Weltklasse

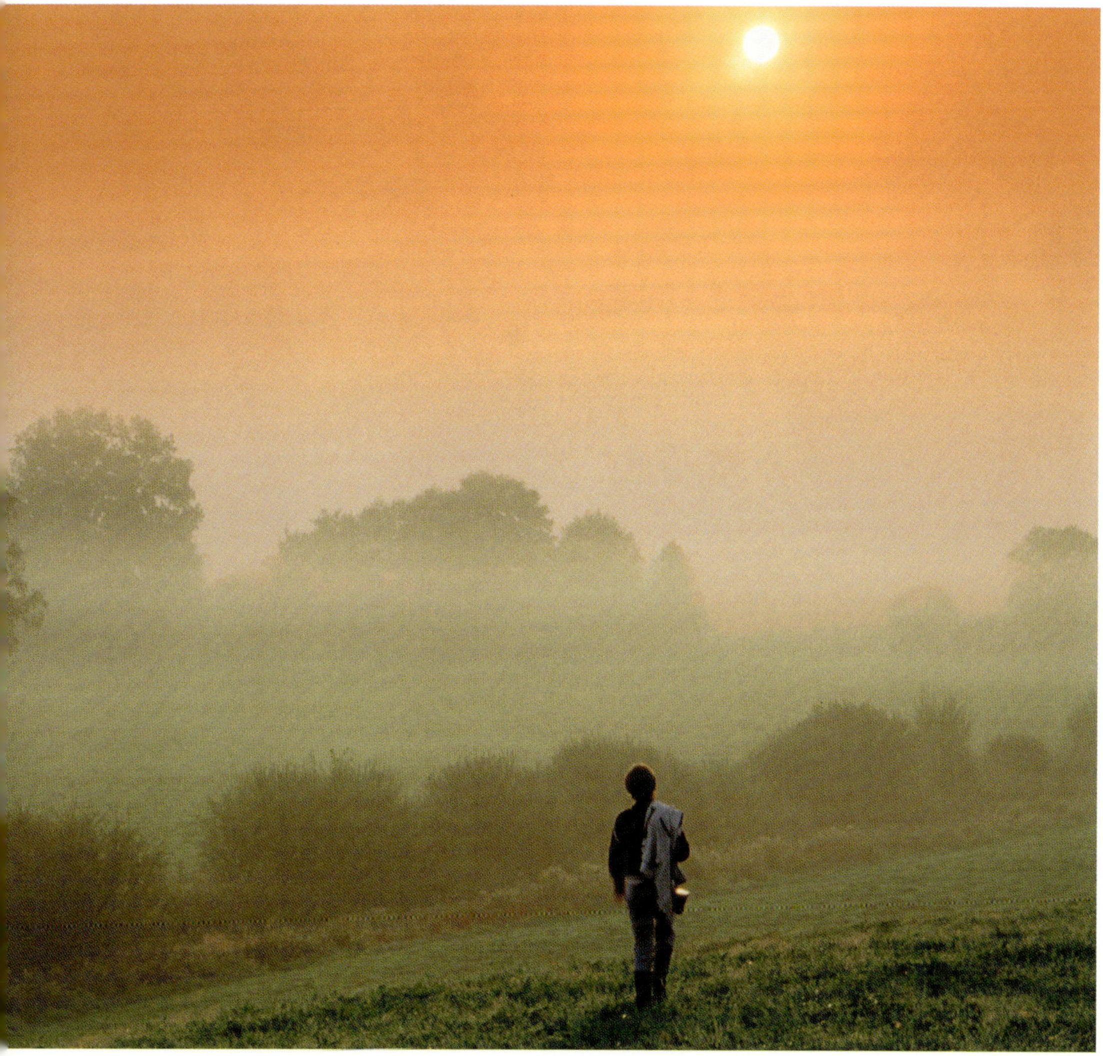

Die Entdeckung der Pünktlichkeit

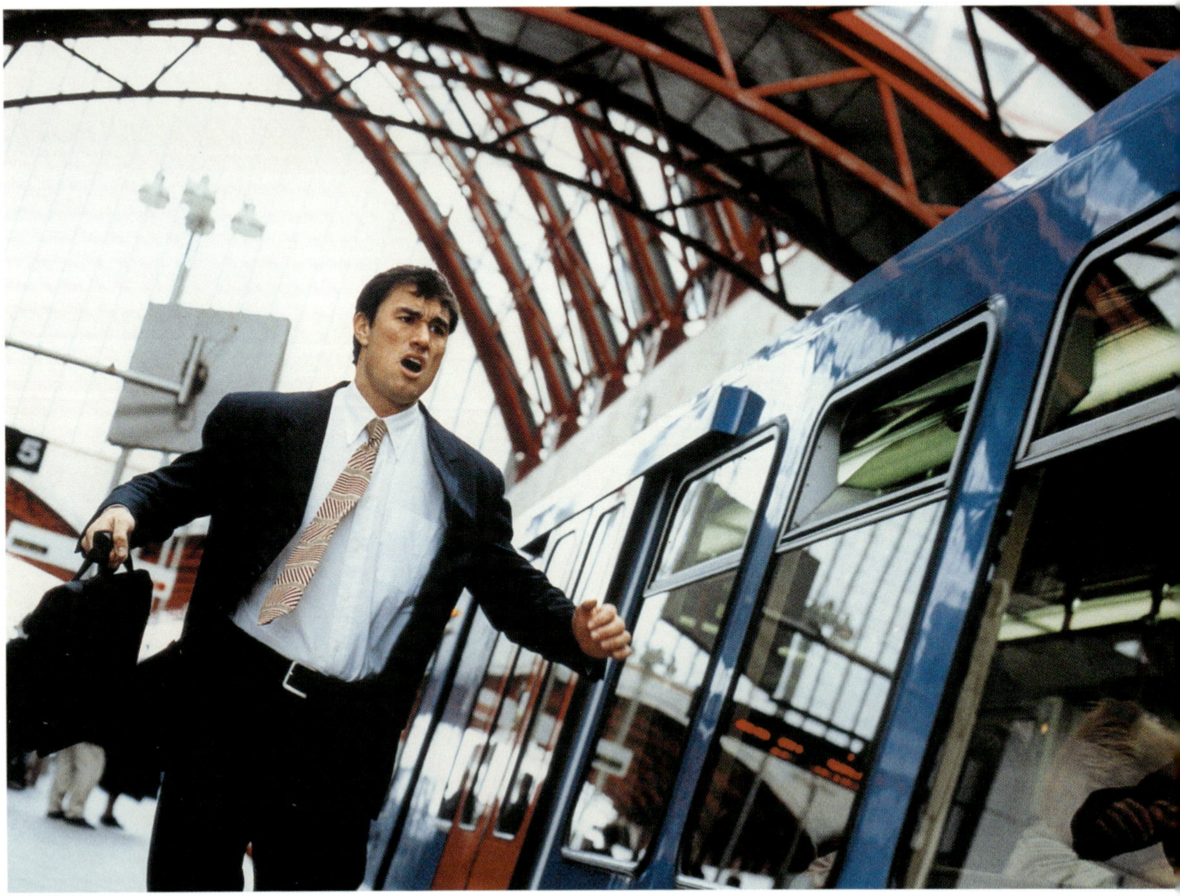

Punkt 4 der Zeitgewinn-Strategien ist die Pünklichkeit. Vielleicht kennen Sie das Phänomen, dass immer gerade dann, wenn Sie knapp in der Zeit sind, partout kein Parkplatz frei ist. Dass immer dann, wenn Sie den Weg zum Flugplatz und den Verkehr unterschätzt haben, die Schlange am Check-in doppelt so lang ist wie sonst. Dass genau dann der Automat für die Fahrkarten defekt ist oder keine Scheine annimmt, wenn Sie es ultraeilig haben, zu Ihrem Termin zu kommen. Oder dass gerade dann die Gardarobenfrau nicht zu sehen ist, wenn Sie beim dritten Klingeln im Theater noch schnell die Mäntel abgeben wollen.

Wer immer in letzter Minute ankommt, verstärkt den Stress.

Mein Rat: Stellen Sie es ein, die Pünktlichkeitsoffensive der Lufthansa auszutesten. Ersparen Sie sich Diskussionen mit Zugschaffnern über Nachgebühren und mit Taxifahrern über das Risiko, Verkehrsregeln zu ignorieren. Hören Sie auf, die Toleranz Ihrer Kollegen, Chefs, Partner, Freunde, Kinder und Ehepartner auf die Probe zu stellen. All das ist ganz einfach: Gehen Sie pünktlich los. Kalkulieren Sie alle Unwägsamkeiten wie Baustellen, Staus und besetzte Parkhäuser ein und Sie kommen stets entspannt ans Ziel.

Häufig werden Sie mit dieser Strategie tatsächlich fünf Minuten zu früh am Ziel sein. Wunderbar! Sie haben Zeit gewonnen. Nutzen Sie sie für einen kleinen Spaziergang, einen Cappuccino in der Kaffeebar, zehn Minuten in der Pressebuchhandlung. Oder beobachten Sie einfach die gehetzten Menschen und freuen Sie sich darüber, bereits angekommen zu sein.

Unsere Zeitnot ist häufig selbst gemacht. Wir setzen uns unter Druck, weil wir schnell noch einen Abschnitt zu Ende bringen oder ein Telefonat erledigen wollen. Üben Sie sich darin, die Arbeit zum richtigen Zeitpunkt und ohne Bedauern zu unterbrechen. Bereiten Sie sich rechtzeitig vor und starten Sie pünktlich, wenn Sie eine Verabredung haben. Voraussetzung ist natürlich, dass Sie Ihren Tagesablauf vernünftig gestalten: Planen Sie grundsätzlich Puffer zwischen den Terminen ein. Gehen Sie nie davon aus, dass alles immer reibungslos funktionieren und pünklich zu Ende sein wird.

In Sachen Unpünklichkeit bin ich Spezialistin: Von der Schulzeit bis zu meinen ersten Berufsjahren als Redakteurin war ich notorisch unpünktlich. Etwa zwanzig Jahre lang rannte ich der Zeit hinterher. Pünktlichkeit schien mir eine Spezialität langweiliger Spießer. Inzwischen gehe ich (meist) pünktlich durchs Leben. Ich bin wesentlich gelassener und ich habe viel mehr Zeit. Probieren Sie es einfach aus!

••• *Wertvolle Pausen*

Pausen sind keine verlorene Zeit. Auch in der Pause beschäftigt sich das Unterbewusstsein weiter mit einem anstehenden Problem. Wenn Sie zurück an Ihren Arbeitsplatz kommen, findet sich die Lösung oft im Handumdrehen.

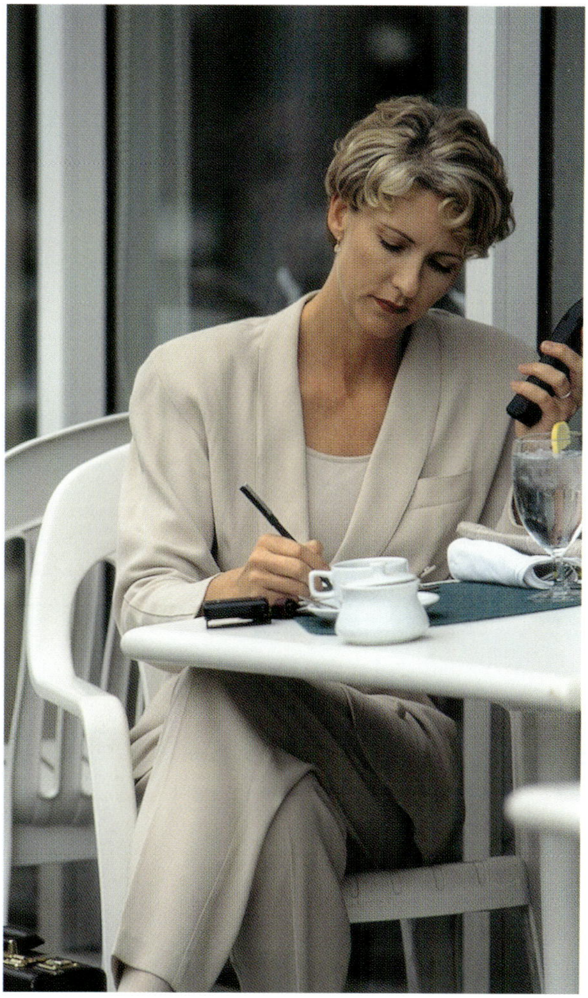

••• Manchmal ist weniger mehr – warum nicht einfach den Kaffee genießen?

Zeitgewinn planen

•••**Akzeptieren Sie Ihren Job.** Sagen Sie Ja zum Stress.

•••**Unterscheiden Sie Wesentliches vom Unwesentlichen.** Gewinnen Sie eine neue Lebensqualität.

•••**Konzentrieren Sie sich.** Denn Zwiespalt verstärkt den Stress, Konzentration dagegen bewirkt Entspannung.

•••**Seien Sie pünktlich.**

•••**Planen Sie Zeitpuffer** in Ihren Tagesablauf ein.

•••**Starten Sie morgens rechtzeitig,** laufen Sie nicht der Zeit hinterher.

Morgenrituale – der gute Start

Häufig beginnt unsere Zeitnot bereits beim Aufstehen. Wir drehen uns eben noch ein paar Minuten um und – zack – sind wir eine Viertelstunde zu spät dran. Wir beginnen bereits vor dem Frühstück zu hetzen und hecheln möglicherweise den ganzen Tag – stets einige Minuten zu spät – hinter unseren Terminen her. Die wichtigen Unterlagen konnten nicht noch einmal durchgesehen werden, wir sind in Meetings unvorbereitet und fühlen uns miserabel. Also beginnt der kluge Manager den Tag bereits mit einem Quäntchen Extrazeit.

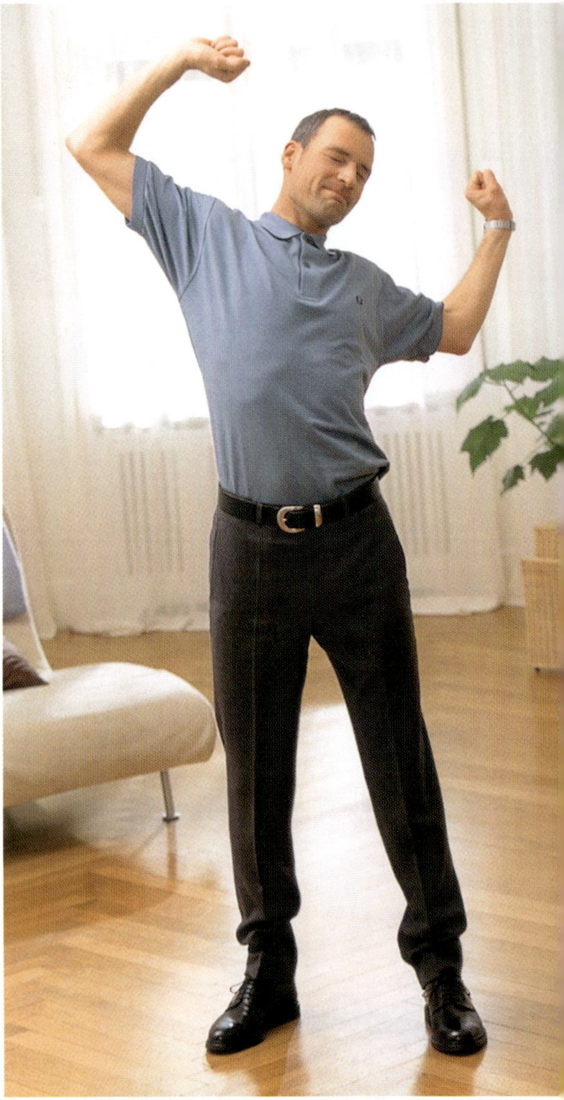

•••*Morgens einige Minuten Extrazeit – ein lohnender Beginn.*

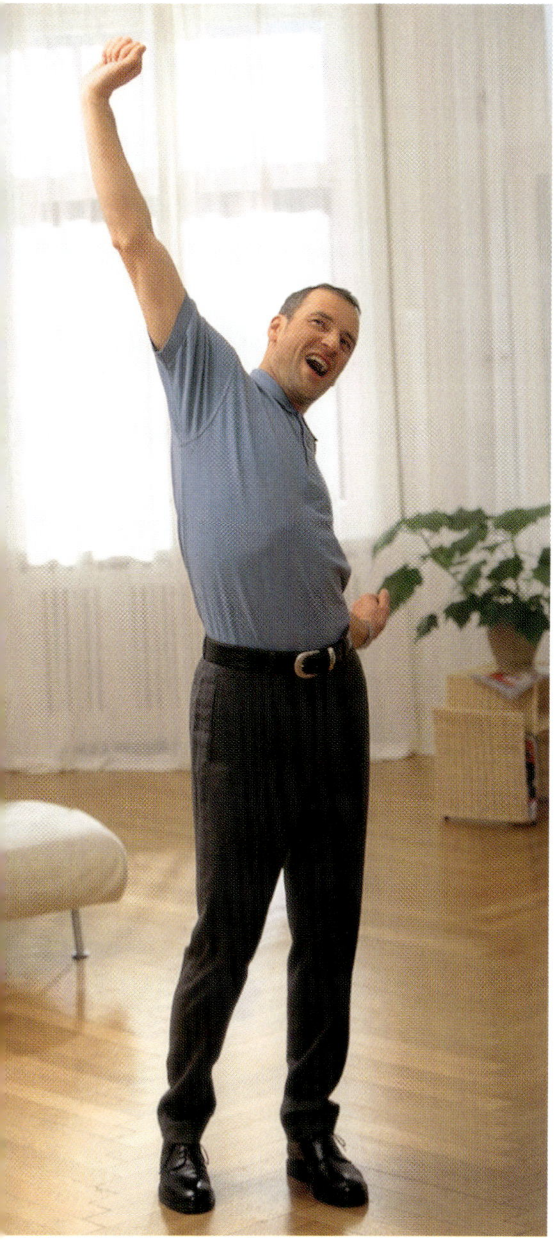

••• *Recken und Strecken – frische Energie für den Tag.*

Stellen Sie den Wecker einige Minuten früher als gewohnt. Eine kurze Zeit, die Sie sich bewusst gönnen, bevor die Pflichten Sie packen (oder besser: Sie die Pflichten anpacken). Versuchen Sie es einmal so: Sie wachen morgens auf und bleiben noch einen Augenblick im Bett. Recken und strecken Sie sich in alle Richtungen: Machen Sie sich lang, kreisen Sie mit Füßen und Händen. Lächeln Sie dabei und denken Sie an etwas Neues, Schönes, das Ihnen an diesem Tag begegnen wird.

Raus aus den Federn und einige sanfte Stretching-Übungen: lockeres Dehnen der Körperseiten (»Flankendehnung«, siehe Seite 73), Schulterrollen und Strecken bis zu den Zehenspitzen. Wer irgend kann, sollte dazu das Fenster weit öffnen oder hinaus auf den Balkon gehen. Schließen Sie eine Atemübung an, zum Beispiel das Energie-X von Seite 26 an oder das Ausschwingen von Seite 100. Stellen Sie sich dabei vor, wie Sie mit jedem Atemzug gute Laune tanken. Beim Ausatmen pusten Sie negative Gedanken einfach in die Luft.

Optimismus und Lebensfreude sind vor allem eine Sache der Einstellung. Es lohnt also, sich Zeit für derartige Gedankenspiele und Übungen zu nehmen. Wer morgens etwas flexibler ist, kann nach diesen ersten Aufwärmübungen eine Runde laufen gehen; wer einen Garten hat, stolziert durchs taunasse Gras (siehe Extra-Info Seite 96).

Alle anderen duschen gemütlich. Morgenmuffel brausen zuerst warm, dann kalt: rechtes Bein, linkes Bein, rechter Arm und linker Arm, Brust und Rücken für jeweils 5 Sekunden. Danach wieder warm abbrausen und zum Abschluss nochmals einen kurzen kalten Guss. Das Wechselduschen bringt den Kreislauf in Schwung und hält die Gefäße elastisch.

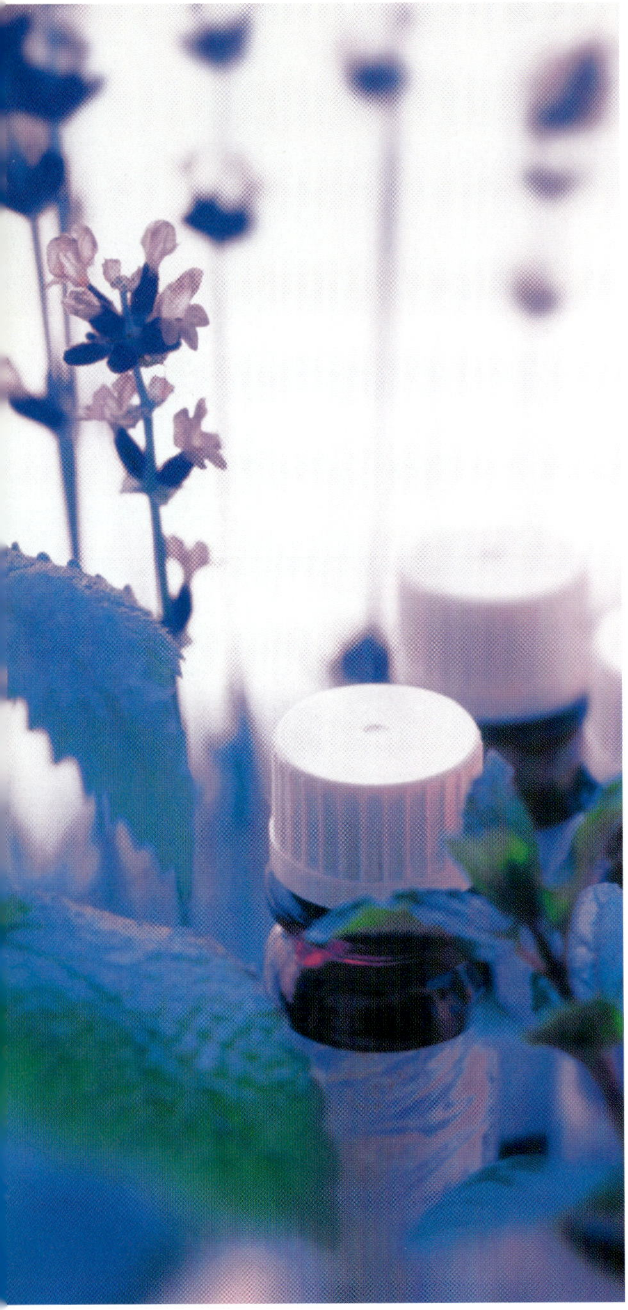

Reine ätherische Pflanzenöle sind hoch konzentriert; im Körperöl reichen wenige Tropfen davon aus.

Extra-Info...

Väterchen Kneipp

Glücklich, wer einen Garten hat: Die morgendliche Kneippkur gibt es dann gratis. Gehen Sie ins taunasse Gras hinaus, drehen Sie eine Runde, indem Sie wie ein Storch stolzieren, und wärmen Sie die Füße anschließend in dicken Wollsocken wieder auf.

Vergessen Sie nach dem Duschen das Eincremen nicht. Es hat eine doppelte Wirkung: Die Haut bleibt geschmeidig durch die Pflegesubstanzen und die Massage, und die Duftstoffe aktivieren die Sinne. Dabei ist die Auswahl natürlich besonders wichtig. Morgens sollten Sie belebende Duftstoffe wählen: Zitronenöl zum Beispiel erfrischt und fördert die Konzentration. Probieren Sie doch einmal das »Citrus-Mandelöl« von Weleda – ein natürlich aromatisiertes Körperöl – oder lassen Sie sich in einer Drogerie oder einem Bodyshop beraten.

Wer mag, kann sich dort auch eigene Kreationen zusammenstellen lassen. Achten Sie dabei auf »natürliche Pflanzenöle«, denn nur sie können die volle Wirkung des Duftes entfalten. Auch Männer sind in diesen Läden übrigens gern gesehene Kunden; denn Körperkosmetik ist längst kein Privileg der Frauen mehr.

Nach diesem kleinen Ausflug in die Welt der Düfte ist es nun endlich Zeit für das Frühstück. Sie sollten es nicht ausfallen lassen, denn ohne Energie läuft gar nichts: Erst einmal muss sie gespeichert werden, bevor sie abgerufen werden kann.

Ideal ist eine Kombination von schnell verwertbaren und länger satt machenden Kohlenhydraten, zum Beispiel aus Obst und Getreide, dazu kommt Eiweiß aus den Milchprodukten. Ideal ist also ein zuckerfreies Müsli mit frischem Obst, Joghurt und Milch. Wer süßen möchte, nimmt Ahornsirup oder Honig dazu. Tee oder Kaffee nach Wahl, dazu ein Glas Wasser gegen den Durst. Mehr Tipps zur Ernährung finden Sie im Kapitel »So essen Sie sich fit.«. Nach diesem kleinen Morgenprogramm starten Sie garantiert frisch und voller Schwung in den Tag.

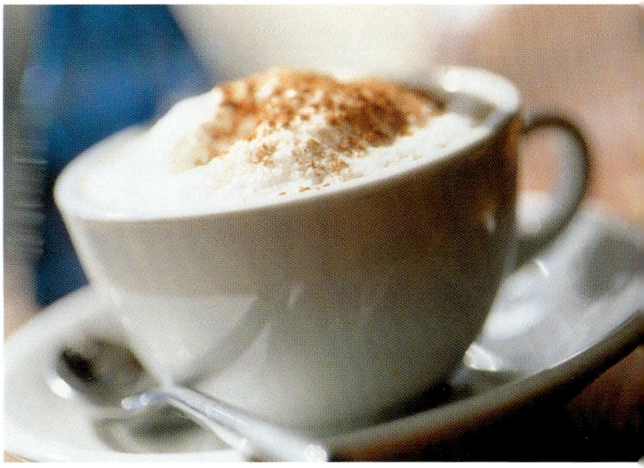

Kaffee oder Cappuccino macht Morgenmuffel schnell munter.

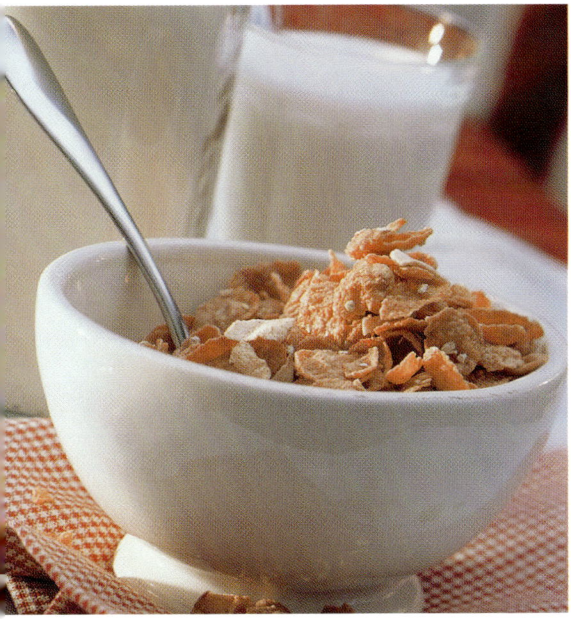

Frühstücksflocken und Milch geben Energie für den Tag.

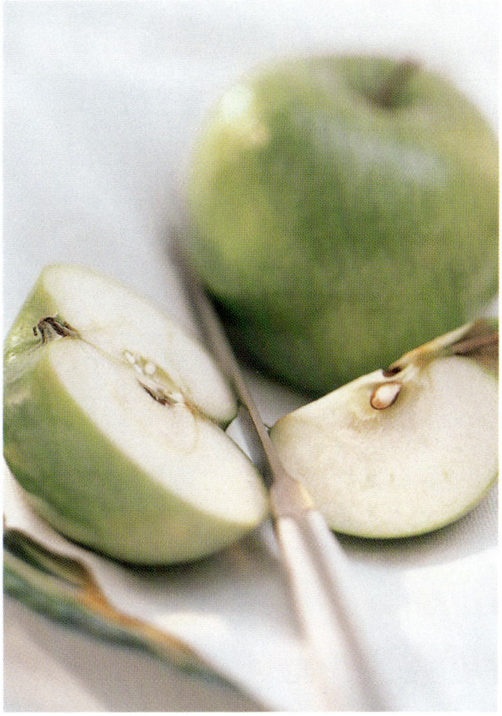

Und frisches Obst nach Wahl bringt Vitamine mit.

Neue Energie durch Atemübungen

Es ist nicht einfach, die Gelassenheit über den Tag zu retten, wenn der Berufsalltag hektisch ist und die Aufgaben sehr komprimiert sind. Doch Sie können einiges dazu tun, um gut über den Tag zu kommen: Stehen Sie immer mal wieder auf und gehen Sie ein wenig im Büro herum. Telefonieren Sie im Stehen, machen Sie sich Notizen am Stehpult (sehr en vogue). Wenn es möglich ist, verlegen Sie kurze Team-Besprechungen an Stehtische. Was viele Werbeagenturen schon entdeckt haben: Die Treffen werden kürzer und effektiver.

Achten Sie Ihren Bandscheiben zuliebe auf dynamisches Sitzen, das heißt: Ändern Sie die Sitzposition so oft Sie können. Entsprechende ergonomische Bürostühle erfordern dies geradezu. Machen Sie unbedingt eine Mittagspause, in der Sie das Büro verlassen und sich einen leichten Imbiss abseits des Schreibtisches gönnen.

In südlichen Ländern gibt es noch immer die gute Sitte der Siesta, und ein Schwatz zwischendurch muss auch mal drin sein. Bei uns wird der Wert des Büroschlafs gerade entdeckt, die Stadtverwaltung in Vechta spendierte ihren 180 Mitarbeitern bereits Isoliermatten für ein mittägliches Nickerchen.

••• Recht gut geschlafen

In den USA heißt der Blitzschlaf Power-Nap und wird von den meisten aller Chefs gerne gesehen. Auch in Japan wird der kurze Büroschlaf gefördert. In China ist das Recht darauf sogar in der Verfassung garantiert. Bei uns konnte sich das mittägliche Nickerchen leider noch nicht durchsetzen.

Doch solange sich der Mittagsschlaf noch nicht durchgesetzt hat, bleibt Ihnen nur, 5-Minuten-Pausen aktiv zu nutzen. Am besten klappt das Zurückholen der Energie – statt mit einem außerirdischen Schokoriegel – mit Atemübungen. Sie wirken im Turbotempo, haben bei regelmäßigem Üben aber auch einen angenehmen Langzeiteffekt.

Der Hintergrund: Hektik und Stress führen bei vielen Menschen zu flachem, schnellem Atmen. Meist wird zu viel ein- und zu wenig

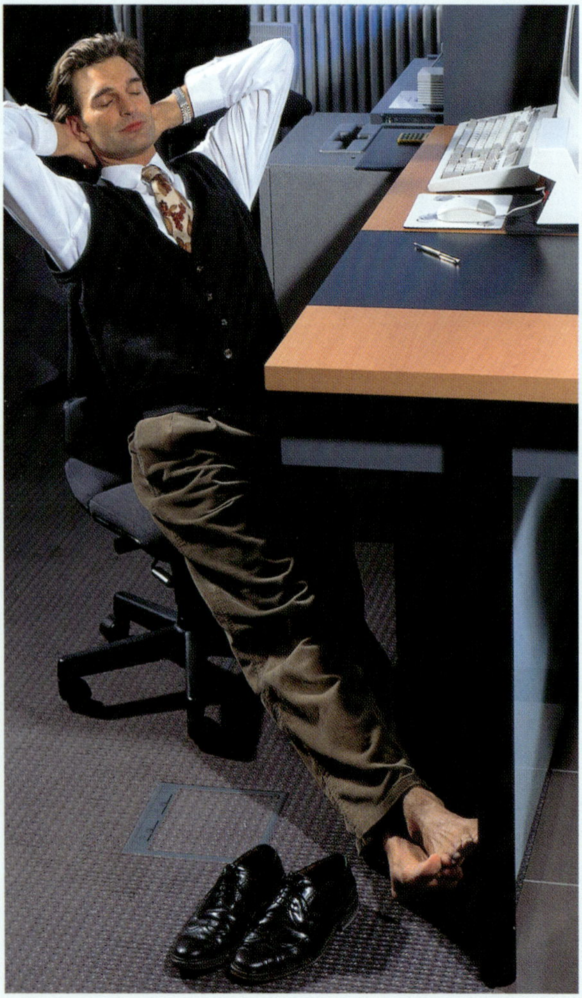

••• Dieser Mann arbeitet – denn Entspannungspausen sind Quelle der Kreativität.

»Die Art und Weise, wie wir atmen, hat enormen Einfluss auf unser Wohlbefinden. Wer ständig unter Hochspannung steht, hat selbst zum Luftholen keine Zeit. Hektische Menschen atmen meist zu flach und zu schnell. Sie sind atemlos im wahrsten Sinne des Wortes.« •••Petra Otto, Bewegungspädagogin

ausgeatmet. Dadurch erhöht sich die Kohlendioxidkonzentration im Blut, und das Gehirn wird schlechter mit Sauerstoff versorgt. Puls- und Blutdruck steigen, was zu Benommenheit und Kopfschmerzen führen kann. Die Energie geht flöten, und die Konzentration lässt nach. Abstellen können Sie das negative Phänomen durch die Verschiebung des Schwerpunktes: Die Betonung beim Atmen sollte auf dem Ausatmen liegen! Das entsäuert und entgiftet – und schafft Platz für frischen Sauerstoff und neue Energie.
Petra Otto, Bewegungspädagogin und Entspannungstrainerin in Hamburg, hat dazu die drei besten Übungen ausgesucht, speziell für knappe 5-Minuten-Pausen.

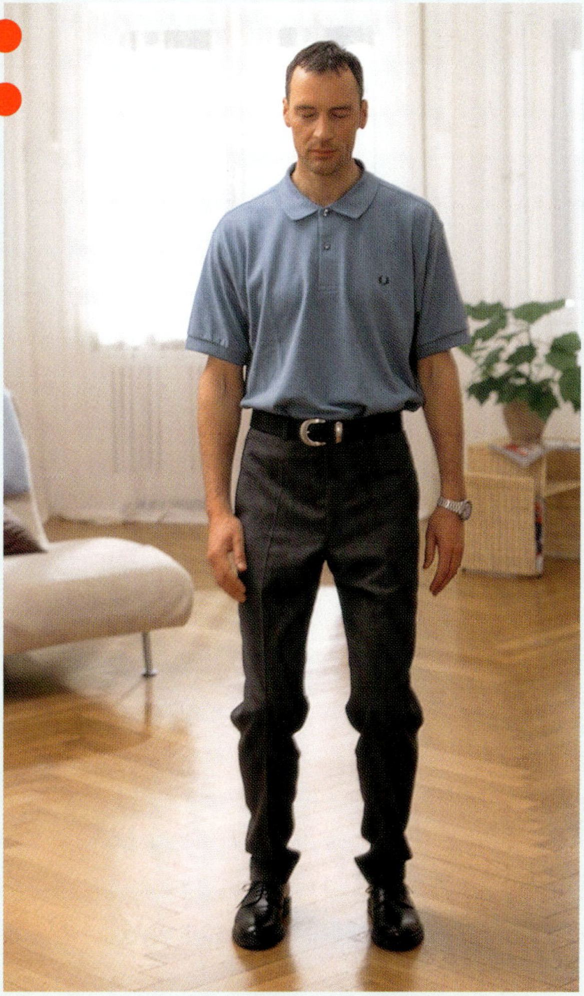

Abschütteln: Für mehr Frische und gute Stimmung

•••Sie stehen aufrecht, die Füße etwa schulterbreit auseinander. Nun federn Sie aus den Fußgelenken auf und ab, sodass die Fersen jedes Mal wieder sanft den Boden berühren. Dabei abwechselnd das Gewicht mal auf das rechte, mal auf das linke Bein verlagern. Den Atem einfach fließen lassen, die Arme schlackern entspannt rechts und links vom Körper. Lockern Sie so alle Gelenke von Kopf bis Fuß. Anschließend hinsetzen und den Atem spüren: tief einatmen und lange ausatmen, zwei bis drei Atemzüge lang.

Ausschwingen: Regt an und aktiviert den Kreislauf

•••Stellen Sie die Füße etwa schulterbreit auseinander. Spannen Sie Po- und Bauchmuskeln leicht an und heben Sie mit dem Einatmen die gestreckten Arme vor dem Körper über den Kopf. Während Sie kraftvoll ausatmen, schwingen Sie die Arme nach unten und seitlich am Oberkörper entlang nach hinten. Knie, Hüftgelenke und Rücken federn dabei locker mit. Mit dem nächsten Einatmen richten Sie sich wieder mit Armen und Oberkörper nach oben auf. Starten Sie mit acht bis zehn Schwüngen, später nach Lust und Laune steigern.

➔ Durch das intensive Ausatmen kann ein leichtes Schwindelgefühl entstehen. Keine Sorge, es verfliegt von ganz allein wieder.

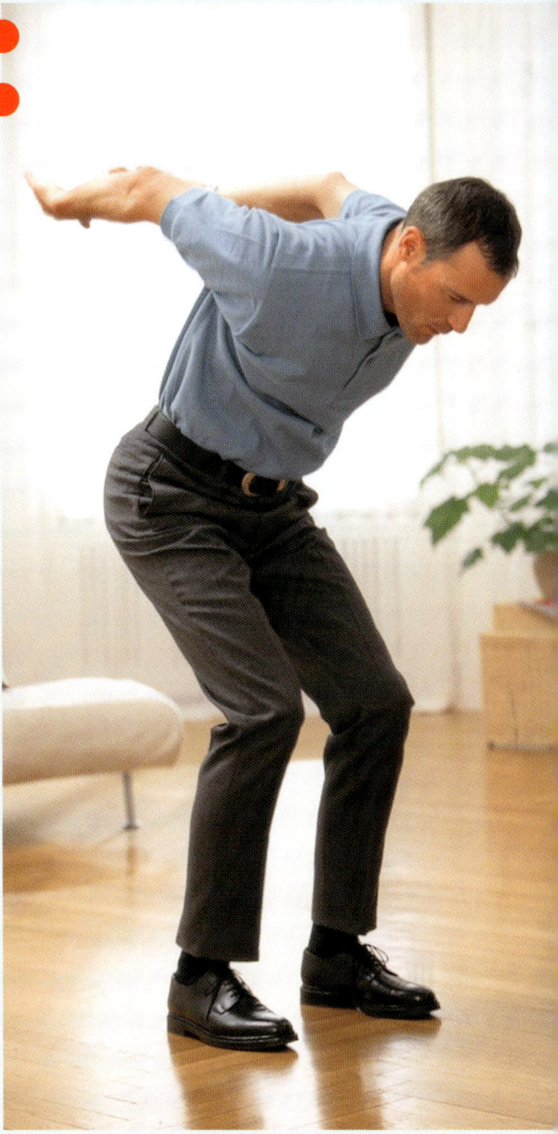

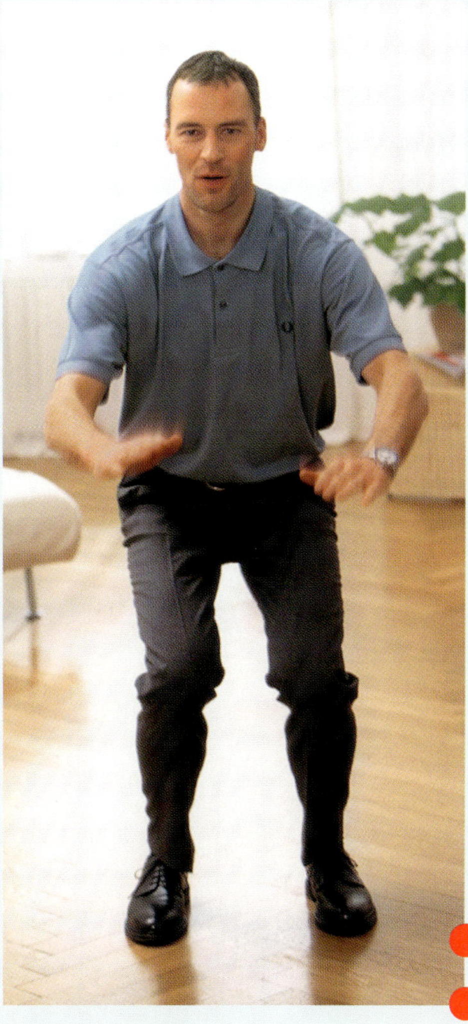

Abstreifen: Löst Anspannung und erfrischt

•••Sie stehen aufrecht, die Füße hüftbreit auseinander. Die Handflächen liegen auf den Oberschenkeln, die Ellenbogen zeigen nach außen. Im Ausatmen beugen Sie die Beine, als wollten Sie sich nach hinten setzen. Dabei schieben Sie die Hände zu den Knien, drücken sich kraftvoll ab und strecken die Beine. Gleichzeitig schwingen die Arme nach vorne oben, etwa auf Schulterhöhe. Mit dem nächsten Einatmen die Hände zurück auf die Oberschenkel bringen. Die Übungen etwa zehnmal wiederholen.

➜ Stellen Sie sich vor, Sie wollten etwas von Ihren Oberschenkeln nach vorne abstreifen. Dabei das Ausatmen besonders betonen.

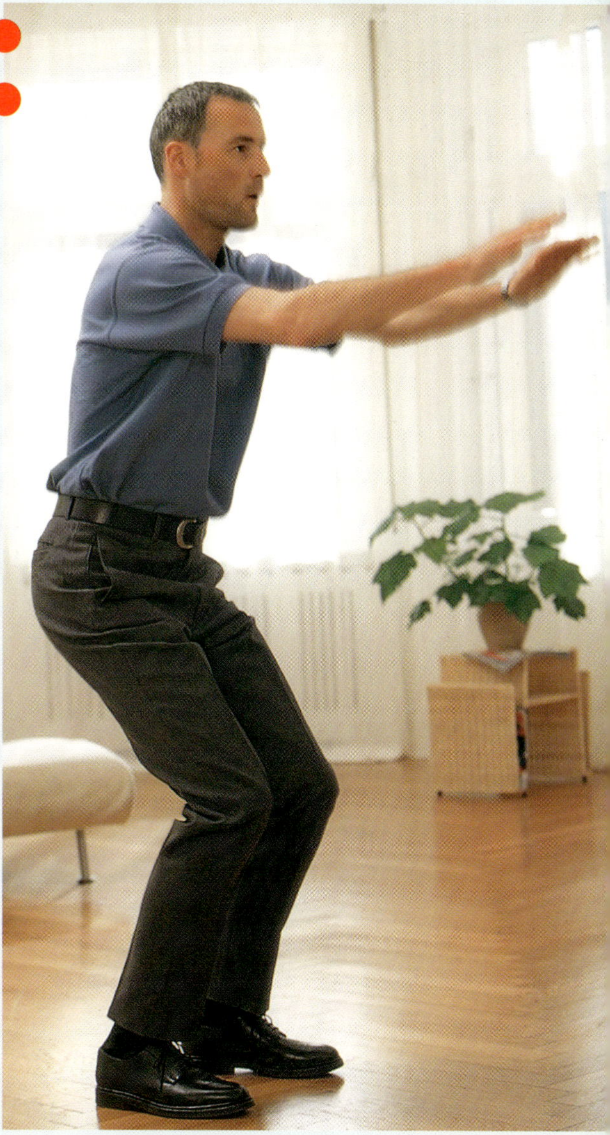

»Ein kurzer Power-Schlaf wäre der Hit«

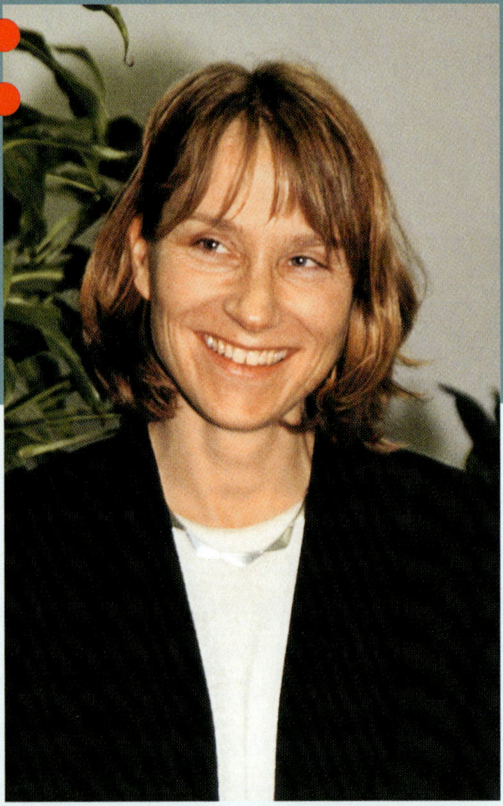

Sigrid Müller, 39, Projektmanagerin in Hamburg

Also mit dem Sport, das ist schon schwierig. Unter der Woche schaffe ich das so gut wie nicht mehr. Und das ist nicht nur ein zeitliches Problem, sondern auch eine Frage meiner Energie.
Etwa einmal in der Woche muss ich nach England fliegen, wo die Zentrale unserer Firma sitzt. Auf der Tagesordnung stehen Meetings, Seminare und Strategiediskussionen. Trotz häufiger Videokonferenzen lässt sich das Fliegen nicht immer vermeiden.
Je höher man die Karriereleiter erklimmt, umso mehr wird geflogen. Unsere Länderdirektoren sind nur noch unterwegs.
Das ist schon sehr anstrengend, das Schleppen des Gepäcks, das Warten im Flughafen, die konzentrierten Verhandlungen. Abends bin ich sogar zu müde, um im Hotelpool noch eine Runde zu schwimmen.
Morgens geht das besser, ich habe auf den Reisen immer meinen Badeanzug mit. Ich stelle den Wecker eine Stunde früher und schwimme eine halbe Stunde am Stück. Sonst lohnt sich das ja nicht. Also so von 6.30 bis 7.00 Uhr im Pool. Natürlich ist der klein: so fünf- bis zehnmal ziehen, wenden, fünfmal ziehen, wenden, aber das geht schon. Während ich frühstücke, trocknet mein Badeanzug über dem Handtuchhalter.
Joggen kann ich mir nicht so gut vorstellen, die verschwitzte Wäsche mieft im Koffer, die Schuhe nehmen Platz weg. Aber manche Kollegen schaffen das, die spielen im Sportcenter des Hotels auch noch Squash am Abend. Vielleicht haben Männer einfach mehr Energie.
Am Wochenende, meistens am Sonntag, wenn ich ausgeruht und ausgeschlafen bin, gehe ich ins Sportstudio. Entweder mache ich einen Kurs »Complete Body Workout« mit, also Gymnastik von Kopf bis Fuß, oder eine Stunde Bauch/Beine/Po. Das kann ich

gut brauchen. Im Anschluss an das Training gehe ich in die Sauna, manchmal auch ins Solarium.
Ich fahre – ebenfalls nur am Wochenende – viel Fahrrad und erledige dann eigentlich alles ohne Auto, auch für den Weg ins Fitnessstudio nehme ich das Rad. Wirklich sportlich sein kann ich allerdings nur im Urlaub; ich fahre Ski im Winter, ich tauche, und häufig wandern wir auch – sei es in Nepal oder im Sinai, wo wir nun schon zweimal um die Jahreswende herum zugebracht haben. Es ist dann wunderschön dort, und auch die Temperatur ist ideal. Aber das sind eben die Urlaube.
Insgesamt habe ich jedoch zu wenig Bewegung. Vor allem fehlt mir die Entspannung zwischendurch. Meine Schultern sind oft extrem verspannt. Ab und zu versuche ich, mir Massagen verschreiben zu lassen. Aber meistens habe ich weder Zeit für den Arzttermin noch für die Massage: Die Massagepraxen arbeiten von 8 bis 19 Uhr, und das schaffe ich nie.
So etwas wie Tai Chi oder Yoga zu lernen kann ich mir nicht vorstellen. Das ist mir zu esoterisch und kommt mir lächerlich vor. Dann eher Karate, also Action. Von meinem Chemiestudium her bin ich eher naturwissenschaftlich und rational ausgerichtet. Aber vielleicht ist das verkehrt, und ich sollte es mal probieren?
Was ich mir auf jeden Fall wünsche, ist eine Technik, um einen kurzen, unbemerkten Power-Schlaf halten zu können. Darüber habe ich neulich etwas im Fernsehen gesehen: ein Politiker, der anschließend aufwachte, ohne ein Körperteil zu bewegen. Er war komplett weg gewesen, die Augen waren geschlossen, und er wachte regungslos wieder auf. Das wäre toll, sich so kurz erfrischen zu können. Denn es gibt ja Meetings, bei denen man aus politischen Gründen nur anwesend sein soll. Da könnte man ruhig mal auftanken. Das wäre sicherlich auch sinnvoller, als dauernd Kaffee zu trinken und Kekse zu essen. Ein Turbo-Power-Schlaf. Das möchte ich lernen.

Gelassen im Meeting

So kommen Sie gut über die Runden

Flüchten oder standhalten? Auch wenn die Besprechung noch so langweilig ist, haben Sie meist keine Wahl. Sie müssen dableiben. Also gilt es, die Zeit gut zu überstehen. Trick Nummer eins ist dabei Wasser. Fehlt es, leidet nachweislich die Konzentration. Trinken Sie also keinesfalls nur Kaffee, er entzieht dem Körper Flüssigkeit, statt sie zu ersetzen. Nehmen Sie Mineralwasser und mischen Sie es, wenn Sie mögen, mit einem Fruchtsaft. Orangensaft enthält Vitamin C, von dem Sie in Stresszeiten besonders viel brauchen. Traubensaft und Apfelsaft bringen zusätzlich Fruchtzucker, ersetzen also den ein oder anderen Keks.

Um einen unbemerkten Power-Schlaf zu halten, wie es sich Sigrid Müller, Projektmanagerin in Hamburg, wünscht, bedarf es einiger Übung. Versuchen Sie, sich auf Ihren Atem zu konzentrieren. Atmen Sie lang und ruhig durch die Nase aus und fühlen Sie, wie der Atem kühl und weich durch die Nase wieder einströmt. Wenn Sie eine Hand auf den Bauch legen, können Sie spüren, wie sich die Bauchdecke hebt und senkt. Bei jedem Ausatmen werden Sie ein wenig schwerer und entspannter.

Doch Vorsicht: Wenn Sie tief und fest einschlafen, kann das unangenehme Folgen haben! Also besser erst einmal bei langweiligen Vorträgen oder im Flugzeug ausprobieren und das rechtzeitige Zurückholen üben. Oder versuchen Sie es mit einer Fantasiereise, träumen Sie sich einfach in Gedanken auf eine Sommerwiese, in die Berge oder ans

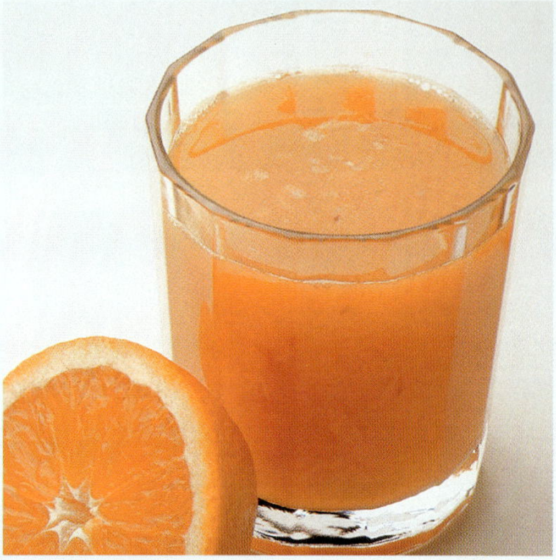

Frisch gepresster Orangensaft schmeckt gut und stärkt die Immunabwehr.

Extra-Info...

Wasser marsch!

Bis maximal vier Tassen am Tag wirkt Kaffee anregend, ab der fünften Tasse macht er nervös und müde. Dazu kommt: Kaffee entwässert. Wer also nur Kaffee trinkt, entzieht seinem Körper Wasser, anstatt ihm Flüssigkeit zu geben. Trinken Sie also besser Mineralwasser. Oder machen Sie es nach dem Vorbild der Wiener Kaffeehäuser: zu jeder Tasse Kaffee ein Glas Wasser.

Meer. Eine genaue Anleitung finden Sie auf Seite 111.
Eine andere, unauffällige Methode, sich zu entspannen, kommt aus China. Die Chinesen wissen schon seit Jahrtausenden, dass das gezielte Drücken und Reiben bestimmter Körperpunkte sehr wirkungsvoll ist. Die Akupressur ist ideal zur Selbstbehandung bei Stress, Verspannungen und Kopfschmerzen.

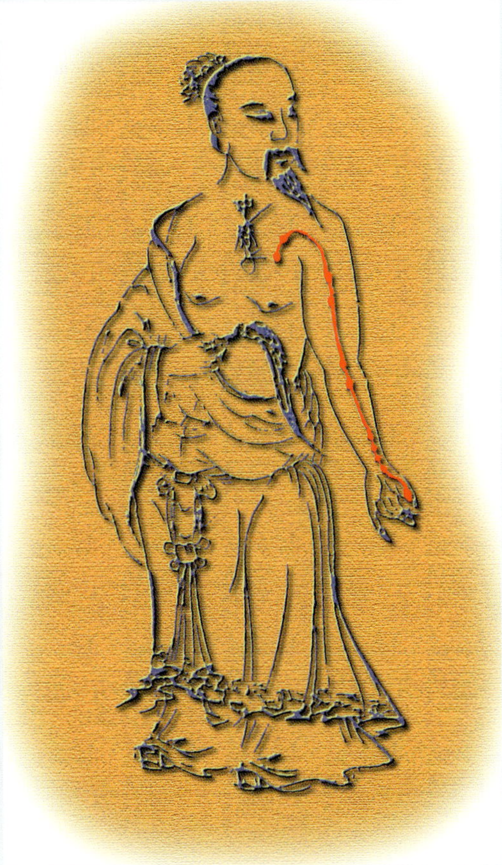

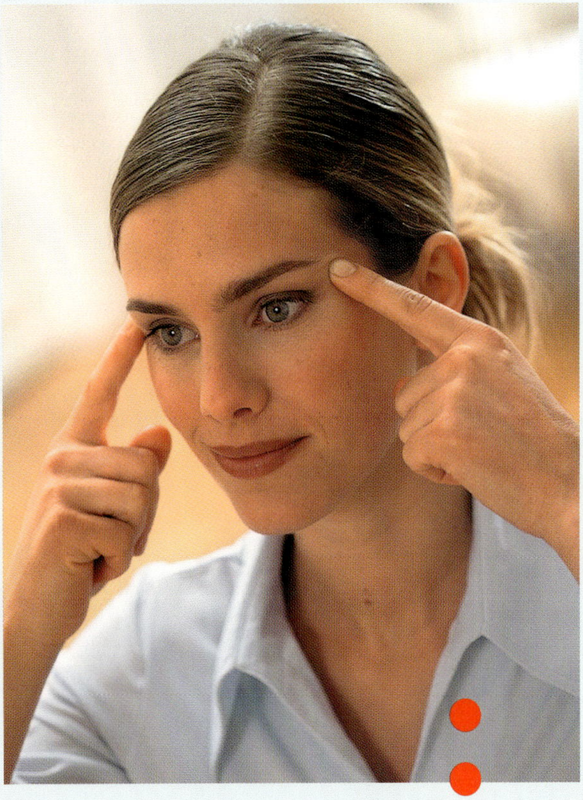

Die Heilpunkte der Akupressur liegen auf vierzehn Leitlinien, den so genannten Meridianen.

Und sie ist so diskret, dass Sie sie überall unbemerkt einsetzen können. Hier also die drei wichtigsten Energiepunkte für Ruhe und Entspannung.

Taiyang – leuchtendes Yang

Der wichtigste Punkt bei Kopfschmerzen und Migräne. Sie finden ihn, indem Sie die Fingerspitzen auf die äußeren Augenwinkel legen und leicht schräg nach oben ziehen. Dort ist deutlich eine kleine Vertiefung zu spüren. Geben Sie mit den Kuppen der Zeige- oder Mittelfinger leichten Druck. Dabei etwa 1 Minute behutsam kleine rotierende Bewegungen ausführen.

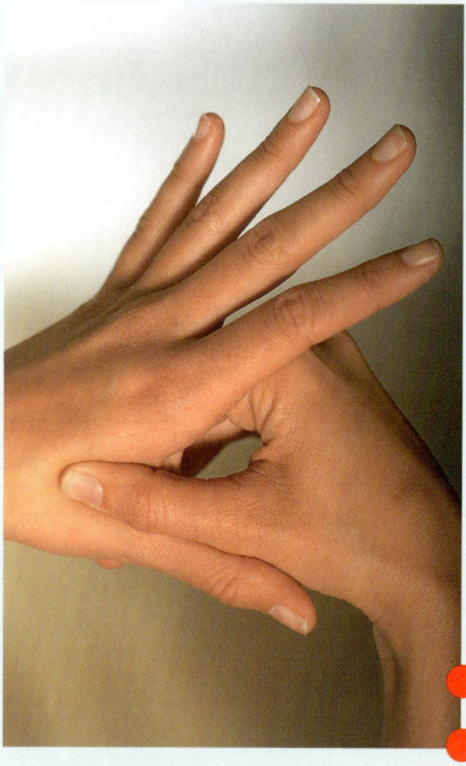

Diese Übungen finden Sie auch auf der hinteren Umschlagklappe!

Neiguan – inneres Tor

Einer der wichtigsten Punkte bei Nervosität, innerer Unruhe und Magenschmerzen liegt an der Innenseite der Unterarme. Legen Sie dazu drei Finger der rechten Hand auf die linke Handgelenksfalte. Ziehen Sie eine gedachte Linie vom Mittelfinger der linken Hand Richtung Ellenbogen – da, wo der dritte Finger der rechten Hand endet, liegt der Punkt. Geben Sie dort mit dem Daumen etwa 1 Minute festen Druck. Atmen Sie weiter und wechseln Sie anschließend die Seite.

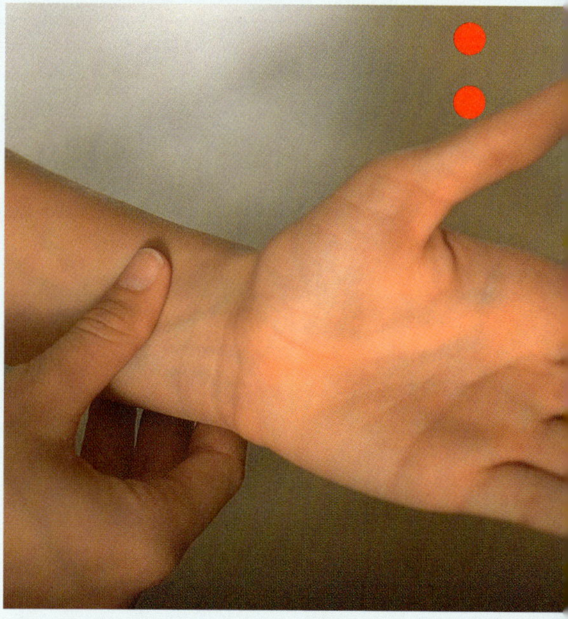

Hegu – geschlossenes Tal

Dieser Ruhepunkt an der Hand sorgt für schnelle Entspannung von Körper und Geist. Vor allem bei Nackenverspannungen ist er eine wahre Wohltat (Achtung: Schwangere dürfen diese Übung nicht anwenden).
Sie finden den Akupressurpunkt auf dem Handrücken im Winkel von Daumen und Zeigefinger. Tasten Sie die Kuhle in der Spitze des Dreiecks und pressen Sie diesen Punkt fest mit Daumen und Zeigefinger der anderen Hand. Halten Sie den Druck etwa 1 Minute und atmen Sie lang und tief aus. Danach die Hand wechseln.

Bewegung im Mittelsitz: ein kurzes Programm für lange Flüge

»Je weiter oben in der Hierarchie, desto häufiger wird geflogen«, hört man aus den Führungsetagen deutscher Unternehmen. Wir wollen, dass Sie entspannt ankommen, denn langes Fliegen ist eine Tortur für Geist und Körper. Das Sitzen lässt die Muskulatur schlapp werden und die Gedanken träge. Stehen Sie also auf, so oft Sie können, gehen Sie ein wenig umher und stretchen Sie sich, wo Platz dafür ist. Auf Langstreckenflügen sollten Sie jede Stunde, in der Sie wach sind, eine Bewegungspause, ein so genanntes Flug-Workout einlegen.

Achten Sie darauf, so viel Wasser wie irgend möglich zu trinken, die Luft im Flugzeug trocknet Haut und Schleimhäute aus. Genießen Sie Tee und Kaffee nur in kleinen Dosen, genau wie Alkohol, den kluge Vielflieger in der Luft völlig vermeiden.

Der Clou auf langen Flugreisen: ein spezielles Workout, das Petra Otto, Bewegungpädagogin und Entspannungstrainerin, für Sie zusammengestellt hat. Es aktiviert den Kreislauf und die Venenpumpe und entlastet damit die Beine. Das ist besonders wichtig, da langes Sitzen auf die Dauer zu Krampfadern, Venenentzündungen oder sogar zu Thrombosen führen kann.

Mit den isometrischen Anspannungsübungen für alle Körperteile kräftigen Sie Ihre Muskeln im Flug. Und nach der Anspannung entspannen Sie doppelt gut. Also auch ein Superprogramm, bevor Sie sich eine Runde Schlaf gönnen.

Extra-Info...

Atlantikbrise

In der Apotheke gibt es Nasensprays mit reinem Salzwasser. Sie halten auf langen Flügen die Nasenschleimhäute feucht und beugen so Infektionen vor. Am besten alle zwei bis drei Stunden anwenden.

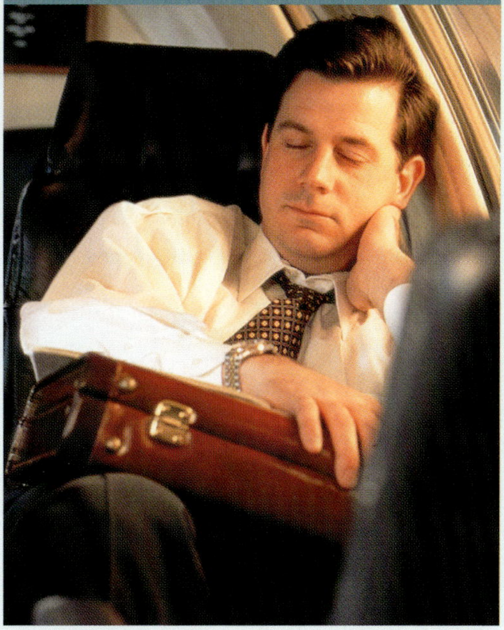

Schlafen Sie ruhig – nach dem Workout das Beste, was Sie im Flugzeug tun können.

»Beugen Sie Beinbeschwerden rechtzeitig vor: Atmen Sie tief in den Bauch und bewegen Sie so oft wie möglich Zehen und Füße. Durch den rhythmischen Wechsel von An- und Entspannung der Muskulatur aktivieren Sie die Venenpumpe und unterstützen, zusammen mit der Sogwirkung des Zwerchfells, den venösen Blutstrom zurück zum Herzen.«

●●● PETRA OTTO, BEWEGUNGSPÄDAGOGIN

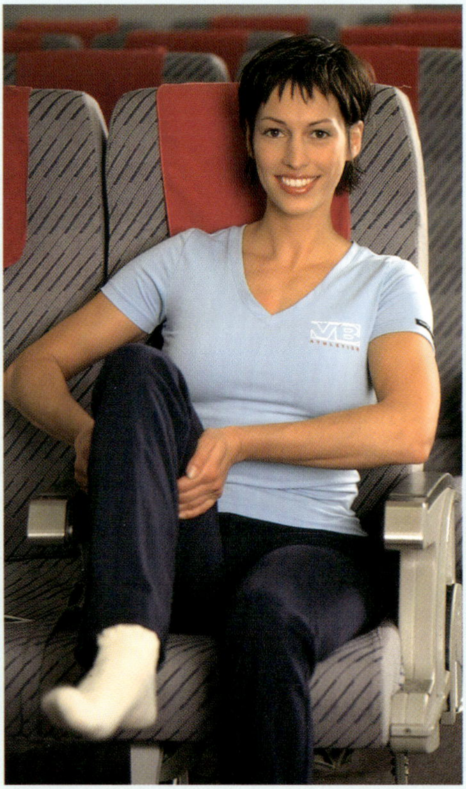

●●● *Nehmen Sie Ihre Gesundheit in die Hand – kein Problem mit dem Flug-Workout.*

Und so geht's:

●●● Stellen Sie Ihre Rückenlehne senkrecht und die Füße fest auf den Boden. Wenn Sie ein kleines Kissen zur Hand haben, schieben Sie es in den unteren Rücken, um die Wirbelsäule zu unterstützen. Bei allen isometrischen Übungen (alle außer der ersten) halten Sie die Anspannung etwa 10 Sekunden. Dabei weiteratmen. Anschließend die Muskeln locker lassen und doppelt so lange entspannen. Jede Übung zwei- bis dreimal wiederholen.

Walking on the spot

●●● Gehen Sie mit den Füßen auf der Stelle. Dabei im Wechsel Fußballen und Ferse aufsetzen. Also: Hacke, Hacke, Spitze, Spitze. Immer rechts und links im Wechsel und die Oberschenkel leicht mit anheben. Jeweils etwa zwanzigmal.

Füße und Unterschenkel

●●● Ziehen Sie beide Fußspitzen Richtung Schienbein und stemmen Sie die Fersen in den Boden. Spüren Sie die Spannung auf Fußrücken und Schienbein.

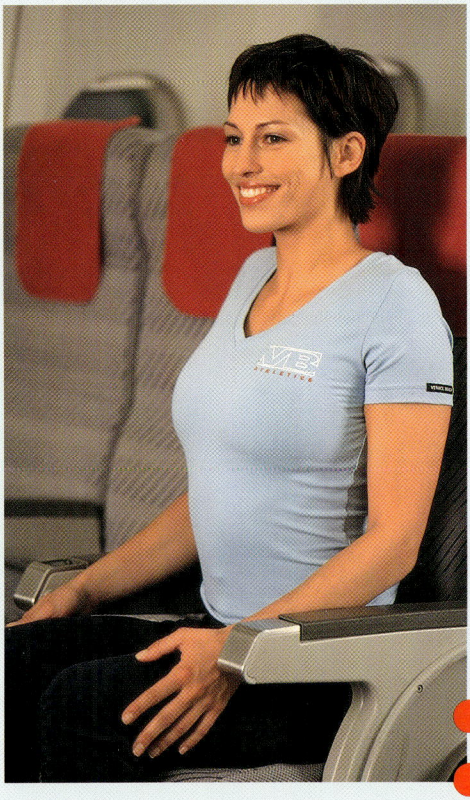

Oberschenkel und Arme

••• Legen Sie die Handflächen an die Außenseiten der Oberschenkel. Richten Sie den Oberkörper auf und ziehen Sie die Schultern weg von den Ohren. Drücken Sie die Beine nach außen und gleichzeitig die Hände nach innen, ohne dass eine Bewegung erfolgt. Spüren Sie die Beinaußen- und Arminnenseiten.

••• Legen Sie nun die Handflächen an die Beininnenseiten. Drücken Sie mit den Händen nach außen und mit den Beinen nach innen, ohne dass eine Bewegung erfolgt. Spüren Sie die Beininnen- und Armaußenseiten.

➡ Leichter fallen diese Übungen – genau wie die nächste –, wenn Sie dazu auf die vordere Hälfte Ihres Sitzes rutschen können.

Po und Beckenboden

••• Setzen Sie sich auf Ihre Sitzbeinhöcker – das sind die spitzen Knochen unten am Becken. Spannen Sie die Pomuskeln kräftig an, indem Sie die Pobacken so fest wie möglich zusammenkneifen. Spüren Sie, wie die Auflagefläche etwas kleiner wird.

Bauch

••• Wieder ganz zurück in den Sitz setzen. Ziehen Sie nun den Bauchnabel zur Wirbelsäule und drücken Sie den unteren Rücken sanft nach hinten gegen die Rückenlehne. Spüren Sie die Anspannung in den Bauchmuskeln.

Rücken

••• Ziehen Sie die Schulterblätter nach hinten zur Wirbelsäule, sodass sich der Brustkorb nach vorne wölbt. Spüren Sie Ihren oberen Rücken.

Nacken und Gesicht

••• Lehnen Sie den Kopf an die Kopfstütze. Dazu den Scheitelpunkt des Kopfes zur Decke strecken und das Kinn leicht zum Hals senken. Drücken Sie behutsam den Kopf nach hinten und spannen Sie alle Gesichtsmuskeln gleichzeitig an.

Dieses Flug-Workout finden Sie auch auf der hinteren Umschlagklappe!

Extra-Info...

Spannung und Entspannung

Bei diesem isometrischen Trainingsprogramm wird eine spezielle Eigenschaft der Muskulatur genutzt: Sie entspannt besonders gut nach einer intensiven Anspannung. Vergleichbar ist das mit der Bewegung eines Pendels: Zieht man es in eine Richtung, schwingt es über den Ausgangspunkt hinaus. Auf das Loslassen folgt also eine vertiefte Entspannung. Diese muskuläre Entspannung fördert wiederum die geistige Ruhe. Auf dieser Wechselwirkung beruht auch die Entspannungstechnik der Progressiven Relaxation nach Edmund Jacobson.

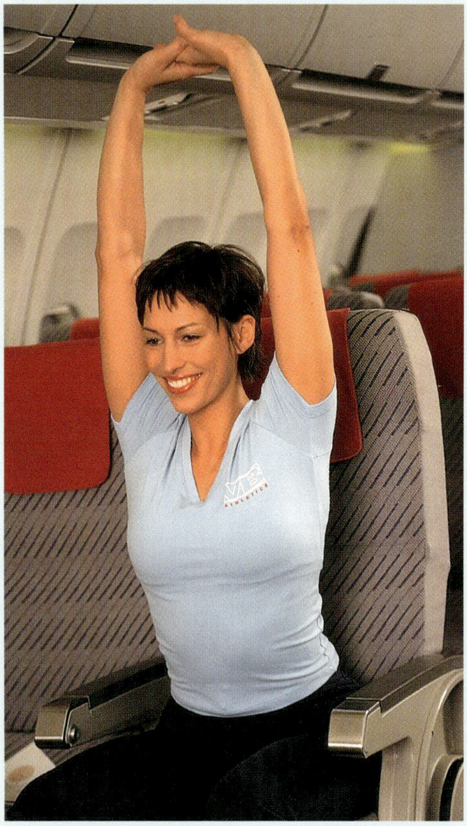

Recken und Strecken – ideal zum Abschluss des Workouts.

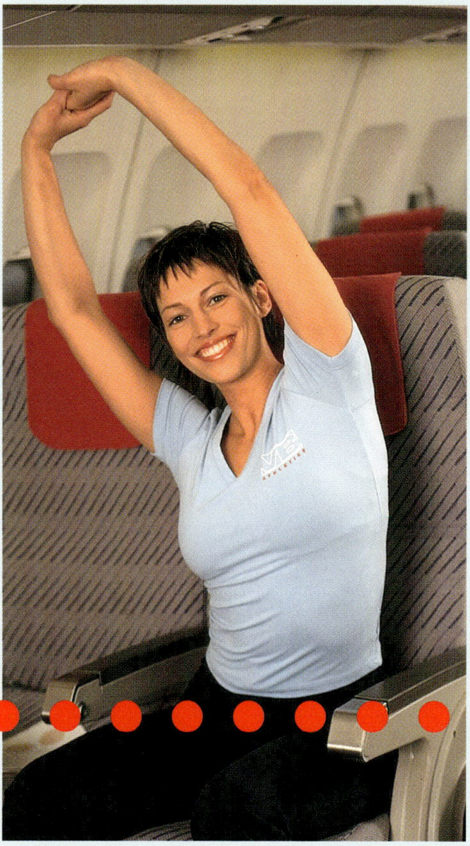

Auch seitliches Dehnen beugt Verspannungen vor.

Vielflieger haben häufig die Angewohnheit, die Reisezeit von der ersten bis zur letzten Minute für die Arbeit zu nutzen. »Financial Times« und Laptops sind – wo möglich – ununterbrochen im Einsatz. Dabei ist das Niemandsland zwischen hier und da eine gute Gelegenheit, auch den Geist zu entspannen. Nutzen Sie sie und gehen Sie zwischendurch für einige Minuten auf eine Fantasiereise. Eine Universalübung, die sich auf realen Reisen gut ausprobieren lässt. Sie können damit Stress schnell begegnen, ohne sich von der Haltung her verändern zu müssen. Wer diese Übung beherrscht, kann sie auch im Warteraum, während eines Vortrags oder einer Sitzung anwenden.

Extra-Info...

Erfrischender Ausflug

Die Fantasiereise zu Ihrem Lieblingsplatz – einer Waldlichtung oder einem Strand zum Beispiel – macht auch beim Kurzstopp im Hotelzimmer wieder frisch. Sie legen sich dazu am besten entspannt auf den Rücken und stellen sicherheitshalber den Wecker zehn bis fünfzehn Minuten später. Nach dem Aufwachen das Recken und Strecken nicht vergessen.

Fantasiereise

•••Setzen Sie sich bequem und schließen Sie nach Möglichkeit die Augen. Gehen Sie in Gedanken zu einem Ihrer Lieblingsplätze: Wer gerne am Meer ist, spaziert am Strand entlang, hört das Brausen des Windes, das Plätschern der kleinen Wellen am Strand und das Rollen der langen Wellen draußen auf dem Meer. Lauschen Sie den heiseren Rufen der Möwen, spüren Sie den Sand unter den Füßen und zwischen den Zehen. Lassen Sie sich von der Sonne wärmen. Kommen Sie dann mit Ihrer Aufmerksamkeit zurück in den Raum und spüren Sie, wie erholsam dieser kleine Ausflug war.

Neben Workout, Bewegungspausen und reichlich Entspannung gibt es noch eine ganze Reihe besonderer Tricks, mit deren Hilfe Sie lange Reisen besser überstehen:
Tragen Sie luftige Kleidung – locker sitzende, leichte Hosen, keine eng anliegenden Hemden/Blusen oder schmale Jackets. Achten Sie auf natürliche Materialien. Baumwolle zum Beispiel ist beim Fliegen weit angenehmer auf der Haut als Synthetik. Eine Empfehlung sind Wollwesten oder feine Pullover zum Umhängen oder Überziehen, auch breite Schals leisten in kühler Klimaluft häufig erstklassige Dienste. Strümpfe sollten am oberen Rand nicht einschnüren. Auch bei den Schuhen geht Bequemlichkeit vor Eleganz. Ideal sind leichte Slipper oder Sportschuhe, die genügend Platz für Zuwachs bieten. Wer unter kalten Füßen leidet, sollte ein Paar dicke Socken für den Flug einpacken.
Trockene Kabinenluft kann nicht nur die Nasenschleimhäute austrocknen (Salzwasser-Nasenspray einpacken, siehe Extra-Info auf Seite 107), sondern auch zu Augenreizungen führen. Tragen Sie bei längeren Flügen also niemals Kontaktlinsen; benutzen Sie bei Kurzflügen zusätzlich künstliche Tränenflüssigkeit und nehmen Sie in jedem Fall eine Reservebrille mit. Auch reichliches Trinken von Wasser wirkt der Austrocknung entgegen.

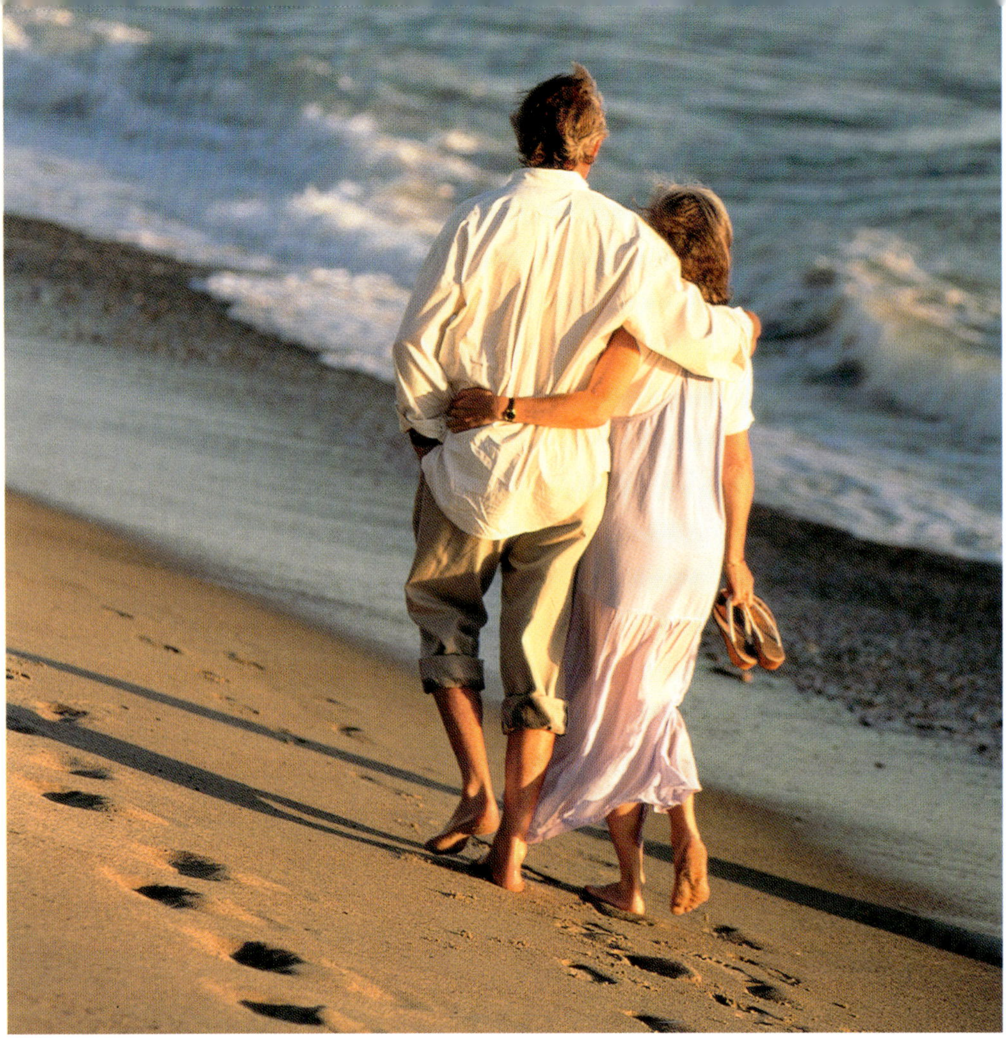

Auch in der Erinnerung kann ein Strandspaziergang beflügeln.

Bitten Sie also auch bei Nachtflügen ab und zu um eine Extraglas Wasser oder machen Sie sich direkt autark: mit einer großen Flasche stillem Mineralwasser, das Sie genauso wie frisches Obst oder Gemüse mit an Bord bringen sollten. Essen Sie nur dann, wenn Sie Hunger haben, und nur, wenn es Ihnen schmeckt; denn auch Bauchschmerzen machen das Fliegen nicht angenehmer.

Bei aller Fürsorge und Aufmerksamkeit: Das Schönste an langen Reisen ist immer noch das Ankommen. Gut, wenn Sie im Hotel noch einige Minuten Zeit haben, bevor Ihr Business-Programm startet. Nutzen Sie sie. Machen Sie eine Fantasiereise, um neue Energie zu tanken (siehe Extra-Info Seite 111). Oder dehnen Sie alle Muskelgruppen, die während des langen Sitzens so einseitig belastet waren. Das Stretching-Programm (siehe Seite 71) ist dazu ideal, denn es kurbelt die Durchblutung an und zieht Sie sachte wieder gerade. Für knappe 5-Minuten-Stopps eignen sich ebenfalls die Atemübungen, die im Turbotempo neue Energie bringen.

Wer sich zusätzlich Gutes tun möchte, sollte ein Fußbad nehmen: 5 bis 10 Minuten in warmem Wasser, dann die Füße kalt abbrausen und kräftig frottieren, und Sie sind bereit zu neuen Taten.

Entspannt in den Abend

Der Übergang von der beruflichen zur privaten Welt ist gerade für Manager und Selbstständige schwierig. Wie abschalten und die Gedanken auf Freunde und Familie lenken? Der Mensch funktioniert nun mal nicht wie ein Kippschalter. Doch auch für dieses Problem gibt es gute Lösungsstrategien.

Zunächst einmal lässt sich das Aufhören trainieren. Machen Sie es wie die viel gescholtenen Beamten: Reservieren Sie die letzte viertel bis halbe Stunde Ihres Arbeitstages für das Aufräumen des Schreibtisches. Hinterlassen Sie kein Chaos, denn es hat die Tendenz, Sie in Gedanken zu verfolgen. Selbst wenn ein Vorgang noch nicht abgeschlossen ist, sortieren Sie die Papiere, überprüfen Sie noch einmal Ihren Terminkalender und Ihre Checklisten, notieren Sie sich wichtige Punkte für den nächsten Tag und legen Sie diese Liste obenauf. »Cooldown« nennt man diese Phase im Training, und sie ist ungemein wichtig für die folgende Erholung.

Als zweiten Schritt überprüfen Sie Ihren Arbeitsweg. Genau wie Sie den Morgen für die erste Trainingseinheit des Tages nutzen können, bietet sich der Nachhauseweg an.

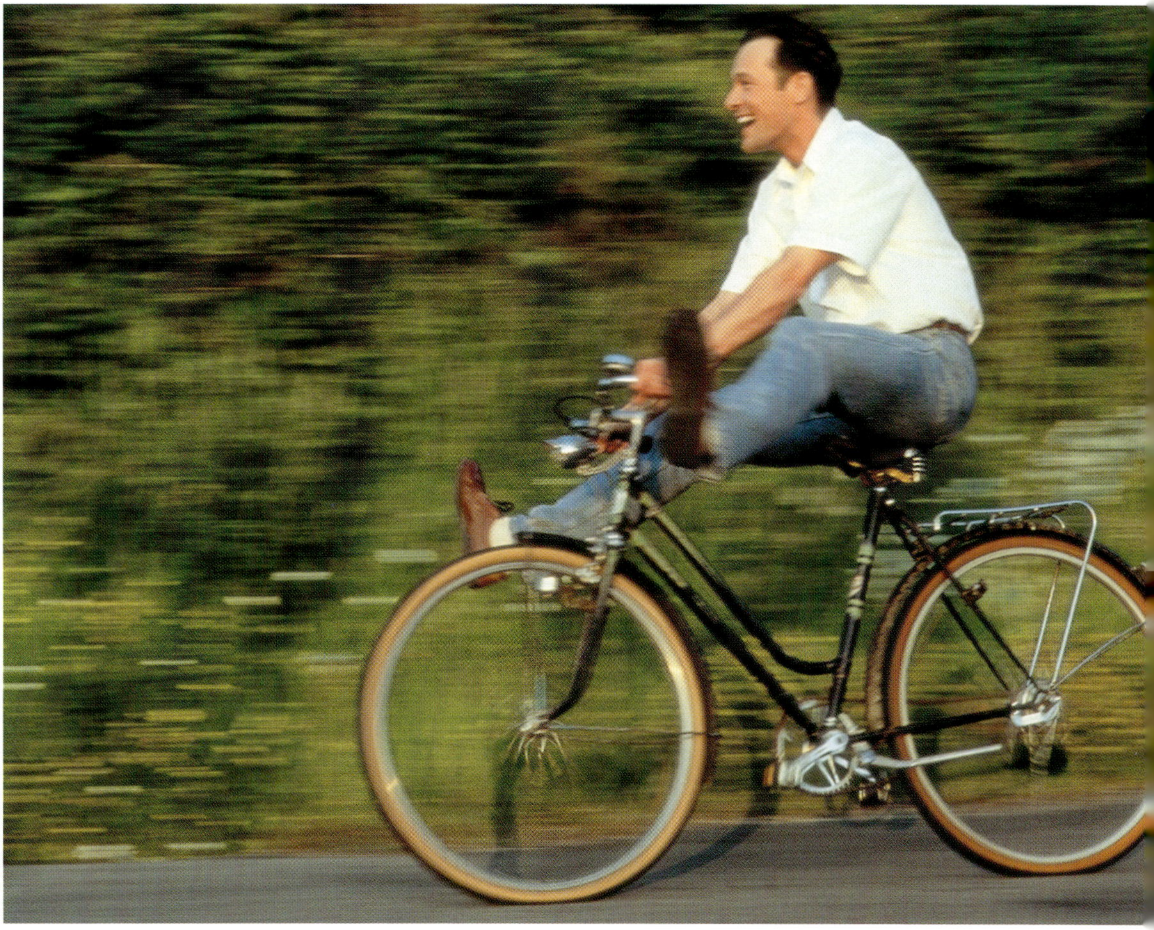

••• *Glücklich, wer mit dem Fahrrad in den Feierabend fahren kann.*

Auch wenn Sie nicht direkt mit dem Fahrrad oder den Joggingschuhen zur Arbeit kommen und so am Abend entspannt wieder zurück laufen oder radeln können, gelingt es Ihnen vielleicht doch, am Abend eine sportliche Pause einzuschieben. Dabei helfen einfache Tricks: Die Sporttasche direkt morgens ins Auto packen (mit Wasserflasche und ein oder zwei Bananen oder einem Power-Riegel, wenn Sie zu Hungerattacken nach der Arbeit neigen). Bestimmt liegt ein Schwimmbad, der Sportclub oder Ihre Lieblings-Joggingstrecke am Weg.

Eine andere Möglichkeit: Parken Sie nicht in der Bürogarage, sondern an einer grünen Ecke zwei Blocks entfernt. So gewinnen Sie abends einen Spaziergang, der wunderbar geeignet ist, die Gedanken des Tages Revue passieren zu lassen. Sie werden sehen, um wie viel entspannter Sie zu Hause ankommen. Auch ein kleiner Stopp in der Kaffeebar auf einen (alkoholfreien!) Drink kann ein guter Puffer sein, der einen ins reale Leben zurückbringt.

Die letzte Möglichkeit: Vereinbaren Sie mit Ihrem Partner oder Ihrer Familie eine private halbe Stunde, in der Sie erst einmal ankommen können. Eine warme Dusche, 10 Minuten Fantasiereise, ein Tee oder eine Kassette mit Ihrer Lieblingsmusik helfen dabei und wirken oft wahre Wunder.

Eine solche kurze Pause kann auch die Entscheidung erleichtern, sollten Sie an diesem Abend geplant haben, noch zum Sport zu gehen. Oft fühlen wir uns einfach zu erledigt und glauben, uns nicht mehr aufraffen zu können. Manchmal ist es sicherlich auch eine weise Entscheidung, einfach nichts mehr zu tun. Manchmal aber auch nicht.

Ich mache das so: Wenn ich nicht weiß, ob es sinnvoll ist, noch mal loszugehen, schalte ich als erste Hilfe eine kreative Pause ein. Ich lege mich flach auf den Rücken und stelle die Beine hoch an die Wand. Dann sehe ich, ob die Energie zurückkehrt: Sehne ich mich danach, ausgepowert vom Sport zurückzukommen? Bin ich nur gerade im Moment zu erschöpft? Wenn die Chancen etwa fifty/fifty stehen, rolle ich mich auf die Seite und ziehe los. Meistens bin ich tatsächlich glücklich, losgegangen zu sein, und komme erfrischt zurück.

Manchmal bin ich aber tatsächlich zu erschöpft, um noch Sport zu treiben. Dann

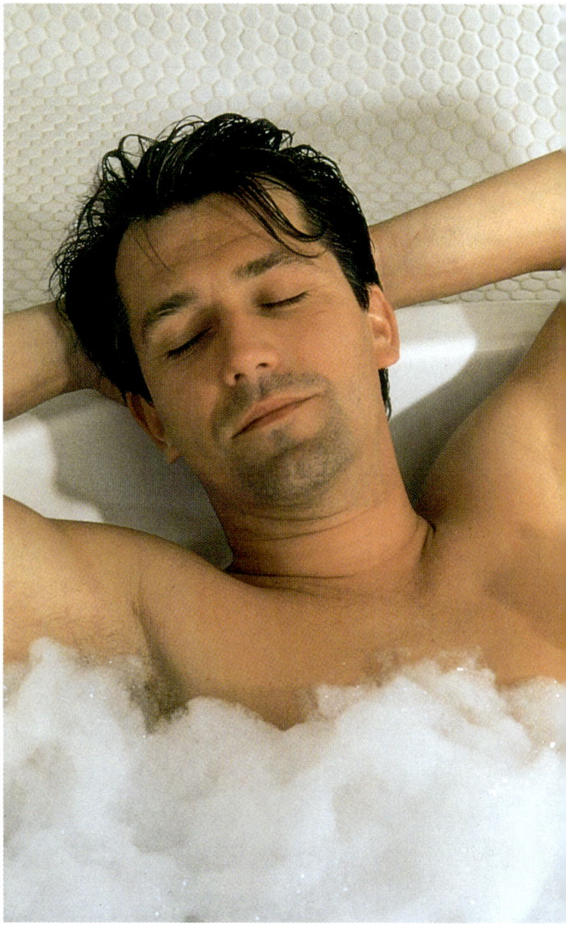

Ein Tauchgang in der heimischen Badewanne – ideal zum Abschalten.

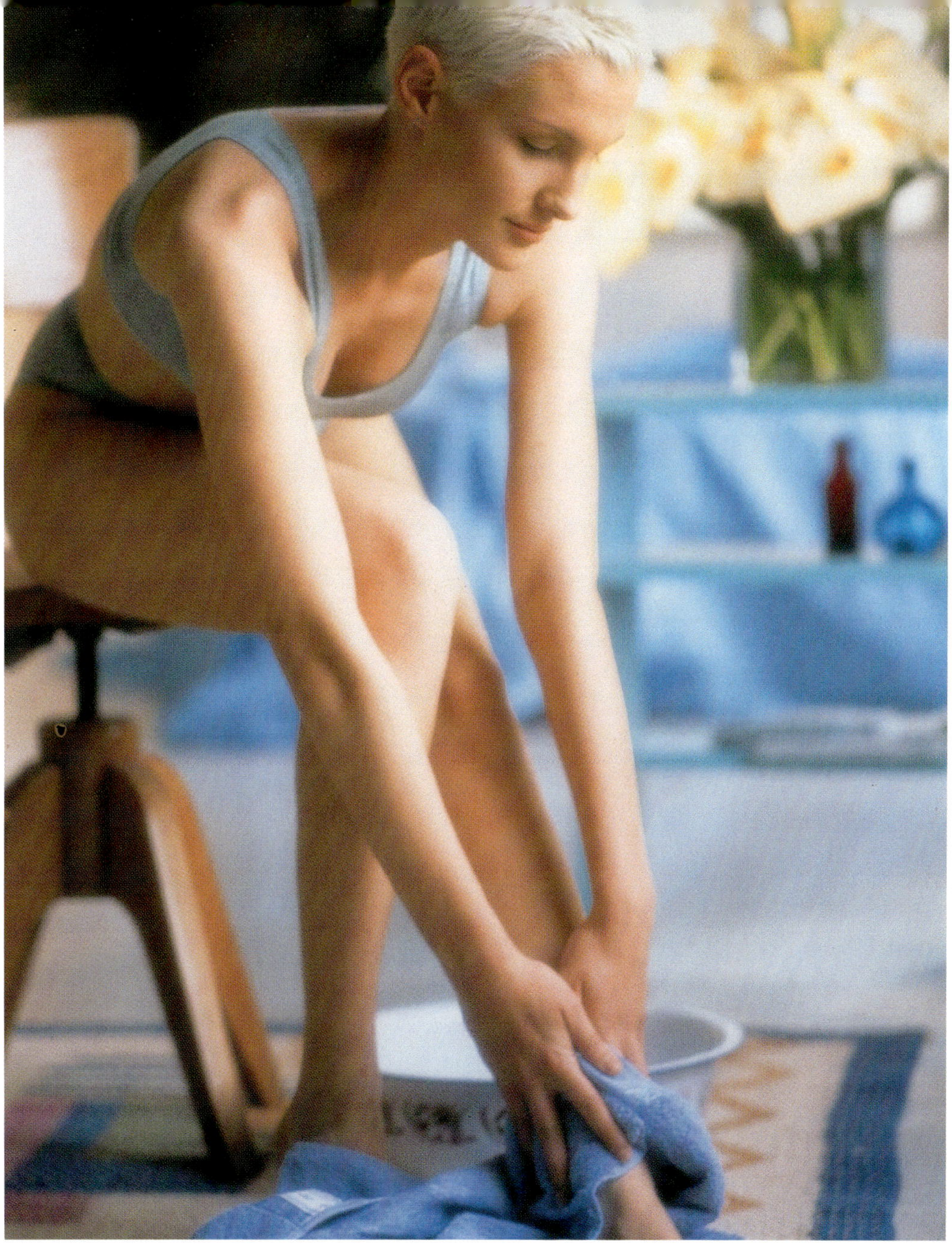

kann ein Besuch in der Sauna oder der Therme richtig sein. Eine schöne CD oder ein Film. Ein Buch oder ein Bad mit einem duftenden, entspannenden Badezusatz (zum Beispiel mit Melisse oder Lavendel). Oder einfach der direkte Weg ins Bett.

Zwingen Sie sich zu nichts. Hören Sie auf Ihren Körper (aber nicht auf den inneren Schweinehund!). Mit der Zeit lernen Sie sich so gut kennen, dass Sie spüren, wann Bewegung oder eine Runde Laufen genau das Richtige ist. Und wann es gut ist, einfach mal auszuspannen.

Eine Viertelstunde für sich allein – und man fühlt sich wie neu.

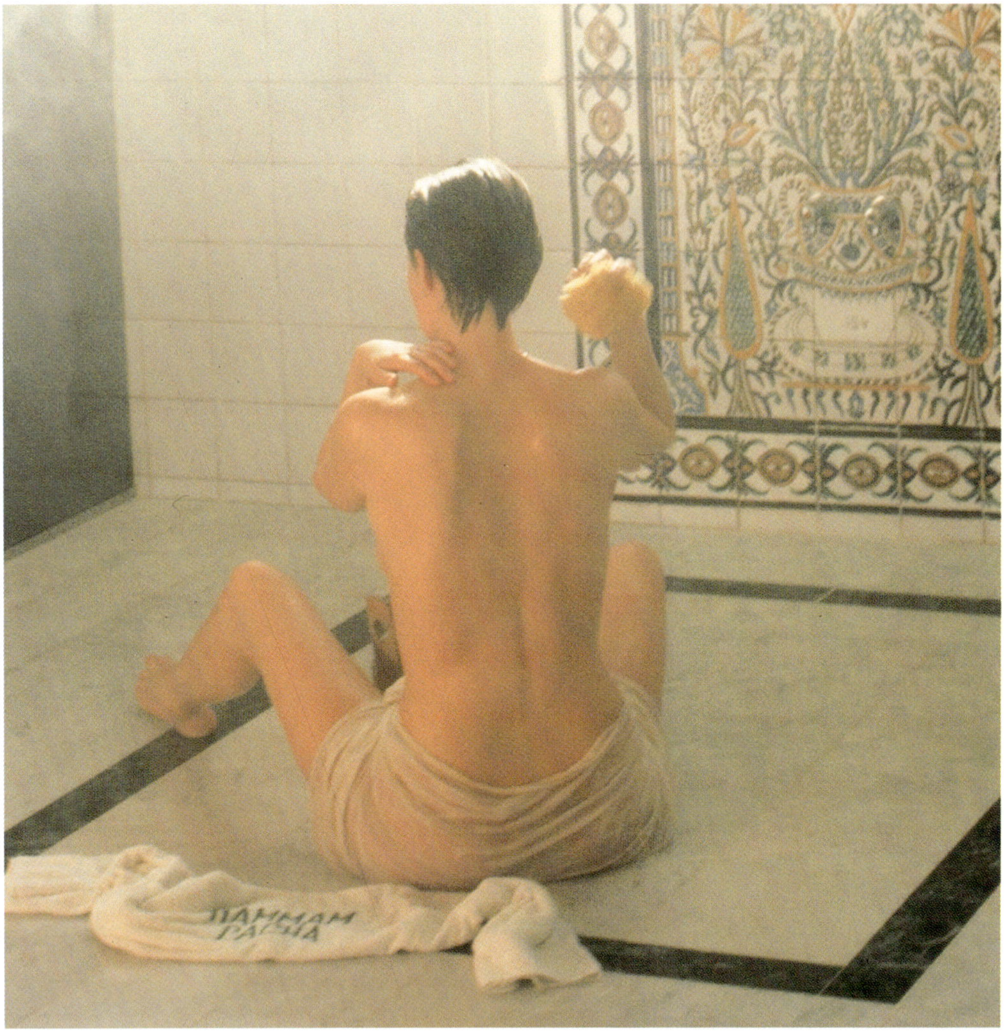

Selbst in deutschen Großstädten haben Hammams und Dampfbäder für Sie geöffnet.

Tipp...

Trainingstagebuch

Nutzen Sie Ihr Trainingstagebuch (siehe Lauftagebuch, Seite 42) auch für Notizen zur Tagesform, zur Trainingszeit und dem Gefühl nach dem Sport. Sie können später Rückschlüsse ziehen und Ihren Sport präziser planen.

Extra-Info...

Plädoyer für ein bisschen Faulheit

Auch Muße will gelernt sein. Gönnen Sie sich zur Abwechslung immer mal eine kleine Ruhepause, hören Sie Musik, lesen Sie einen Roman, nehmen Sie ein Bad oder machen Sie einen Besuch in der Therme. Gehen sie ins Kino, trinken Sie ein Glas Wein mit der Freundin/ dem Freund oder spielen Sie Memory mit den Kindern. Finden Sie heraus, was Ihnen richtig gut tut.

Besser schlafen

Ausdauersportlern – der Sie ja inzwischen auch sind – fällt es üblicherweise nicht schwer einzuschlafen. Über den somatischen Tranquilizereffekt sprachen wir bereits in der Einleitung dieses Kapitels: einer Anspannung folgt eine tiefere Entspannung.

Sie werden also mit der Zeit tiefer und besser schlafen, sozusagen von ganz allein. Natürlich wissen Sie auch, dass schweres Essen abends tabu ist und Horrorfilme die Nerven reizen, statt sie zu beruhigen. Sie schalten rechtzeitig ab und kommen zur Ruhe, bevor Sie ins Bett gehen. Ihr Schlafzimmer ist dunkel, kühl und gut durchlüftet, die Matratze weder zu hart noch zu weich, die Bettdecke leicht, aber warm genug. Und wenn Probleme auftauchen, helfen folgende Tricks:

Einstellungssache

Freuen Sie sich auf den Schlaf und genießen Sie ihn. Er ist keine lästige Pflicht oder gar ein Zeitfresser, sondern gehört zu den wichtigen Dingen. Schlaf ist echte Erholung.

Der orangefarbene Ball

Eine Übung, die besonders fröstelnden Menschen beim Einschlafen hilft. Stellen Sie sich vor, dass in Ihrem Bauch ein leuchtend orangefarbener Ball sitzt. Er ist warm und behäbig und hat sich dort gemütlich niedergelassen. Denken Sie an die Farbe und die Wärme des Balles. Nun stellen Sie sich vor, wie sich das Orange langsam in Ihnen ausbreitet. Peu à peu wärmt es den Brustkorb und den Hals, entspannt den Kiefer und die Stirn. Es fließt durch Ihre Arme bis in die Fingerspitzen und durch Ihre Beine bis hinunter in die Zehen. Fühlen Sie, wie es sich Raum nimmt, bis es jede Zelle mit Orange und Wärme gefüllt hat.

> *»Wer Schlafprobleme hat, sollte möglichst immer zur selben Zeit ins Bett gehen und aufstehen. Er sollte tagsüber nicht schlafen, um den Schlafdruck zu erhöhen.«*
>
> •••Dieter Reimann, Schlafforscher in Freiburg

So essen Sie sich...

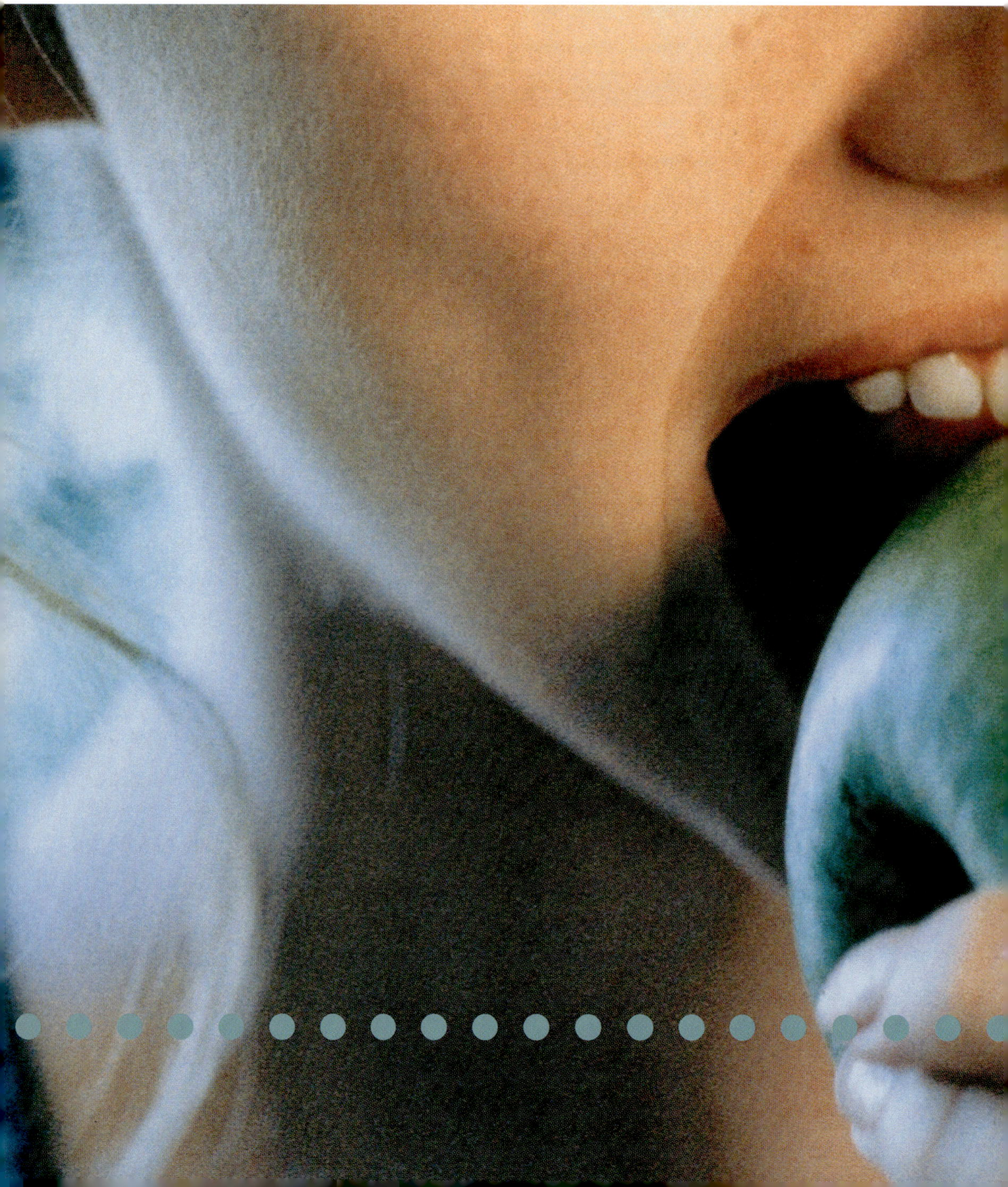

...fit

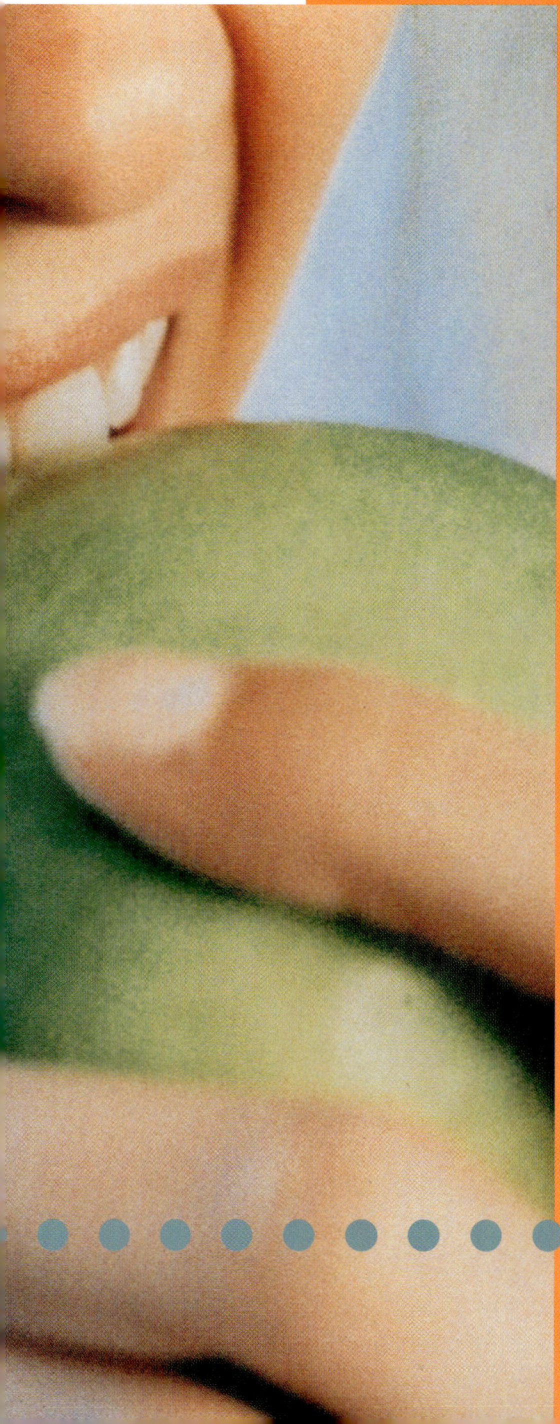

Ernährung für Atemlose

Ein wichtiger Baustein für die Fitness ist die Ernährung. Denn nur wer gesund und ausreichend isst, kann Höchstleistungen bringen. Leider wird im Eifer des Alltags das Thema Essen gerne vernachlässigt, oft wird es sogar schlicht vergessen. »Keine Zeit«, heißt es. Diese saloppe Einstellung rächt sich schnell: Wer zu wenig isst, kann sich nicht mehr konzentrieren, fühlt sich matt und schwindelig und bekommt Kopfschmerzen.

Als erste Hilfe wird dann meist zum Erstbesten gegriffen, was sich finden lässt: Schokoriegel, eine Tüte Kartoffelchips von der Tankstelle oder ein pappiges Sandwich, das auch schon bessere Zeiten gesehen hat. Nachmittags kann man hektisch blickende Menschen aus den umliegenden Bürohäusern beobachten, wie sie sich – zum Beispiel beim Bäcker am Münchner Arabellaplatz – um die letzten belegten Brötchen streiten. Ich muss gestehen, dass ich auch schon dabei war.

Doch es geht auch anders, wenn man sich vernünftig organisiert und weiß, wie gesunde Ernährung aufgebaut ist. Dazu etwas Hintergrund: Eine ausreichende Versorgung mit Mineralstoffen und Vitaminen hat eine untere Kaloriengrenze, die bei etwa 1500 kcal (Kilokalorien) liegt. Bei weniger Kalorien ist es nicht möglich, den Bedarf des Körpers an lebenswichtigen Nährstoffen auf Dauer zu decken. Dies ist einer der Gründe, warum radikale Diäten so ungesund sind, und dies gilt, ob sie nun freiwillig oder unfreiwillig (»keine Zeit«) eingegangen werden.

Wer vor lauter Arbeit das Essen vergisst, macht das Arbeiten deutlich schwieriger. Denn die Leistungsfähigkeit unserer grauen Zellen hängt in hohem Maße von einer permanenten Versorgung mit *Glukose* ab. Glukose ist eine Monosaccharid (auch Traubenzucker genannt). 20 Prozent der gesamten im Blut kursierenden Glukose wird vom Gehirn verbraucht. Wichtig ist die *konstante Verfügbarkeit* dieses Brennstoffs.

Reinen Traubenzucker zu essen ist bei Stress dennoch verkehrt. Denn isst man Traubenzucker, wird sofort reichlich Insulin ausgeschüttet, welches das Überangebot abbaut und den Blutzuckerspiegel wieder herunterfährt. Dadurch kommt es in der Reaktion sogar zu einer Unterzuckerung, sodass sich der erwünschte Energieschub schnell wieder ins Gegenteil verkehrt.

Süßigkeiten bringen also nur kurzzeitig Sprit. Zudem enthalten sie zu wenig Vitalstoffe. Besser geeignet sind komplexe Kohlenhydrate wie *Stärke*. Sie kommt in Getreide (Brot, Haferflocken), in Wurzeln und Knollen (Kartoffeln) sowie in Obst und Gemüse vor. Die Stärke besteht aus vielen Glukosebausteinen, die vom Körper erst langsam aufgeschlossen und umgewandelt werden müssen. Die Glukose wandert nach und nach ins Blut und steht so dem Gehirn viel länger zur Verfügung, als wenn sie direkt aus den Süßigkeiten oder gar aus purem Traubenzucker kommt. Außerdem sind in allen stärkehaltigen Gemüsesorten immer auch wertvolle Planzenstoffe (etwa Lykopin), Mineralstoffe und Vitamine enthalten. Gratis dazu gibt es Ballaststoffe, die die Aufnahme über den Darm verlangsamen und en passant für eine gute Verdauung sorgen.

Fazit: Sorgen Sie stets für eine gute Basis, die aus Vollkornbrot, Frühstücksflocken, Kartoffeln, Nudeln, Reis, Gemüse und Obst bestehen sollte. Das ist wichtig für Ihre Ausdauer im Job.

Wer regelmäßig isst, sollte eigentlich nicht in ein Glukosedefizit (zu niedriger Blutzucker) rutschen. Wenn es doch mal passiert, hilft ein kleiner Vorrat an Notfallnahrung: Das können Trauben oder Bananen sein, Müsliriegel, Nüsse und Rosinen.

Die Basis aus komplexen Kohlenhydraten liefert kontinuierlich Energie. Am besten klappt

••• *Strohfeuer*

Traubenzucker geht zwar sofort ins Blut, ist aber im Turbotempo abgebaut, und der Hunger kommt umso stärker zurück.

»Kopfschmerzen, Konzentrationsschwierigkeiten und innere Unruhe sind bei ›Kopfarbeitern‹ oft Anzeichen für eine Unterzuckerung. Dann am besten Obst essen oder auch das so genannte Studentenfutter, also Nüsse und Rosinen.«

••• Martina Kähler-Beckebrede, Oecothrophologin

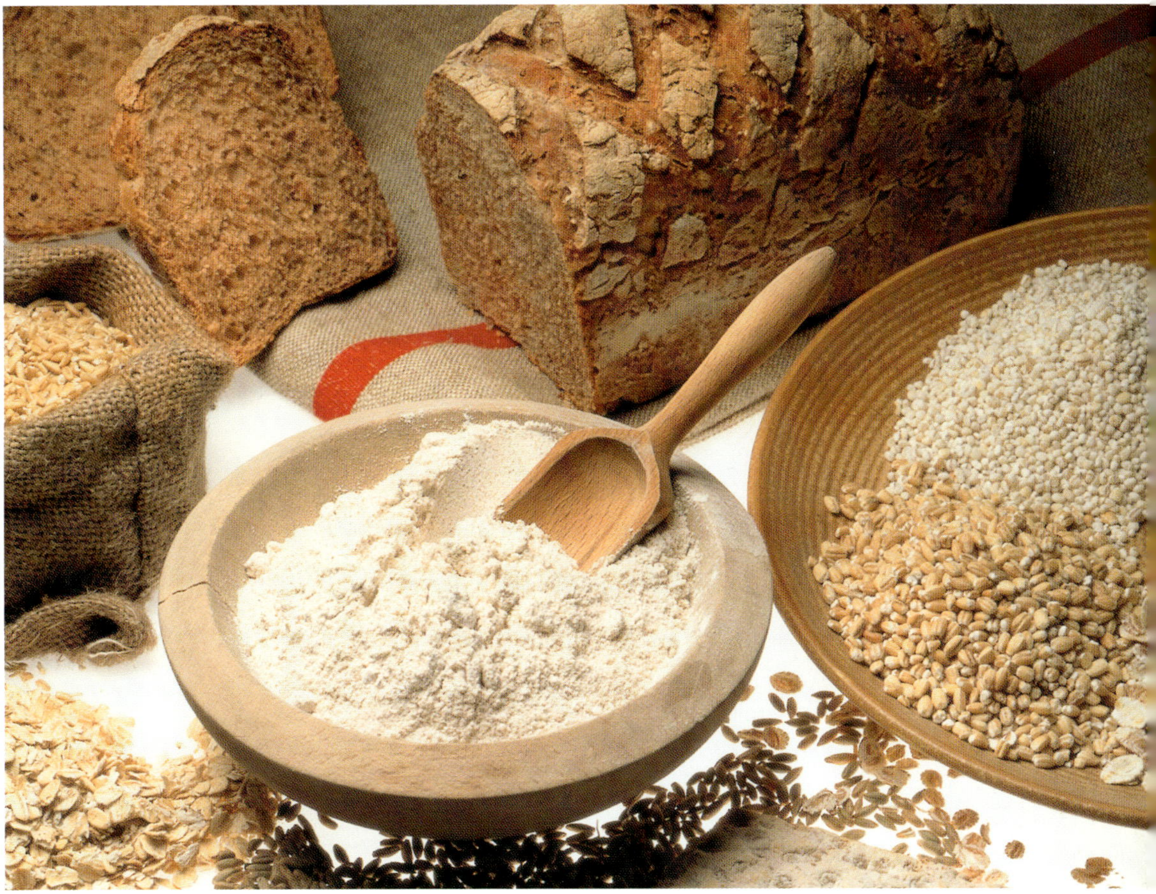

••• Vollkornbrot und Frühstücksflocken – die gesunde Basis unserer Ernährung.

das, wenn Sie es schaffen können, fünfmal am Tag zu essen. Jeweils kleinere, leichte Mahlzeiten, die nicht zu sehr belasten und damit nicht müde machen. Auch drei Mahlzeiten am Tag können ausreichen, wenn sie klug zusammengestellt sind. Weniger sollten es aber keinesfalls werden.

»Gesund essen ist fast so wichtig wie Bewegung«

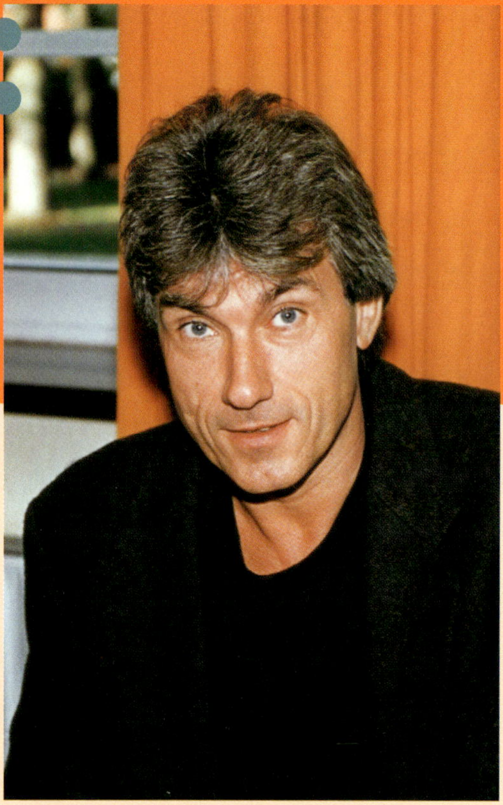

Wolfgang Zernis, 51, Flugzeugprüfer in Hamburg

Der Anruf kam mitten in der Schicht. »Wolfgang, du musst die nächste Maschine nach Teneriffa nehmen, ein Treppenfahrer hat ein Temperatur-Messinstrument abgerissen.« Um 14.00 Uhr hatte ich begonnen zu arbeiten, um 18.00 Uhr saß ich samt Ersatzteil im Flieger, um Mitternacht war ich vor Ort. Anschließend ging's gleich weiter nach Nürnberg, von dort nach Frankfurt und weiter nach Hamburg. Um 10.00 Uhr morgens war ich wieder zu Hause. Völlig erledigt. Nach solchen Diensten weiß ich, was ich die letzten Stunden getan habe.
Während dieser Auslandseinsätze wird nicht auf die Stunde geachtet; was zählt, ist die Sicherheit der Flugzeuge. Schließlich hängt von meinem Urteil ab, ob ein Flugzeug für den Flugbetrieb freigegeben wird oder nicht. Diese enorme Verantwortung stresst nicht nur körperlich, sondern auch mental. Immerhin arbeite ich seit fünfunddreißig Jahren in der Fliegerei, vor allem im Schichtdienst. Sechs Tage Nachtschicht, drei frei, sechs Tage Spätschicht, drei frei, sechs Tage Frühschicht... Fortbildungslehrgänge, Gespräche mit der Besatzung, Prüfen der elektronischen Lande- und Schlechtwettersysteme, Simulationsflüge.
Ohne Sport könnte ich das gar nicht durchstehen. Also drehe ich besonders vor den Nachtschichten (22.00 bis 7.00 Uhr) routinemäßig meine Joggingrunde. Unseren »Müllberg« rauf und runter, durchs Raakmoor, am See entlang... Das ist wunderschön! Nach dem Laufen bin ich viel lockerer drauf. Ich habe gemerkt, dass ich anschließend meine sechs jüngeren Mitarbeiter besser motivieren kann – und selbst voll konzentrationsfähig bin.
Ich esse, bevor ich losgehe. Manchmal nehme ich etwas Obst mit. Ansonsten gibt's Tee. Einige Kollegen schaufeln sich in der Nacht regelmäßig aufgewärmtes Kantinenessen

rein – kein Wunder, dass viele Magen- und Schlafprobleme haben. Wir essen zu Hause seit 30 Jahren viel Salat, Gemüse, mahlen das Getreide selbst, backen Brot. Regelmäßig gibt's Fisch, alle vierzehn Tage dann mal ein gutes Stück Fleisch, sonst Trennkost. Nach dem Aufwachen esse ich beispielsweise nur Obstsalat und erst drei, vier Stunden später frisches Brot, Käse usw.
Natürlich hinterlässt der Schichtdienst seine Spuren. Vor allem mein Rücken hat aus früheren Zeiten etwas mitbekommen, als ich mich noch einfach unters Triebwerk gelegt, zentnerschwere Verkleidungen aufgerissen oder Reifen gewuchtet habe. Das sind Sünden, die sich jetzt rächen, und das Einzige, was prophylaktisch wirkt, ist meine regelmäßige Rückengymnastik.
Aber mein eigentliches Steckenpferd ist Hallenfußball. Neunzig Minuten intensiv und ohne Pause laufen, das ist reichlich ungesund wegen der Gelenke, ich weiß. Aber im Team zu spielen macht mir einfach wahnsinnig viel Spaß. Montags 18.00 Uhr ist das heilige Date, und ich tue alles, damit ich dann frei habe. Meine Mitspieler sind alle schon so um die fünfzig bis sechzig Jahre alt. Mannschaftssport ist Balsam für die Seele. Wie bei der Arbeit muss ich da taktieren und delegieren – in diesem Fall den Ball.
Wenn ich's mir recht überlege, müsste ich ganz andere Sachen machen, Yoga zum Beispiel. Aber auf Kommando entspannen und abschalten schaffe ich einfach nicht. Das Resultat: Ich werde immer kribbeliger... Fahrrad fahren ist wesentlich relaxter. Im Sommer radele ich täglich zur Arbeit und zurück – 16 Kilometer. Das ist für mich Entspannung pur. Besonders morgens, wenn die Vögel zwitschern und ich im Fahren den Arbeitstag noch mal Revue passieren lassen kann.
Ich will nicht übertreiben, aber ohne Fußball, Joggen, Gymnastik und Radfahren fehlt mir wirklich etwas im Leben. Sport gibt mir Energie. Sobald ich mich in irgendeinem Hotel im Ausland drei Tage nur von Sofa zu Sofa geschleppt habe, überkommt mich ein schlechtes Gewissen. Ich fühle mich matt, griesgrämig, unruhig, und das spürt auch mein Umfeld. Meine Lebensgefährtin Margit fragt dann immer schon: »Wann gehst du wieder laufen?«

Mit Energie durch den Tag

Frühstück – der starke Start

Verzichten Sie nicht aufs Frühstück. Es ist das Startkapital für den Tag und muss nicht viel Zeit kosten. Optimal ist ein großer Teller Müsli mit fettarmer Milch, Quark oder Joghurt sowie frischem Obst oder Beeren. Wer mag, kann auch ungesüßte Cornflakes mit Milch essen, die nun wirklich keine Arbeit machen. Auch ein Vollkornbrötchen mit Frischkäse oder Quark unter der Marmelade bringt ausreichend Energie. Dazu ein Glas Orangensaft, eine Kiwi oder eine Mandarine, und Sie starten fit in den Tag.

Wie Sie am Beispiel des Frühstücks schon sehen: Der Mensch lebt nicht vom Brot allein. Das Brot oder die Frühstücksflocken bringen die Hauptmenge der Energie, also den Brennstoff. Die *Kohlenhydrate* sind der wichtigste der drei Energieträger. Der zweitwichtigste ist das *Eiweiß*. Wir brauchen es in kleinen Mengen ständig: für die Immunabwehr, zur Reparatur und Regeneration von Zellen und Gewebe. Der dritte Energieträger ist das *Fett*. Es hat die meisten Kalorien (9 kcal pro Gramm, während Eiweiß und Kohlenhydrate jeweils nur 4 kcal pro Gramm mitbringen), macht lange satt, liegt aber auch lange im Magen. Sinnvoll kann eine fettreiche Ernährung für Bauarbeiter oder Landwirte sein, die den ganzen Tag schwere körperliche Arbeit an der frischen Luft verrichten. Für Büroarbeiter und Manager ist fettes Essen ungeeignet, es macht dick und träge.

Wer die Grundlagen der Ernährung kennt, kann leicht gegensteuern, sobald sich die Hüften runden oder ein »Rettungsring« festzusetzen beginnt: Er kurbelt den Stoffwechsel durch Bewegung an (Laufen!) und redu-

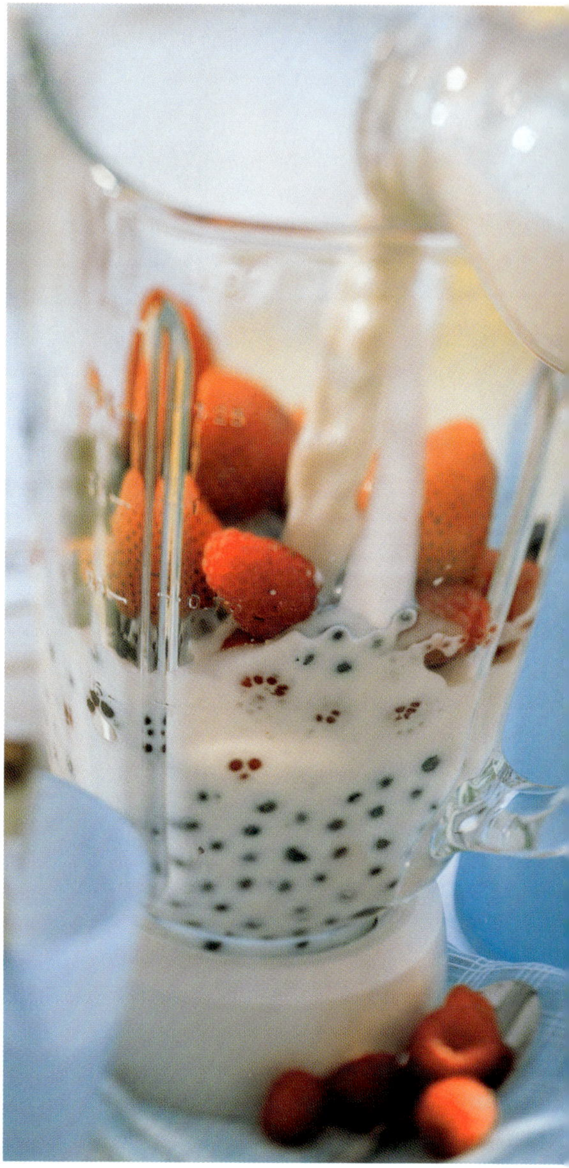

Ein gehaltvoller Milchshake ist eine gute Alternative für Frühstücksmuffel.

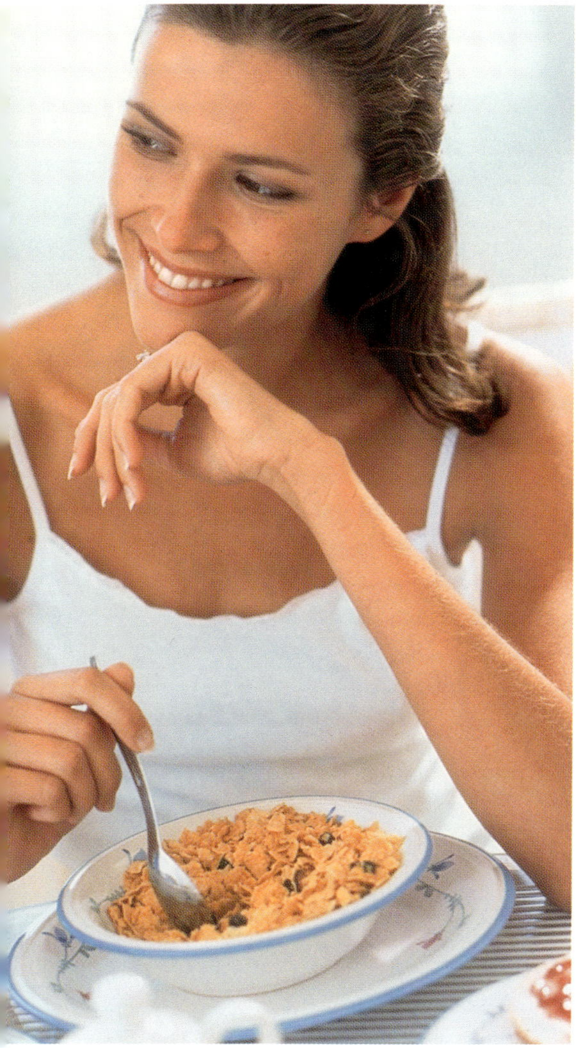

Regelmäßig essen ist die beste Prophylaxe gegen Heißhungerattacken.

»Wer einen wunderbar anzusehenden und meist noch wesentlich besser schmeckenden Obstteller mit Milch und Haferflocken am Morgen sieht, wird dieses Frühstück nur schwerlich mit Askese in Verbindung bringen können.«

JOSCHKA FISCHER

ziert die Fettzufuhr: magerer Schinken statt Wurst, Hähnchenfleisch gedünstet statt gebraten (und natürlich ohne Haut), fettarme Milchprodukte. Außerdem wird er seinen Alkoholkonsum drastisch einschränken, denn Alkohol ist nicht nur ungesund (bei mehr als einem Glas am Tag), sondern bringt auch reichlich Kalorien mit: 7 kcal pro Gramm, nach Fett also der heftigste Kalorienlieferant. Zudem macht Alkohol Appetit: Wer bekommt nicht noch einmal Lust auf Käse oder Knabberzeug, wenn er das zweite Bier getrunken hat?

Extra-Info...

Ideale Verteilung

Die gesunde Ernährung ist kohlenhydratreich: 55 bis 60 Prozent der Kalorien kommen aus den Kohlenhydraten (Getreide und Gemüse), 15 Prozent aus dem Eiweiß (Milchprodukte, Fleisch und Fisch) und maximal 30 Prozent aus dem Fett.

Extra-Info...

Schlanke Kost

Ausführliche Informationen zum Thema Abnehmen finden Sie in dem BLV-Band »Fitness statt Diät« derselben Buchreihe.

Das bisschen Fett, das wir unbedingt brauchen, steckt in einem Esslöffel hochwertigen Pflanzenöls täglich (zum Beispiel Olivenöl am Salat) und in zwei Portionen Seefisch pro Woche. Der Fisch, zum Beispiel Schellfisch, Kabeljau oder Rotbarsch, liefert nicht nur wichtige Omega-3-Fettsäuren, sondern auch wertvolle Spurenelemente wie Zink und Jod.

Frischer Seefisch sollte am besten zweimal in der Woche auf den Tisch kommen.

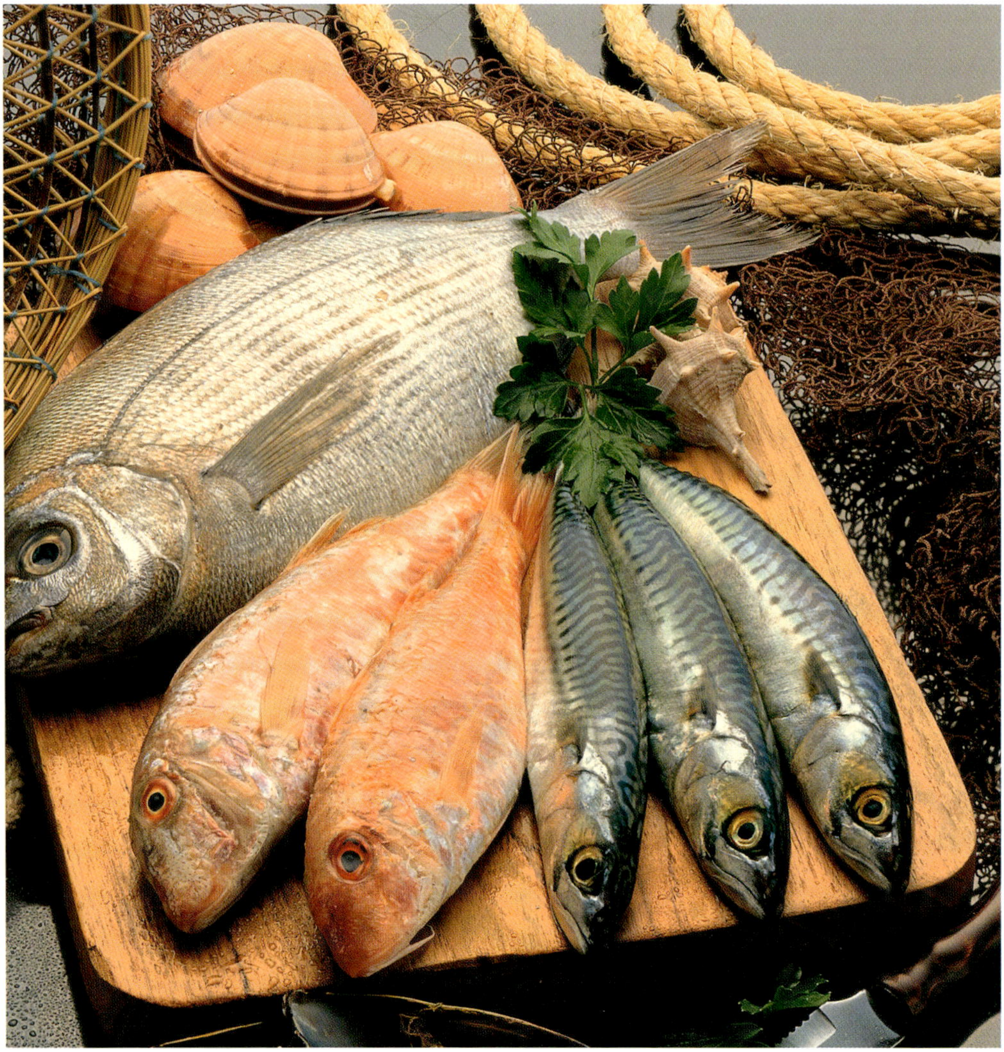

Vitamine und Mineralstoffe

Wie Sie sehen, braucht der Mensch nicht nur Brennstoff, also Kalorien, sondern auch *Vitalstoffe:* Das sind Mineralstoffe und Vitamine, außerdem sekundäre Pflanzenstoffe, die nach und nach erst während der letzten Jahre entdeckt wurden. Vitalstoffe stecken in allen natürlichen Lebensmitteln. Je weiter sie industriell verarbeitet sind, desto weniger dieser wertvollen Stoffe sind enthalten. Naturreis zum Beispiel bringt deutlich mehr Vitalstoffe mit als geschälter und polierter Reis, ein Vollkornbrötchen (idealerweise vom Biobäcker) ist zehnmal wertvoller als ein Hamburgerbrötchen aus weißem Weizenmehl. Deshalb können Fastfood oder Fertiggerichte zwar satt machen, mit gesunder Ernährung haben sie aber wenig zu tun. Statt Vitamine und Mineralstoffe gibt es meist Salz und Fett im Überfluss.

Für Kopfarbeiter besonders wichtig sind die *B-Vitamine,* denn sie übernehmen im Energiestoffwechsel von Gehirn- und Nervenzellen zentrale Aufgaben. B-Vitamine stecken in Vollkornprodukten, Fleisch, Hülsenfrüchten und Sprossen.

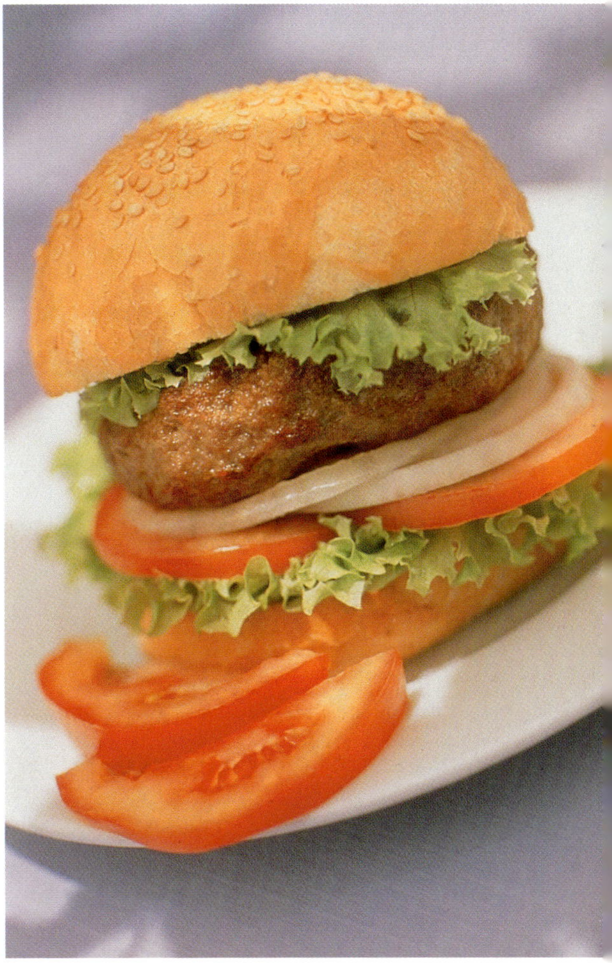

••• *Kleine Variation, große Wirkung – doppelt Salat und frische Säfte dazu nehmen.*

••• McFood

Nicht die Ausnahme ist ungesund, sondern die Regel. Wer ab und an Lust auf einen Hamburger hat, sollte ihn sich gönnen. Trinken Sie dazu aber besser einen Orangensaft statt Cola.

Der Preis ist ein gutes Indiz: Früchte der Saison sind billiger und schmackhafter.

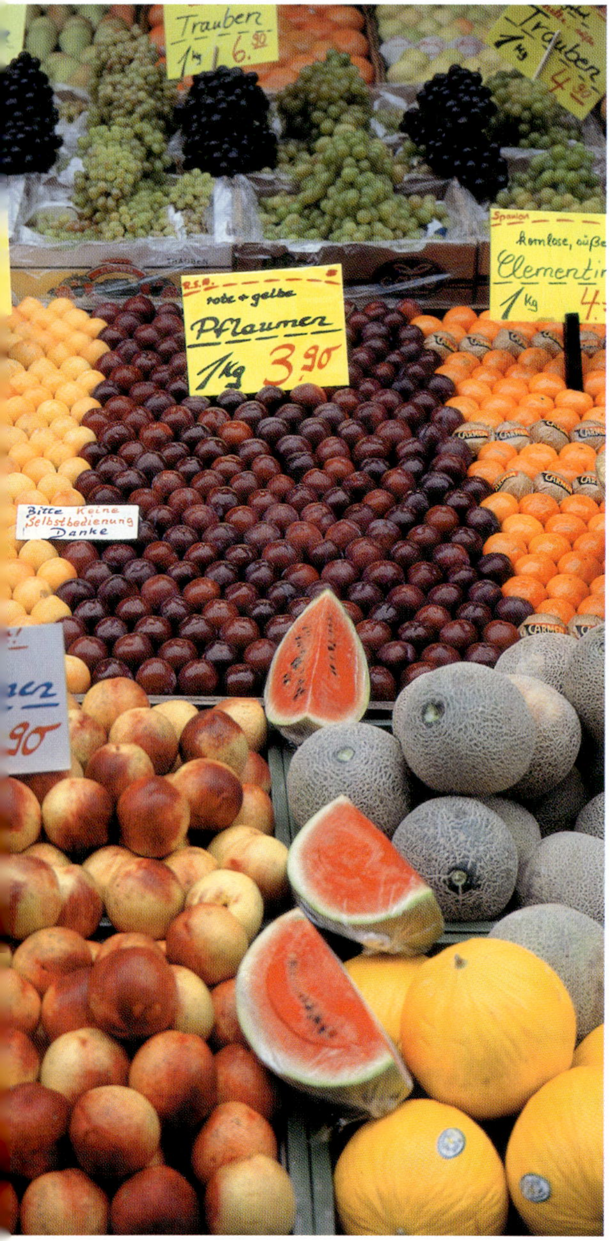

Tipp...

Bunt ist gesund

Bei der Auswahl von Obst und Gemüse sollten Sie auf die Variation der Farben achten: Greifen Sie auch mal zu Mango und Möhren, Papaya und Kürbis, Pflaumen und Ananas. Die Vielfalt der Natur findet sich in keiner noch so teuren Vitaminpille.

Die *Vitamine A, C und E* sind Schutzschilde gegen freie Sauerstoffradikale, die im Körper durch UV-Licht, durch Schadstoffe in der Luft und im Zigarettenrauch entstehen. Der Bedarf an Vitamin A steigt durch pausenloses Arbeiten am Computer sowie durch nächtliche Autofahrten. Erstes Anzeichen für einen Mangel ist schlechtes Sehen in der Dämmerung. Vitamin A steckt in Leber; Beta-Carotin, die Vorstufe von Vitamin A, in Möhren, roten Paprikaschoten, Spinat, Fenchel, Kohl, Salaten und Obst. Vitamin C, das Universalvitamin für die Immunabwehr, findet sich vor allem in Paprikaschoten, Brokkoli, Kohl und Fenchel, aber auch in Johannisbeeren, Sanddorn, Kiwi und Zitrusfrüchten. Stress und Rauchen erhöhen den Bedarf an Vitamin C. Vitamin E, ein echter Muntermacher, kommt in hochwertigem Pflanzenöl vor, aber auch in Walnüssen.

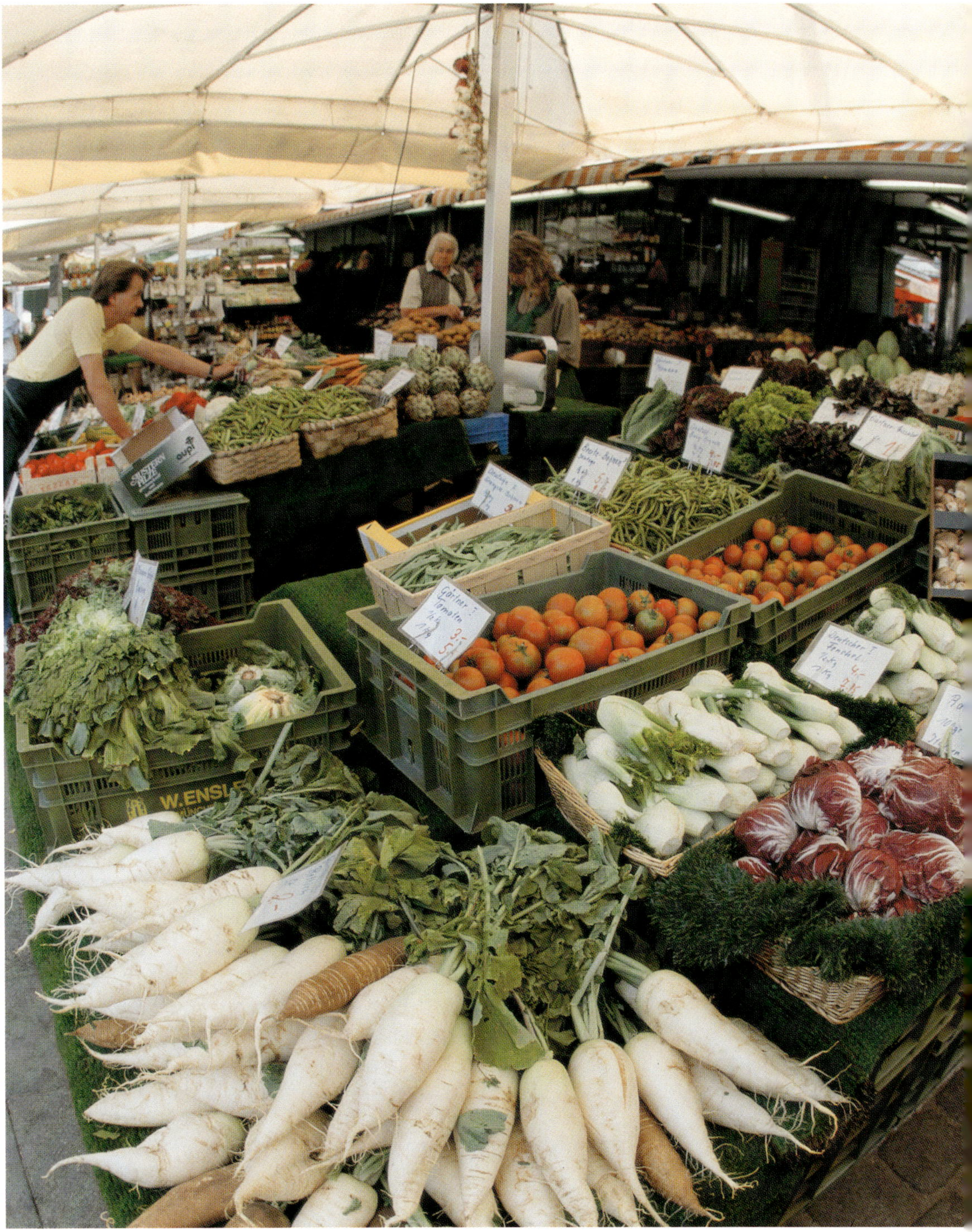

Heimische Produkte werden reif geerntet und bringen viele Vitalstoffe mit.

Extra-Info...

Stressverstärker Nikotin

Entgegen landläufiger Rauchermeinung verstärkt Nikotin den Stress. Wer partout nicht von den Zigaretten lassen kann, sollte durch reichlich Bewegung und eine beson-ders ausgefeilte Ernährung gegensteuern. Vor allem Vitamin C brauchen Raucher in Überdosis: Mindestens 140 mg am Tag empfiehlt die Deutsche Gesellschaft für Ernährung.

Wer unter Stress steht, braucht extra viel *Kalzium* und *Magnesium,* diese Mineralstoffe sind wichtig für die Reizübertragung im Nervensystem und in der Muskulatur. Wer zu wenig Magnesium hat, kann unter Muskelkrämpfen leiden, Sportler brauchen automatisch mehr davon. Ein Mangel an Kalzium kann Ursache für Übererregbarkeit sein und führt früher oder später zur Osteoporose. Der Kalziumbedarf ist mit Milch, Quark, Joghurt, Käse und Seefischen relativ leicht zu decken. Magnesium steckt im Getreide (Vollkornbrot, Flocken), in vielen Gemüsesorten und Obst sowie in magnesiumhaltigem Mineralwasser. Achten Sie aufs Etikett Ihrer Mineralwasserflaschen. Wenn Sie normales Leitungswasser trinken, fordern Sie eine Analyse des Wasserwerks an. Alkohol fördert übrigens die Ausscheidung von Magnesium. Ein weiterer Grund, mit dem Konsum von Alkohol zurückhaltend zu sein.

Von den Spurenelementen ist *Zink* besonders wichtig, denn es ist für den Stoffwechsel und die Immunabwehr unerlässlich. Stresssituationen erhöhen den Zinkbedarf. Am

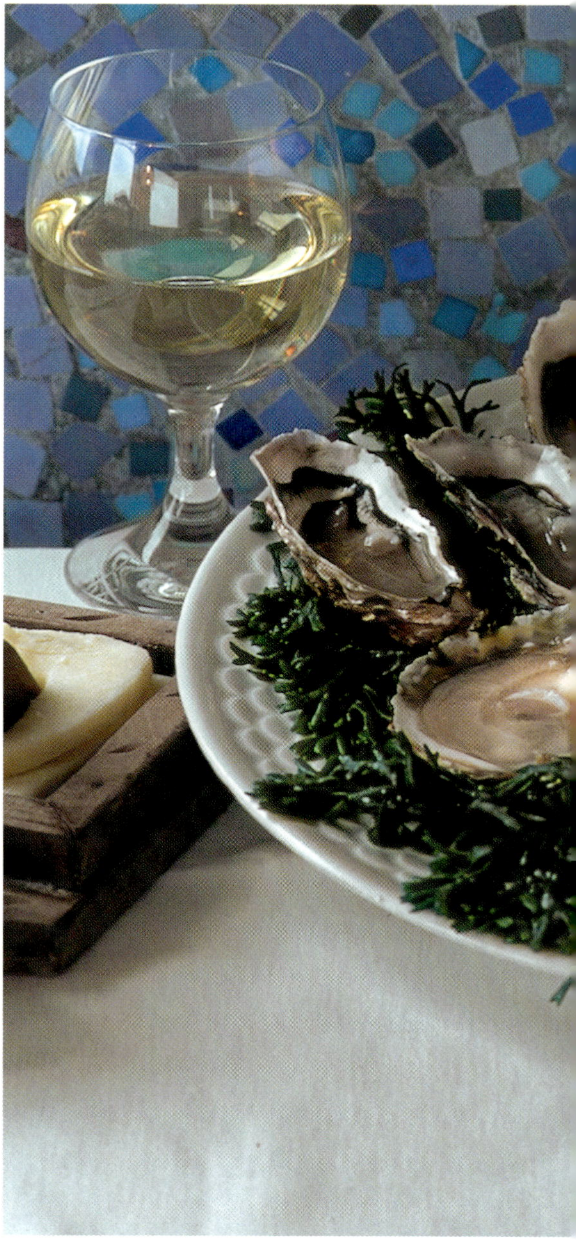

Austern sind besonders reich an Zink, dem Power-Mineral für Gestresste.

meisten Zink enthalten Austern, Krabben und Garnelen, es steckt aber auch in Weizenkeimen, Sesamsamen und Kürbiskernen, Bergkäse, Linsen und Sojabohnen. Alles sehr wertvolle Lebensmittel, die natürlich auch reich an Eiweiß und mitverantwortlich für die Produktion von Testosteron sind. Sie nutzen aktiven Männern und schaden auch Frauen nicht.

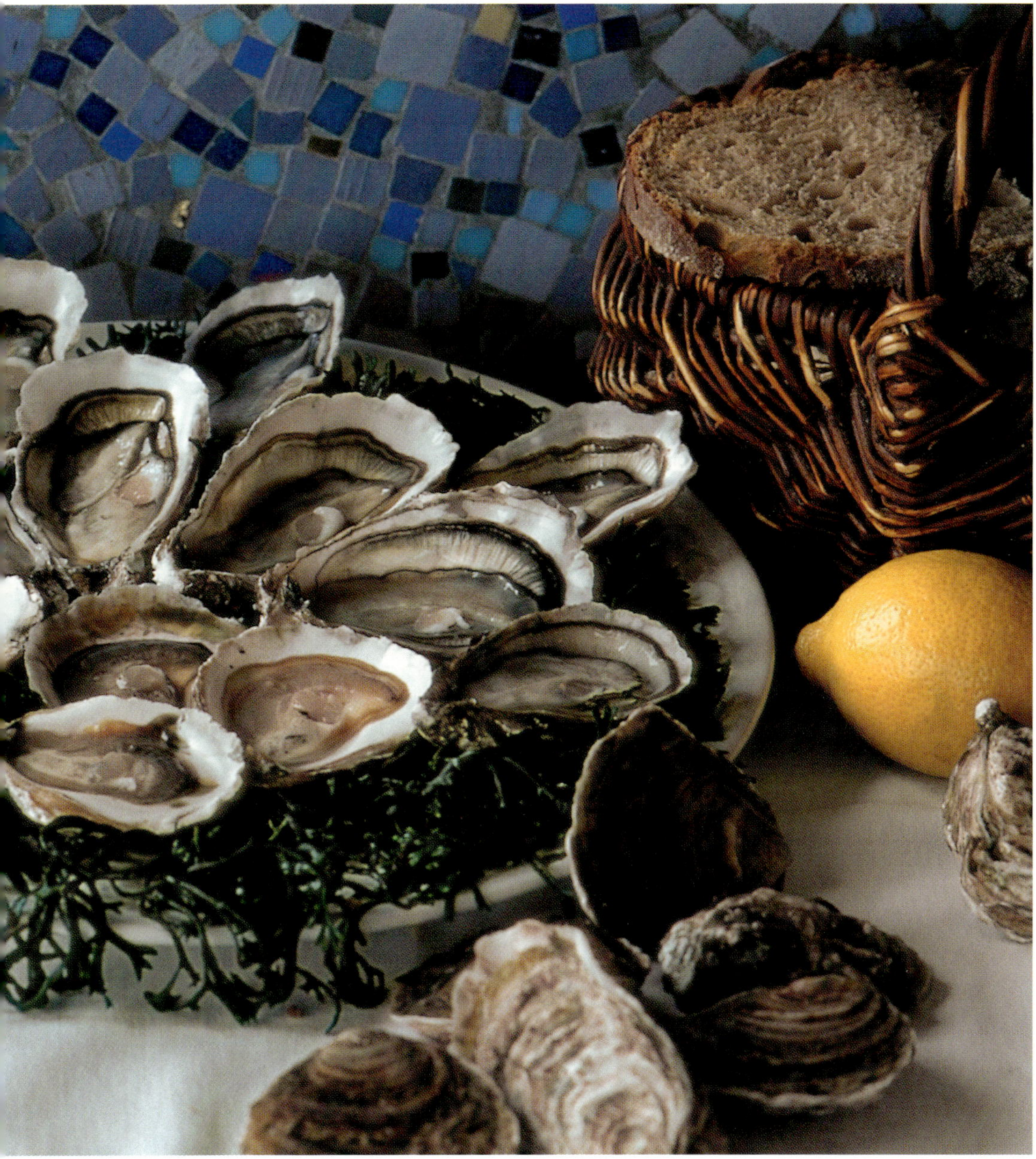

Lecker lunchen

Wenn Sie häufig knapp in der Zeit sind, versuchen Sie, schnelle und gesunde Alternativen für Ihren Mittagsimbiss zu finden. Inzwischen gibt es Salatbars und Sandwichläden, die auf vollwertige Ernährung spezialisiert sind. Auch auf Wochenmärkten lassen sich leckere Alternativen zum McFood finden: Gemüsekuchen oder frisch gebratener Fisch zum Beispiel. Selbstversorger können sich einige Scheiben Vollkornbrot mit magerem Käse oder Mozzarella, mit Sülze oder Schinken belegen oder mit Gurke, Tomate, Kresse oder Kräuterquark.

Wer Gelegenheit hat, mittags warm zu essen, ist fein raus. Achten Sie jedoch auf leichte Kost, um nicht den halben Nachmittag im Verdauungstief verbringen zu müssen. Ideal sind Salate mit magerem Fleisch oder Schafkäse darauf, dazu Vollkornbrot oder -brötchen. Auch überbackenes Gemüse oder Ofenkartoffeln mit Crème fraîche sind prima. Fettarm gebratenes Fleisch können Sie etwa zweimal die Woche essen, genau wie Fisch, am besten Seefisch. Dazu sollten immer Kartoffeln oder Reis und Salat oder Gemüse kommen.

Ideale Vorspeise: frisches Gemüse und ein Joghurtdip.

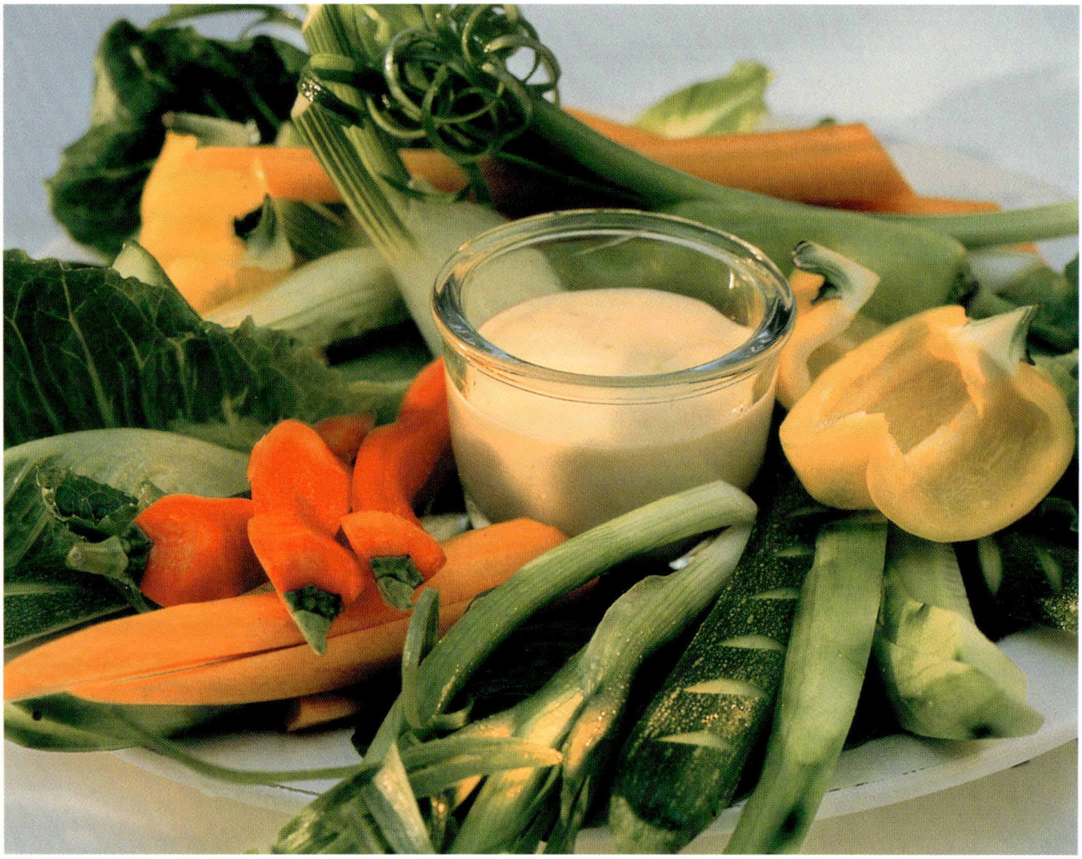

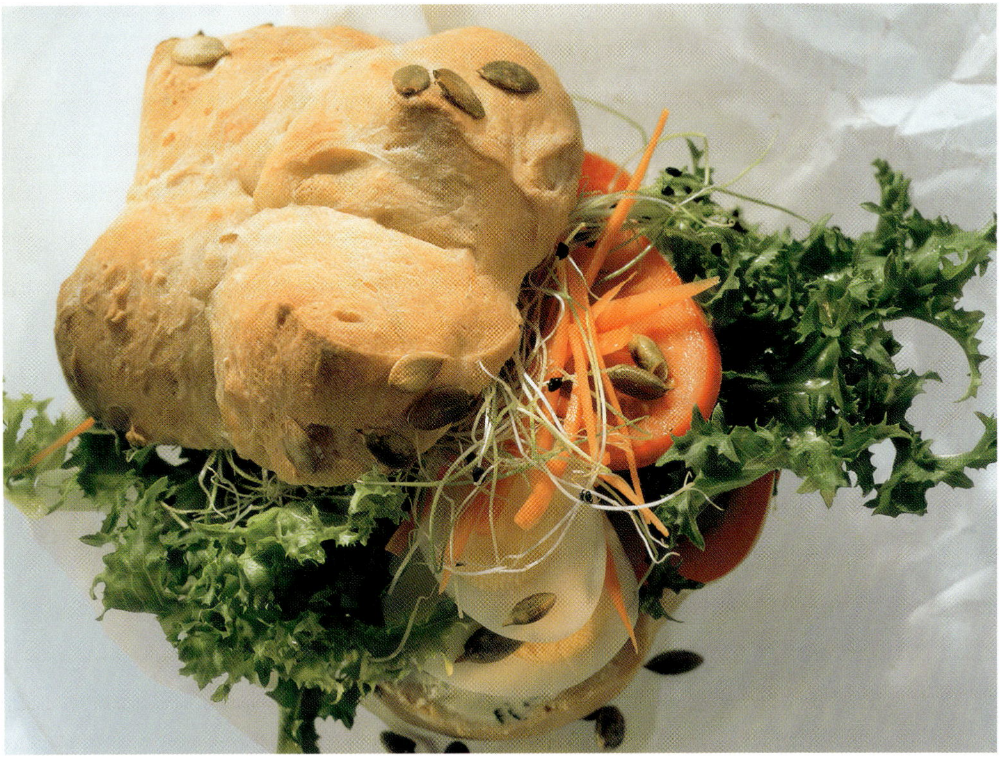

Der »Bio-Hamburger«: Sprossen, Salat und Vollkornbrötchen.

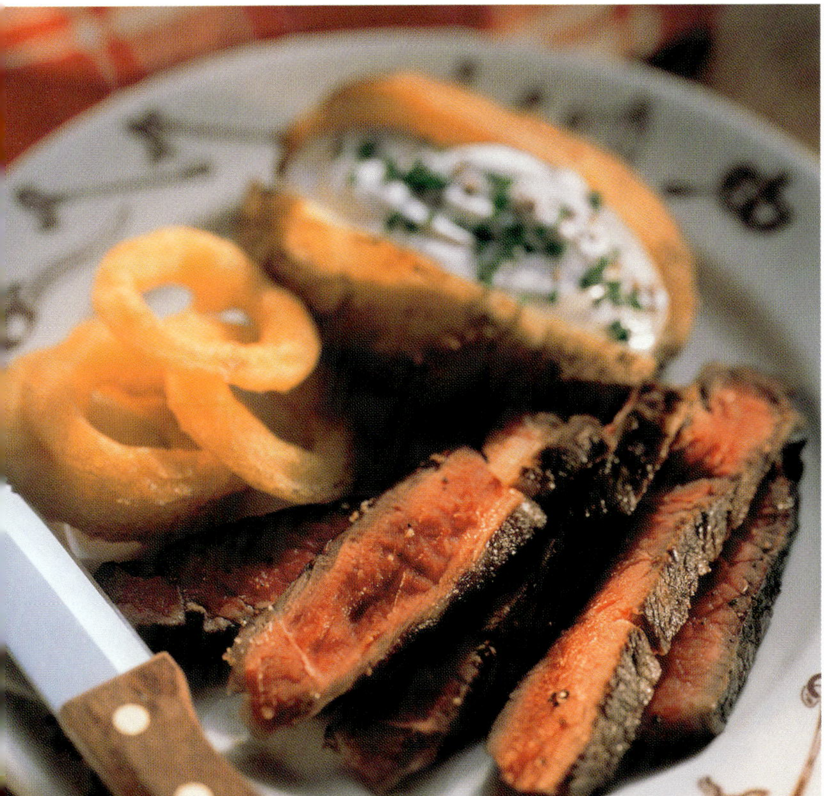

Fleisch – kompaktes Eiweißangebot und viele Mineralstoffe.

Denken Sie in Ihrer Mittagspause schon an den Nachmittag und füllen Sie Ihre Vorräte an Zwischenmahlzeiten auf: frische Beeren, Trauben, Bananen oder anderes Obst, das schnell und unkompliziert zu essen ist. Joghurt oder Früchtequark, Hüttenkäse oder Dickmilch. Auch lange haltbares Knäckebrot oder Studentenfutter für Härtefälle nicht vergessen.

Nicht nur am Nachmittag: Wenn Sie Hunger haben und etwas essen wollen, nehmen Sie dafür eine kurze Auszeit, vor allem wenn es hektisch zugeht und die Zeit knapp ist. Das Essen in Ruhe entspannt, und Sie schöpfen neue Kraft.

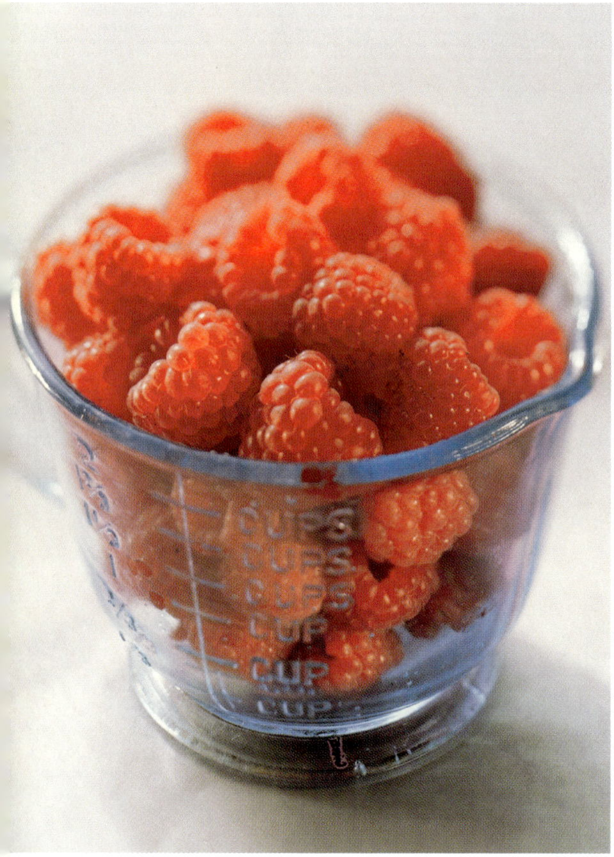

Frische Beeren der Saison – ein leckerer Snack für das kleine Tief am Nachmittag.

Extra-Info...

Auszeit

Denken Sie an die Zeitregel der Konzentration: Wenn Sie arbeiten, arbeiten Sie, und wenn Sie essen, essen Sie. Zwei Dinge zugleich erledigen zu wollen schafft Stress.

Richtig trinken

Nur wer ausreichend trinkt, kann sich gut konzentrieren. Das wurde inzwischen in zahlreichen Untersuchungen festgestellt: Zu wenig Flüssigkeit ist der leistungsbegrenzende Faktor per se. Zwei bis zweieinhalb Liter Flüssigkeit sollten es am Tag schon sein. Wer lange beim Sport war, also zum Beispiel eine Stunde gelaufen ist, braucht noch einmal einen halben bis ganzen Liter zusätzlich.

Am besten sind Fruchtsaftschorle, Früchte- oder Kräutertees und Mineralwasser. Wer Kaffee trinken möchte, sollte besser auf magenschonende am Nachmittag auch auf koffeinfreie Sorten umschwenken. Aber Vorsicht: Kaffee entwässert.

Auch Obst und Gemüse enthalten Flüssigkeit, Melonen und Gurken sind besonders reich daran. Im Sommer kann also eine reife Melone am Nachmittag ideal sein: Sie löscht den Durst und bringt einige Vitamine extra. Achten Sie den ganzen Tag über darauf, sich ausreichend mit Flüssigkeit zu versorgen. Was Sie tagsüber versäumt haben, können Sie abends nicht mehr nachholen.

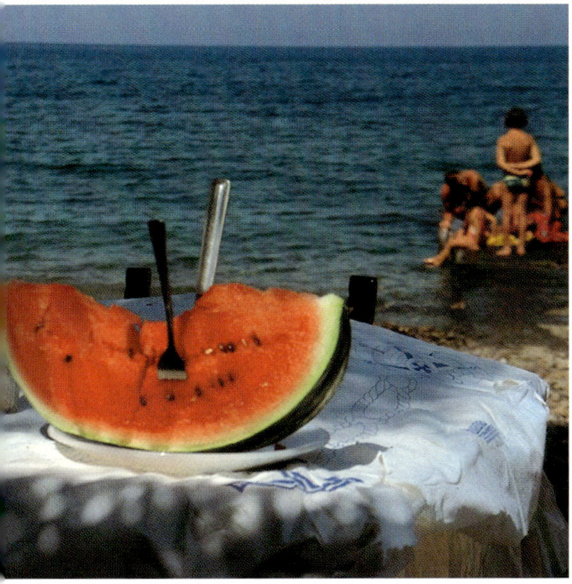

Wassermelonen sind ideale Durstlöscher.

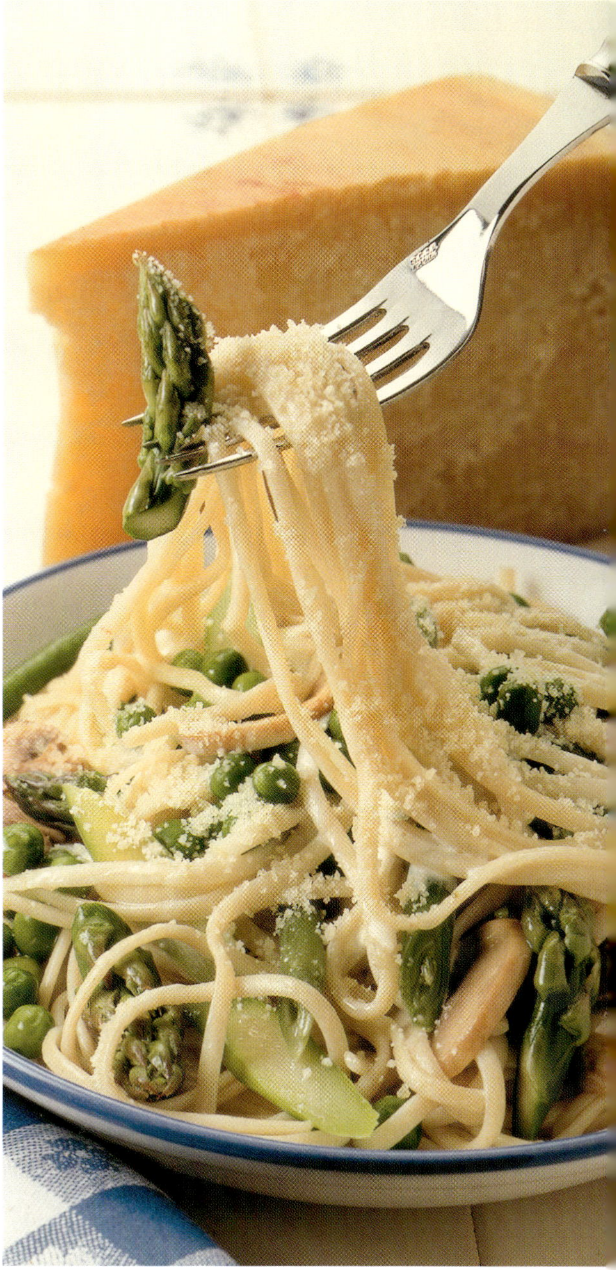

Pasta – tausend Variationen auch für ungeübte Köche.

Guten Abend

Für die meisten Berufstätigen ist nur am Abend Gelegenheit, selbst zu kochen. Das muss nicht aufwendig sein, sondern nur gut geplant. Mit einer klugen Vorbereitung gelingen Ihnen auch unter der Woche feine Gerichte. Beispielsweise kann Gemüse genauso gut aus der Tiefkühltruhe kommen wie vom Gemüsestand im Supermarkt. Wer nicht jeden Tag frisch einkaufen kann, bekommt damit oft mehr Vitamine als mit der abgelagerten »Frisch«ware. Auch Kräuter gibt es fix und fertig geschnitten in der Tiefkühltruhe. Kartoffeln und Zwiebeln halten sich, kühl und dunkel gelagert, über Wochen, Reis und Nudeln über Monate. Bohnen können sogar aus der Dose kommen, ohne allzu viel von ihren Nährstoffen einzubüßen. Also füllen Sie Ihre Vorratskammern und Ihre Tiefkühltruhe mit den Basisprodukten. In den Kühlschrank packen Sie einen Grundstock an Milchprodukten, und los kann's gehen.

Extra-Info...

Eisbein, nein danke!

Gerade am Abend sollte das Essen arm an Fett sein. Fettes Essen liegt wie ein Stein im Magen und wird Ihren Schlaf stören. Achten Sie auch beim Geschäftsessen darauf: Es ist keineswegs unhöflich, Zurückhaltung beim Eisbein zu üben.

Mit magerem Käse, zum Beispiel mit Mozzarella oder Feta, können Sie Gemüse überbacken (Tiefkühlgemüse wie Brokkoliröschen vorher natürlich kurz in kochendem Wasser blanchieren). Mit Quark, angerührt mit Gewürzen und Kräutern, und frisch gekochten Pellkartoffeln haben Sie im Handumdrehen ein gesundes Jeden-Tag-Essen. Auch Dosentomaten sind Allroundgenies und lassen sich mit Zwiebeln, Gewürzen und Kräutern leicht zu (Spaghetti-)Saucen einkochen. Wer einen Wok oder eine große Pfanne besitzt, dünstet Gemüsestückchen kurz an und kocht Reis dazu. Fisch, der auch aus dem Eis kommen kann, wird besonders aromatisch im Bratschlauch im Ofen oder zieht sanft durch in einem Bett von Blattspinat.

Beim Würzen sollten Sie mit Salz sparsam sein, dafür aber in die vollen Kräuter greifen. Das ist nicht nur viel abwechslungsreicher und aromatischer, sondern auch viel gesünder. Denn die kleinen Grünen sind besonders reich an Vitaminen, Spurenelementen und Mineralstoffen.

Das Kochen am Abend ist ein wunderbarer Ausgleich für stressige Arbeitstage und kann auch allein großen Spaß machen. Probieren Sie es einfach aus. Testen Sie Variationen, rühren und schnitzeln Sie und Sie gewinnen eine zusätzliche Stunde der Entspannung. Ein leichtes Abendessen belastet nicht und sorgt für einen geruhsamen Schlaf. So sind Sie auch am nächsten Morgen garantiert wieder fit für neue Aufgaben.

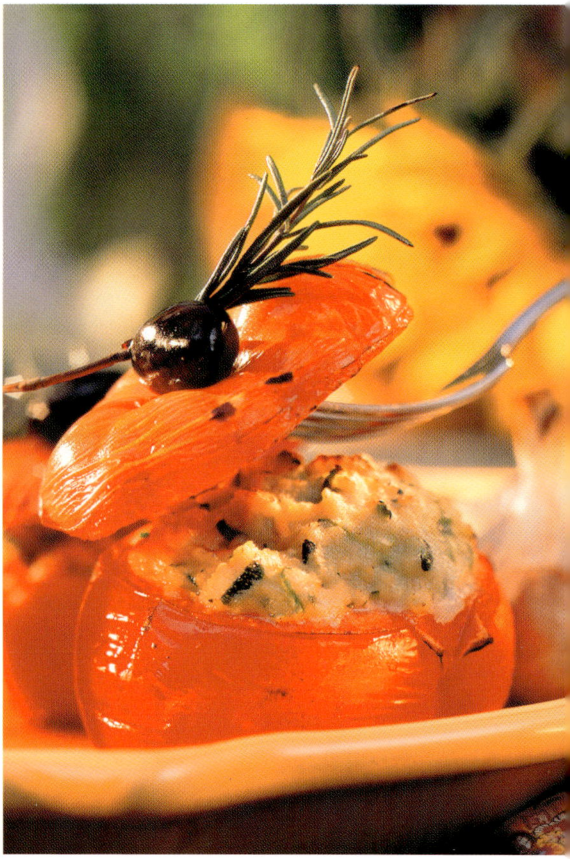

Tomate mit Reisfüllung – eine leichte Variante für das Abendessen.

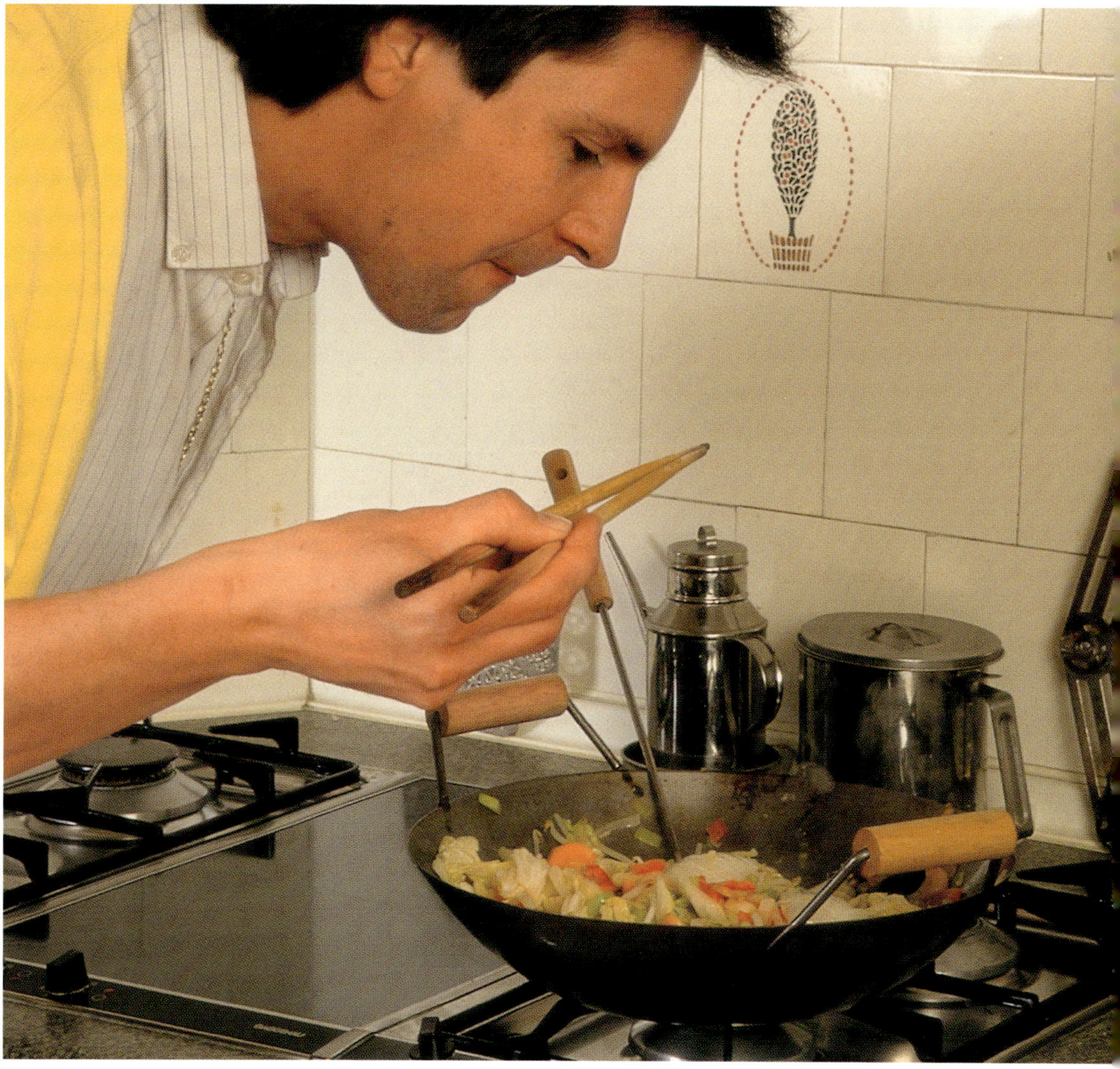

Im Wok bei starker Hitze kurz gegart – so bleibt Gemüse knackig und voller Vitamine.

Würzen statt salzen

Basilikum und Kresse, Petersilie, Majoran, Rosmarin und Kerbel: Kräuter sind reich an Mineralstoffen und Vitaminen und geben Gemüse und Salaten den letzten Schliff. Zerstoßen Sie Pfefferkörner im Mörser und variieren Sie mit Knoblauch, Chili, Schalotten und Kräuterölen.

Nährwerttabelle*

Lebensmittel	In 100 g essbarem Anteil sind enthalten				
	Energie		Nährstoffe		
	Kalorien	Joule	Eiweiß	Fett	Kohlenhydrate
	kcal	kJ	g	g	g
Milch- und Milcherzeugnisse					
Kuhmilch 3,5 % Fett	67	279	3,3	3,6	4,8
Kuhmilch 1,5 % Fett	49	204	3,4	1,6	4,8
Joghurt 3,5 % Fett	73	307	3,9	3,8	5,4
Joghurt 1,5 % Fett	53	221	3,6	1,6	5,6
Schlagsahne 30 % Fett	317	1325	2,4	31,7	3,3
Saure Sahne	196	818	2,8	18,0	4,2
Emmentaler Käse 45 % Fett i. Tr.	403	1685	28,7	29,7	0,5
Doppelrahmfrischkäse 60 % Fett i. Tr.	353	1477	11,3	31,5	3,0
Speisequark 40 % Fett i. Tr. (Sahnequark)	167	701	11,1	11,4	3,3
Speisequark 20 % Fett i. Tr.	116	485	12,5	5,1	3,4
Magerquark	78	325	13,5	0,3	4,0
Schweinefleisch					
Bug	173	733	20,1	10,3	–
Hinterhaxe (Eisbein)	267	1128	17,4	21,9	–
Filet	162	685	20,4	8,9	–
Kamm (Halsgrat)	198	837	19,3	13,4	–
Schinken	142	600	21,0	6,4	–
Kotelett	180	764	19,9	11,2	–
Schnitzel	142	600	21,0	6,4	–
Rindfleisch					
Bug (Schulter)	181	764	18,8	11,7	–
Filet	225	952	18,9	16,6	–
Keule (Schlegel)	169	717	20,7	9,6	–
Lende (Roastbeef)	194	823	19,8	12,8	–
Spannrippe (Querrippe, Zwerchrippe)	238	1007	18,8	18,1	–
Kalbfleisch					
Bug (Schulter)	153	649	19,8	8,2	–
Filet	158	671	19,7	8,9	–
Haxe	135	571	20,3	6,0	–
Keule (Schlegel)	138	583	20,2	6,3	–
Kotelett	143	607	20,1	7,0	–
Schnitzel	138	583	20,2	6,3	–
Lammfleisch					
Bug (Schulter)	287	1215	15,6	25,0	–
Keule (Schlegel)	234	990	18,0	18,0	–
Kotelett	348	1469	14,9	32,0	–

Lebensmittel	In 100 g essbarem Anteil sind enthalten				
	Energie		Nährstoffe		
	Kalorien	Joule	Eiweiß	Fett	Kohlenhydrate
	kcal	kJ	g	g	g
Fleischwaren					
Schinken, gekocht	216	903	21,4	12,8	–
Schinken, roh	396	1655	18,0	33,3	–
Speck, durchwachsen	658	2751	9,1	65,0	–
Hackfleisch, gemischt	285	1192	23,7	19,5	–
Schabefleisch (Tatar)	123	513	21,4	3,0	–
Leberkäse	339	1420	11,5	30,4	–
Kasseler	253	1060	20,9	17,0	–
Geflügel					
Ente	243	1017	18,1	17,2	–
Gans	364	1521	15,7	31,0	–
Brathuhn	144	602	20,6	5,6	–
Suppenhuhn	274	1147	18,5	20,3	–
Hühnerschlegel	113	473	20,6	2,4	–
Hühnerbrust	109	457	22,8	1,0	–
Truthahn, Brust	115	483	24,1	1,0	–
Truthahn, Keule	124	521	20,5	3,6	–
Wild					
Hase	124	517	21,6	3,0	–
Hirsch	122	512	20,6	3,3	–
Reh, Keule (Schlegel)	106	444	21,4	1,3	–
Reh, Rücken	132	553	22,4	3,5	–
Fische und Meeresfrüchte					
Aal	299	1250	15,0	24,5	–
Forelle (Bachforelle)	112	467	19,5	2,7	–
Garnele	96	400	18,6	1,4	–
Hecht	89	373	18,4	0,9	–
Heilbutt	110	461	20,1	2,3	–
Hering	249	1043	18,2	17,8	–
Hummer	88	356	15,9	1,9	–
Kabeljau (Dorsch)	82	342	17,7	0,4	–
Karpfen	125	522	18,0	4,8	–
Lachs	217	907	19,9	13,6	–
Languste	91	370	17,2	1,1	1,3
Makrele	195	817	18,7	11,9	–
Renke	109	455	17,8	3,2	–
Rotbarsch	114	479	18,2	3,6	–
Schellfisch	80	334	17,9	0,1	–
Scholle	83	347	17,1	0,8	–
Seelachs	88	368	18,3	0,8	–
Seezunge	90	377	17,5	1,4	–
Thunfisch in Öl	303	1269	23,8	20,9	–

* Aus Souci/Fachmann/Kraut, Die Zusammensetzung der Lebensmittel. Nährwert-Tabellen 1989/90, WVG, Stuttgart

Lebensmittel	In 100 g essbarem Anteil sind enthalten				
	Energie		Nährstoffe		
	Kalorien	Joule	Eiweiß	Fett	Kohlenhydrate
	kcal	kJ	g	g	g
Hühnerei					
Eigelb, flüssig	377	1576	16,1	31,9	0,3
Eiweiß, flüssig	55	229	11,1	0,2	0,7
1 Ei, ca. 52 g	85	357	6,6	5,7	0,4
Speisefette					
Butter	773	3232	0,7	83,2	–
Butterschmalz	921	3855	0,3	99,5	–
Schweineschmalz	948	3965	0,1	99,7	–
Sonnenblumenöl	928	3883	–	99,8	–
Olivenöl	926	3876	–	99,6	0,2
Getreideerzeugnisse					
Haferflocken	375	1570	12,5	7,0	63,3
Naturreis	347	1452	7,2	2,2	73,4
Weißreis	348	1455	6,8	0,6	77,7
Weizengrieß	327	1367	9,6	0,8	69,0
Weizenmehl Type 405	338	1413	9,8	1,0	70,9
Weizenmehl Type 1050	336	1406	11,2	1,7	67,2
Semmeln (Brötchen)	254	1062	8,3	1,9	49,6
Eierteigwaren	362	1513	12,3	2,8	70,0
Gemüse und Pilze					
Artischocken	22	91	2,4	0,1	2,9
Auberginen	17	71	1,2	0,1	2,7
Bleichsellerie	15	63	1,2	0,2	2,2
Blumenkohl	22	92	2,5	0,3	2,5
Bohnen, grün	34	142	2,4	0,2	5,3
Bohnenkerne, weiß, trocken	301	1259	21,3	1,6	47,8
Brokkoli	26	107	3,3	0,2	2,8
Champignons	15	64	2,7	0,2	0,7
Chicorée	16	66	1,3	0,2	2,3
Erbsen, grün, trocken	291	1217	20,2	1,4	47,0
Feldsalat	13	55	1,8	0,4	0,7
Fenchel	23	97	2,4	0,3	2,8
Gurken	12	52	0,6	0,2	2,1
Kartoffeln	70	294	2,0	0,1	15,4
Kohlrabi	24	99	1,9	0,1	3,6
Kopfsalat	11	47	1,3	0,2	1,1
Kürbis	24	102	1,1	0,1	4,8
Lauch (Porree)	24	102	2,2	0,3	3,2
Linsen, trocken	325	1361	23,5	1,4	52,0
Mangold	13	56	2,1	0,3	0,7
Möhren	25	106	1,0	0,2	4,9
Paprikaschoten	20	85	1,2	0,3	3,2

Lebensmittel	In 100 g essbarem Anteil sind enthalten				
	Energie		Nährstoffe		
	Kalorien	Joule	Eiweiß	Fett	Kohlenhydrate
	kcal	kJ	g	g	g
Rosenkohl	35	146	4,4	0,3	3,8
Rote Rüben (Rote Bete)	41	172	1,5	0,1	8,6
Rotkohl (Blaukraut)	21	89	1,5	0,2	3,5
Sauerkraut, abgetropft	18	76	1,5	0,3	2,4
Spargel	17	72	1,9	0,1	2,2
Spinat	15	61	2,5	0,3	0,6
Tomaten	19	81	1,0	0,2	3,5
Wirsing	24	101	2,9	0,4	2,4
Zucchini	18	75	1,6	0,4	2,0
Zuckermais	89	374	3,3	1,2	15,8
Obst					
Ananas	56	233	0,5	0,1	13,1
Äpfel	55	229	0,3	0,4	12,4
Aprikosen	45	186	0,9	0,1	9,9
Bananen	92	384	1,1	0,2	21,4
Birnen	55	231	0,5	0,3	12,7
Brombeeren	43	178	1,2	1,0	7,1
Erdbeeren	33	137	0,8	0,4	6,5
Grapefruit	75	314	0,7	0,6	16,7
Heidelbeeren	37	156	0,6	0,6	7,4
Himbeeren	36	149	1,3	0,3	6,9
Honigmelone, Zuckermelone	54	226	0,9	0,1	12,4
Johannisbeeren, rot	36	151	1,1	0,2	7,4
Johannisbeeren, schwarz	47	196	1,3	0,2	9,9
Kirschen, sauer	55	230	0,9	0,5	11,7
Kirschen, süß	63	265	0,9	0,3	14,2
Mirabellen	64	269	0,7	0,2	14,9
Orangen	43	178	1,0	0,2	9,2
Pfirsiche	42	175	0,8	0,1	9,5
Pflaumen	50	207	0,6	0,2	11,4
Stachelbeeren	39	161	0,8	0,2	8,5
Wassermelone	37	156	0,6	0,2	8,3
Weintrauben	70	292	0,7	0,3	16,1
Nüsse					
Haselnüsse	672	2810	12,0	61,6	11,4
Mandeln, süß	623	2606	18,7	54,1	9,1
Walnüsse	694	2903	14,4	62,5	12,1
Zuckerreiche Lebensmittel					
Honig (Blütenhonig)	302	1263	0,4	–	75,1
Zucker	399	1670	–	–	99,8
Milchschokolade	550	2300	9,2	31,5	54,1
Erdbeerkonfitüre	234	981	0,4	–	58,2

Literatur

COVEY, STEPHAN R.:
Der Weg zum Wesentlichen.
Campus Verlag, Frankfurt 1999 (3)

EWALD, HANS:
Akupressur für jeden.
Econ&List Taschenbuch Verlag,
München 1999 (13)

FISCHER, JOSCHKA:
Mein langer Lauf zu mir selbst.
Verlag Kiepenheuer & Witsch, 1999 (2)

GERIG, U./FISCHKNECHT, T.:
Richtig Mountainbiken.
BLV Verlagsgesellschaft, München 2000

GERIG, URS:
Richtig Walking.
BLV Verlagsgesellschaft, München 2000

GIEHRL, JOSEF/HAHN, MICHAEL:
Richtig Schwimmen.
BLV Verlagsgesellschaft, München 2000

HIN, KUAN:
Chinesische Massage und Akupressur.
Rowohlt Verlag, Reinbek 1993

LÖHR, J./PRAMANN, U.:
So haben Sie Erfolg.
Südwest Verlag, München 1999

OTTO, PETRA:
Tu dir gut von Kopf bis Fuß.
Rowohlt Verlag, Reinbek 1999

OTTO, PETRA:
Immer mit der Ruhe.
Rowohlt Verlag, Reinbek 2000

PRAMANN, U./STEFFNY, H.:
Perfektes Lauftraining.
Südwest Verlag, München 1998

STEFFENS, T./GRÜNING, M.:
Das Laufbuch.
Rowohlt Verlag, Reinbek 1999

STEHLING, WOLFGANG:
Ja zum Stress.
Campus Verlag, Frankfurt 2000

STERNAD, DAGMAR:
Richtig Stretching.
BLV Verlagsgesellschaft, München 2000

STRUNZ, ULRICH:
Forever Young.
Gräfe und Unzer, München 1999

WAESSE, HARRY:
Yoga für Anfänger.
Gräfe und Unzer, München 1995

WESSINGHAGE, THOMAS:
Laufen.
BLV Verlagsgesellschaft, München 1999

WÖLLZENMÜLLER, FRANZ:
Richtig Jogging.
BLV Verlagsgesellschaft, München 1999

ZEBROFF, KAREEN:
Yoga für jeden.
Fischer Taschenbuch Verlag, Frankfurt
1980 (8)

Register

Kursiv gesetzte Stichwörter beziehen sich auf Übungen oder Anleitungen.

Kursiv gesetzte Stichwörter beziehen sich auf Übungen oder Anleitungen.

Danke!
Für die Beratung und kooperative Unterstützung bedanke ich mich bei Professor Klaus Michael Braumann, Leiter des Sportinstituts der Hamburger Universität. Bei den Laufprofis vom »Laufwerk« in Hamburg-Winterhude. Bei meiner aufmunternden Kollegin Dorrit Riege. Bei Petra Otto, Bewegungspädagogin und Spezialistin für Entspannungstechniken, und bei der Ernährungsfachfrau Martina Kähler-Beckebrede. Sowie bei all meinen Interviewpartnern, die mir für dieses Buch ihre persönliche Sport-Geschichte erzählt haben.

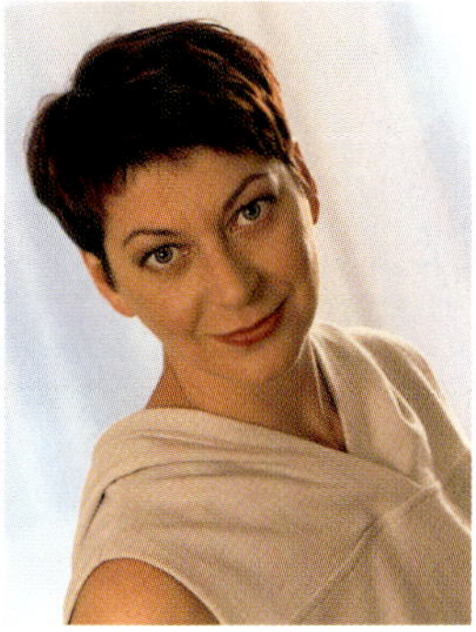

Doris Burger, Jahrgang 1959, studierte Sport, Geografie und Erziehungswissenschaften, bevor sie journalistisch tätig wurde. Ihr Spektrum reicht von Reporterin bei der »Communale« über Zwischenstationen bei »Cosmopolitan« und »Für Sie«, wo sie Ressortleiterin war, bis zur Textchefin bei »Fit for Fun«. Seit 1995 ist sie freie Autorin und Redakteurin in Hamburg, schreibt u. a. für »Die Woche«, »Amica«, »Fit for Fun« und »Modern Living« und hat zwei erfolgreiche Gesundheitsbücher veröffentlicht. Ihre fundierten Erfahrungen aus dem Fitnessbereich setzt sie nun zielgruppenorientiert und sehr kreativ in den Personal-Trainer-Bänden bei BLV um.

Die Deutsche Bibliothek – CIP-Einheitsaufnahme

Ein Titeldatensatz für diese Publikation ist bei Der Deutschen Bibliothek erhältlich

Umschlagfotos: Vorderseite ZEFA (beide Bilder); Rückseite Jump
Umschlaggestaltung: Studio Schübel
Konzeption: Karin Steinbach
Lektorat: Inken Kloppenburg Verlags-Service, München
Layoutkonzeption: Werbeagentur Joko Sander, München
Layoutumsetzung: Atelier Steinbicker, München
Grafiken: Jörg Mair
Herstellung: Manfred Sinicki

BLV Verlagsgesellschaft mbH
München Wien Zürich
80797 München

Reproduktion: Typodata, München
Druck: Appl, Wemding
Bindung: Großbuchbinderei Monheim, Monheim
Gedruckt auf chlorfrei gebleichtem Papier
Printed in Germany · ISBN 3-405-15961-x

Bildnachweis

Bavaria: S. 5 Mi., 11, 14, 22/23, 52, 82/83, 86 li., 96, 112, 116
D. Burger: S. 125 o.
dpa: S. 35
IFA-Bilderteam: S. 4 o., 6/7, 27 u., 30 o., 38, 53, 90/91, 92, 113, 114, 126, 128, 129
Imagebank: S. 5 u., 86 re., 118/119, 127
Jump: S. 2/3, 4 u., 5 o., 10, 13, 20/21, 25, 26, 27 o., 31, 44, 48, 49, 51, 54, 55, 63, 64, 65, 67, 68/69, 71, 72, 73, 74, 75, 80, 81, 88, 89, 94, 95, 99, 100, 101, 105, 106, 108, 109, 110, 143
Look: S. 12 u.
Mauritius: S. 8, 24, 33, 36, 98, 121, 130/131, 137
Montana Sports: S. 29
S. Müller: S. 102
New Balance: S. 30
I. Pohl: S. 18
Polar: S. 40
Pro fit München: S. 84
H. Reuther: S. 76
StockFood: S. 97 u. re. + li., 104, 124, 132, 133, 134, 135, 136
Super Stock: S. 32
The Stock Market: S. 12 o., 15, 28, 45, 56, 57, 58 u., 58/59, 60, 78, 79, 93, 97 o., 107, 115, 125, 135 u.
TPH: S. 61
U. Trostmann: S. 46
W. Zernig: S. 122